D1943198

Thieme

Perinatalmedizin in Fällen

Pränatale Diagnostik, Management und Beratung

Anke Reitter
Rolf Schlößer

Mit einem Beitrag von Volker von Loewenich

253 Abbildungen
23 Tabellen

Georg Thieme Verlag
Stuttgart · New York

Bibliografische Information der Deutschen Nationalbibliothek

Die Deutsche Nationalbibliothek verzeichnet diese Publikation in der Deutschen Nationalbibliografie; detailliertere bibliografische Daten sind im Internet über http://dnb.d-nb.de abrufbar.

Wichtiger Hinweis: Wie jede Wissenschaft ist die Medizin ständigen Entwicklungen unterworfen. Forschung und klinische Erfahrung erweitern unsere Erkenntnisse, insbesondere was Behandlung und medikamentöse Therapie anbelangt. Soweit in diesem Werk eine Dosierung oder eine Applikation erwähnt wird, darf der Leser zwar darauf vertrauen, dass Autoren, Herausgeber und Verlag große Sorgfalt darauf verwandt haben, dass diese Angabe **dem Wissensstand bei Fertigstellung des Werkes** entspricht.

Für Angaben über Dosierungsanweisungen und Applikationsformen kann vom Verlag jedoch keine Gewähr übernommen werden. **Jeder Benutzer ist angehalten**, durch sorgfältige Prüfung der Beipackzettel der verwendeten Präparate und gegebenenfalls nach Konsultation eines Spezialisten festzustellen, ob die dort gegebene Empfehlung für Dosierungen oder die Beachtung von Kontraindikationen gegenüber der Angabe in diesem Buch abweicht. Eine solche Prüfung ist besonders wichtig bei selten verwendeten Präparaten oder solchen, die neu auf den Markt gebracht worden sind. **Jede Dosierung oder Applikation erfolgt auf eigene Gefahr des Benutzers.** Autoren und Verlag appellieren an jeden Benutzer, ihm etwa auffallende Ungenauigkeiten dem Verlag mitzuteilen.

Rüdigerstraße 14
70469 Stuttgart
Deutschland
Telefon: +49/(0)711/8931-0
Unsere Homepage: www.thieme.de

Printed in Germany

Zeichnungen: Helmut Holtermann, Dannenberg
Umschlaggestaltung: Thieme Verlagsgruppe
Umschlaggrafik: Martina Berge, Erbach
unter Verwendung einer Abbildung von Fotosearch.com
Satz: Druckhaus Götz GmbH, Ludwigsburg
gesetzt in 3B2, Version 9.1, Unicode
Druck: Grafisches Centrum Cuno, Calbe

ISBN 978-3-13-147641-8 1 2 3 4 5 6

Geleitwort

von Prof. Dr. med. Frank Louwen, Frankfurt am Main

Die Geburt eines Kinds ist zuallererst für die Eltern ein wunderbares und unvergessliches Erlebnis. Was aber, wenn sich vor der Geburt Komplikationen ankündigen. Wenn Frühgeburt, Erkrankungen des Kindes oder auch eine Unter- oder Minderversorgung des Kindes die Prognose beeinträchtigen? Die Disziplin der Pränatalen Medizin ist noch sehr jung. Ende der 60iger Jahre des vergangenen Jahrhunderts wurden die ersten Ultraschallbilder des Ungeborenen generiert, Laboruntersuchungen aus mütterlichen und fetalen Material wurden in den Folgejahren relevant zur Diskussion über die zu erwartende Prognose des Kindes. Eine Diagnostik und Therapie vor der Geburt geriet in den Mittelpunkt wissenschaftlicher und klinischer Auseinandersetzung.
Die Neonatologie als Disziplin zur Behandlung des geborenen Kindes hat ebenfalls in den zurückliegenden 40 Jahren einen rasanten Aufschwung genommen, wissenschaftliche und klinische Erkenntnisse haben die Behandlungsergebnisse und damit Morbidität und Mortalität relevant beeinflusst.
Die Medizin für das Ungeborene wie auch die Medizin für das Neugeborene sind Thema dieser vorliegenden Standortbestimmung. Die Perinatalmedizin als Klammer der pränatalen, intrapartalen und postnatalen Periode ist multidisziplinär. Schon die pränatale Diagnose sollte im Idealfall neben dem Geburtshelfer, den Neonatologen und individuell andere Fachspezialisten wie Genetiker, Kinderchirurgen, Kinderkardiologen usw. einbeziehen. Der Erkenntnisgewinn auch zur Prognoseeinschätzung ist in den differenten aber an der Behandlung relevant beteiligten Disziplinen so enorm, dass Generalistentum keinen Platz haben darf.
Mit Anke Reitter und Rolf Schlösser haben zwei führende Perinatologen aus den Disziplinen Geburtshilfe und Pränatalmedizin sowie Neonatologie dieses neue Verständnis einer optimierten Behandlung der uns anvertrauten Kinder in einen probaten Rahmen gegossen. Mit großer Umsicht und Kompetenz werden Fälle aus dem Perinatalzentrum der Goethe-Universität Frankfurt am Main vorgestellt, die Diagnose und Therapiekonzepte dargelegt und von der Prognose bis zum Therapieergebnis spezielle Fälle aufgearbeitet. Sie unterliegen dabei ausdrücklich nicht der Versuchung, frühere Einschätzungen durch spätere Erkenntnisse zu ersetzen, vielmehr gelingt den Autoren ein sehr authentisches Buch, das unzweifelhaft Vielen wertvolle Hilfe und spannende Lektüre sein wird. So gelingt auch eine beachtliche und relevante Darstellung perinatologischer Arbeitsweise.
Dem Werk ist eine breite Diskussion und der gebührende Erfolg zu wünschen und sicher.

von Prof. Dr. med. Eberhard Merz, Frankfurt am Main Präsident der DEGUM

Kein anderes diagnostisches Verfahren hat die Schwangerschaftsüberwachung so elementar geprägt wie die Sonographie. Neben der frühen Kontrolle des Gestationsalters, der Erkennung und Diagnostik von Mehrlingen, der fetalen Wachstumskontrolle und der Überprüfung von Plazenta, Fruchtwasser und Nabelschnur gewinnt der Ausschluss/ Nachweis einer fetalen Fehlbildung immer mehr an Bedeutung. Dabei gilt nach wie vor, dass der Verdacht auf eine fetale Fehlbildung nur dann geäußert werden kann, wenn der betreuende Arzt eine solche Störung oder entsprechende Hinweiszeichen dafür bereits einmal gesehen hat.
Das vorliegende Buch soll deshalb dem in der Schwangerschaftsüberwachung tätigen Arzt einen raschen Überblick über die häufigsten fetalen Fehlbildungen geben. Gegliedert in entsprechende Körperregionen stellen die Autoren die wichtigsten fetalen Fehlbildungen im Ultraschallbild in

Form von Kasuistiken vor. Gleichzeitig werden dazu prognostische Einschätzungen, postpartaler Verlauf und Praxistipps vermittelt. Alles in allem gestattet die Körperregion bezogene Darstellung dem Leser, sich peu à peu mit den gängigen fetalen Fehlbildungen vertraut zu machen, ohne sich dabei im Detail zu verlieren. Auch können die dargestellten Ultraschallbilder für den Vergleich mit Befunden aus der eigenen Praxis herangezogen werden.

In der Hoffnung, dass dieses Buch aufgrund der Übersichtlichkeit und Konzentrierung auf das Wesentliche möglichst viele Frauenärzte ansprechen wird und somit zu einer weiteren Qualitätsverbesserung in der fetalen Fehlbildungsdiagnostik führt, wünsche ich diesem Buch einen erfolgreichen Start und gute Resonanz.

im August 2008

Vorwort

Die Perinatologie beschäftigt sich mit den Erkrankungen von Mutter und Kind während der Schwangerschaft, um die Geburt herum und danach. Gleichwohl gibt es den „Perinatologen" nicht, sondern dieses Gebiet der Medizin lebt von dem Dreiklang der pränatalen Diagnostik und Therapie, der Geburtshilfe und der Neonatologie. Die Zusammenarbeit all derer, die in diesen Disziplinen arbeiten, hat letztendlich zu den Erfolgen der Perinatologie in Hinsicht auf die Morbidität und Mortalität von Mutter und Kind in den letzten Jahren geführt.

Die pränatale Diagnostik hat die Aufgabe Erkrankungen des Feten zu entdecken, diese gegebenenfalls während der Schwangerschaft zu behandeln und das Management in der Schwangerschaft sowie während und nach der Geburt zu optimieren. Nicht zuletzt dienen die Erkenntnisse dazu, die werdenden Eltern über die Erkrankung des Ungeborenen frühzeitig aufzuklären und Ihnen eine möglichst genaue Prognose geben zu können. Da der Kinderarzt die Behandlung des Neugeborenen fortsetzt, ist es üblich, dass er auch schon vor der Geburt in den Fall einbezogen wird und seinen zukünftigen Patienten und seine Eltern kennenlernt. Wir wenden uns deshalb mit diesem Buch sowohl an Pränatalmediziner, Geburtshelfer als auch an Kinderärzte.

Wir haben in diesem Buch reale Fälle zusammen getragen und besprechen die medizinischen Prinzipien im Zusammenhang mit diesen. Wir hoffen, dass wir durch diesen – vielleicht im deutschen Sprachraum etwas ungewöhnlichen – Weg die medizinische Didaktik bereichern können. Somit glauben wir, dass gerade auch für die Studierenden der Medizin ein solches Buch interessant ist. Eine Aufbereitung von Fällen bringt jedoch auch mit sich, dass die Abbildungen und Befunde eben „aus dem Leben gegriffen" sind und deshalb nicht immer ideal sein mögen.

In der perinatalen Medizin sind häufig Entscheidungen zu treffen, die über die rein medizinischen hinausgehen und ethische Fragen aufwerfen. So ist das letzte Kapitel des Buches der Ethik in der Perinatologie gewidmet, das dankenswerterweise der ehemalige Leiter der Abteilung für Neonatologie in Frankfurt und Medizinethiker Herr Prof. Dr. Volker von Loewenich übernommen hat.

Für die hilfreiche Unterstützung möchten wir unseren Kolleginnen und Kollegen danken; ganz besonderer Dank gebührt Prof. Dr. Frank Louwen, Dr. Fani Geka, den Kollegen der Kinderchirurgie Prof. Dr. Klaus Heller, Dr. Peter Beyer und Dr. Stefan Gfrörer, der Kinderradiologin Frau Prof. Dr. Helga Schmidt, dem Humangenetiker Prof. Dr. Rainer König und den vielen anderen, die in irgendeiner Weise in die Diagnostik oder Behandlung der Patienten einbezogen waren. Silke Hubertz und Myriam Schmieder danken wir für die praktische Hilfe sowie Dr. Horst Buxmann und Dr. Christian Bastanier für die kritische Durchsicht des Manuskripts.

Zuletzt möchten wir dem Thieme Verlag, namentlich Herrn Dr. Brands und Frau Dr. Tegude, für Ihre Unterstützung in der Initiierung und in der Umsetzung des Buches danken.

Wir möchten an dieser Stelle auch an Prof. Dr. Karl Bauer denken, der die Abteilung für Neonatologie in Frankfurt bis zum letzten Jahr geleitet hat und einer schweren Krankheit erlag.

Frankfurt am Main, im Juli 2008

Anke Reitter Rolf L. Schlößer

Anschriften

Dr. med. Anke Reitter, MRCOG
Klinikum der Johann Wolfgang Goethe Universität
Zentrum für Frauenheilkunde und Geburtshilfe
Theodor-Stern-Kai 7
60590 Frankfurt

PD Dr. med. Rolf L. Schlößer
Klinikum der Johann Wolfgang Goethe Universität
Zentrum für Kinderheilkunde und Jugendmedizin
Neonatologie
Theodor-Stern-Kai 7
60590 Frankfurt

Professor Dr. med. Volker von Loewenich
Bruno Stürmer Str. 27
60529 Frankfurt

Inhaltsverzeichnis

II Besondere Situationen 153

III Ethik 243

Inhaltsverzeichnis nach Befund/Diagnose

I Organbefunde

II Besondere Situationen

Abkürzungsverzeichnis

ACM	Arteria cerebri media
ADPKD	Autosomal dominant polycystic Kidney Disease, autosomal-dominante polyzystische Nierenerkrankung
AFI	Amniotic Fluid Index
AMC	Arthrogryposis multiplex congenita
APGAR	Akronym: Appearance, Pulse, Grimace, Activity, Respiration
AQ	Abdomenquerschnitt
ARPKD	Autosomal recessive polycystic Kidney Disease, autosomal-rezessive polyzystische Nierenerkrankung
ART	assistierte Reproduktionstechnik
ASD	Atriumseptumdefekt
AU	Abdomenumfang
AVSD	atrioventrikulärer Septumdefekt
BIP	biparietaler Kopfdurchmesser
CCAML	Congenital cystic adenomatoid Malformation of the Lung, kongenitale zystische adenomatoide Malformation der Lunge
CCMS	Cerebrocostomandibular Syndrome, zerebrokostomandibuläres Syndrom
CMV	Cytomegalovirus, Zytomegalievirus
CPAP	Continuous positive Airway Pressure, kontinuierlich positiver Atemwegsdruck
CT	Computertomographie
CTG	Cardiotocography, Kardiotokographie
DA	Ductus arteriosus
DC	Dichorial
DD	Differenzialdiagnose(n)
ECMO	Extracorporeal Membrane Oxygenation, extrakorporale Membranoxygenierung
EEG	Elektroenzephalographie
EKG	Elektrokardiographie
FADS	Fetal Akinesia Deformation Sequence, Fetale Akinesie Sequenz
FFTS	fetofetales Transfusionssyndrom
FGFR	Fibroblast Growth Factor Receptor, Fibroblastenwachstumsfaktor Rezeptor
FSH	follikelstimulierendes Hormon
fT3	freies T3 (Trijodthyronin)
fT4	freies T4 (Thyroxin)
FW	Fruchtwasser
G	Gravidität
Gose-Score	Great Ormond Street Score
HCG	humanes Choriongonadotropin
HLHS	hypoplastisches Linksherzsyndrom
ICSI	Intracytoplasmatic Sperm Injection, intrazytoplasmatische Spermieninjektion
IUGR	Intrauterine Growth Retardation
IVF	In-vitro-Fertilisation
IQ	Intelligenzquotient
ITP	Immunthrombozytopenie
KU	Kopfumfang
LDH	Laktatdehydrogenase
LHR	Lung-to-head Ratio
LUTO	Lower urinary Tract Obstruction
LVW	laterale Ventrikelweite
MC	monochorial
MCA	Middle Cerebral Artery

MMIHS	Megacystis-Microcolon-Intestinal-Hypoperistalsis-Syndrome
MoM	Multiples of Median
MRT	Magnetresonanztomographie
NSpHa/NSpHv	arterieller/venöser Nabelschnur pH-Wert
oGTT	oraler Glukosetoleranztest
P	Parität
PAPP-A	Pregnancy-associated Plasma Protein A
PBPS	Prune-Belly-Potter-Sequenz
pHa/pHv	arterieller/venöser pH-Wert
PI	Pulsatility Index
PSV	Peak systolic Velocity
QF-PCR	Quantitative fluorescent polymerase chain reaction
RDS	Respiratory distress syndrome
RI	Resistence Index
SGA	Small for gestational Age
SSL	Scheitel-Steiß-Länge
SSW	Schwangerschaftswoche
STIC	Spatial-temporal Image Correlation
TBG	Thyroxin-bindendes Globulin
TG-AK	Thyreoglobulin-Antikörper
THQ	Thoraxquerdurchmesser
THU	Thoraxumfang
TORCH	Akronym: Toxoplasmosis, Other (infectious Agents), Rubella, Cytomegaly, Herpes
TPO-AK	Thyroidperoxidase Antikörper
TRAK	Thyreotropin-Rezeptor Antikörper, auch TSH-Antikörper
TRH	Thyreotropin releasing Hormone
TSH	thyreoideastimulierendes Hormon
Vmax	maximale Geschwindigkeit
VSD	Ventrikelseptumdefekt
ZNS	Zentralnervensystem

I Organbefunde

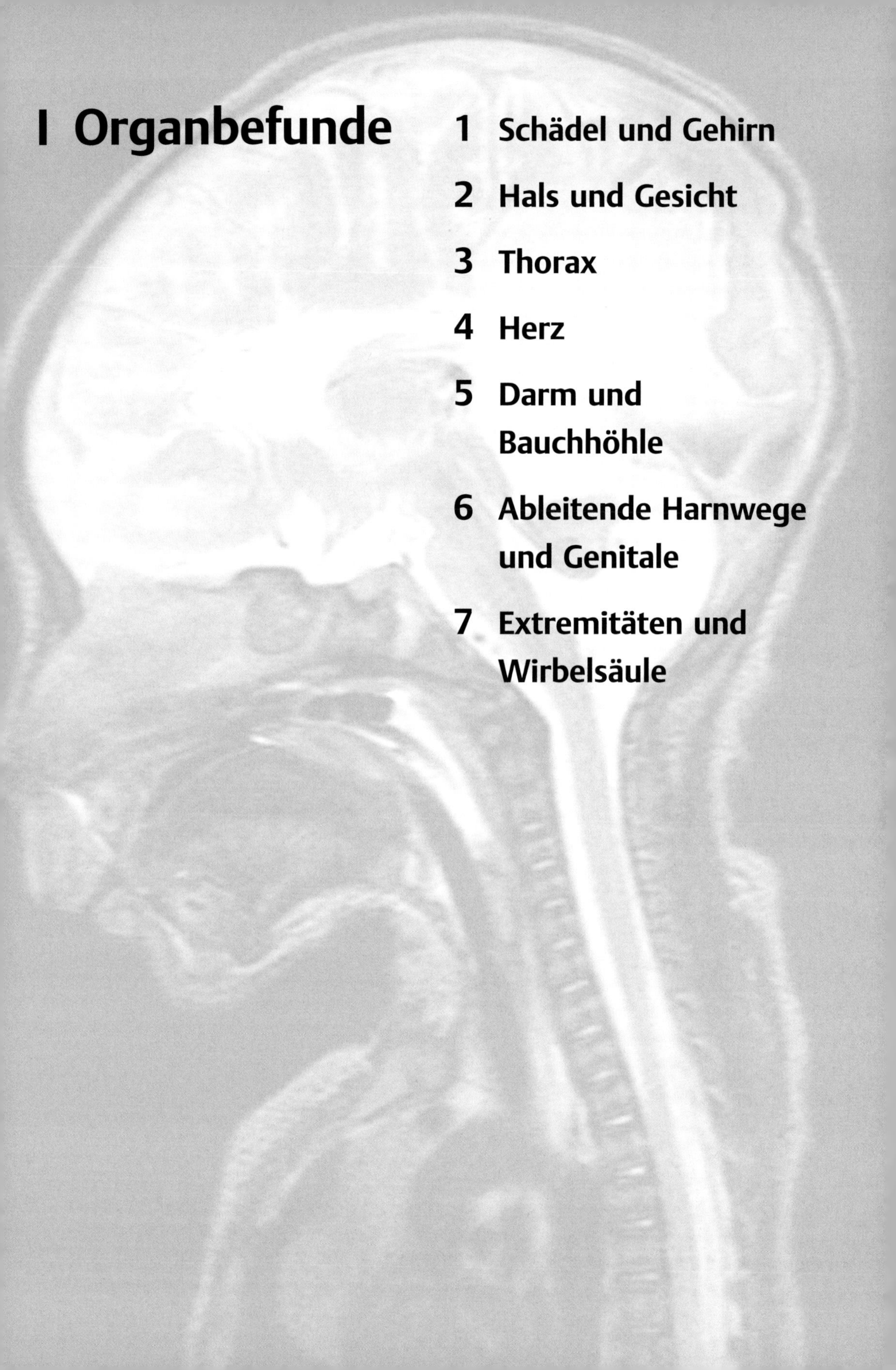

1 Schädel und Gehirn

2 Hals und Gesicht

3 Thorax

4 Herz

5 Darm und Bauchhöhle

6 Ableitende Harnwege und Genitale

7 Extremitäten und Wirbelsäule

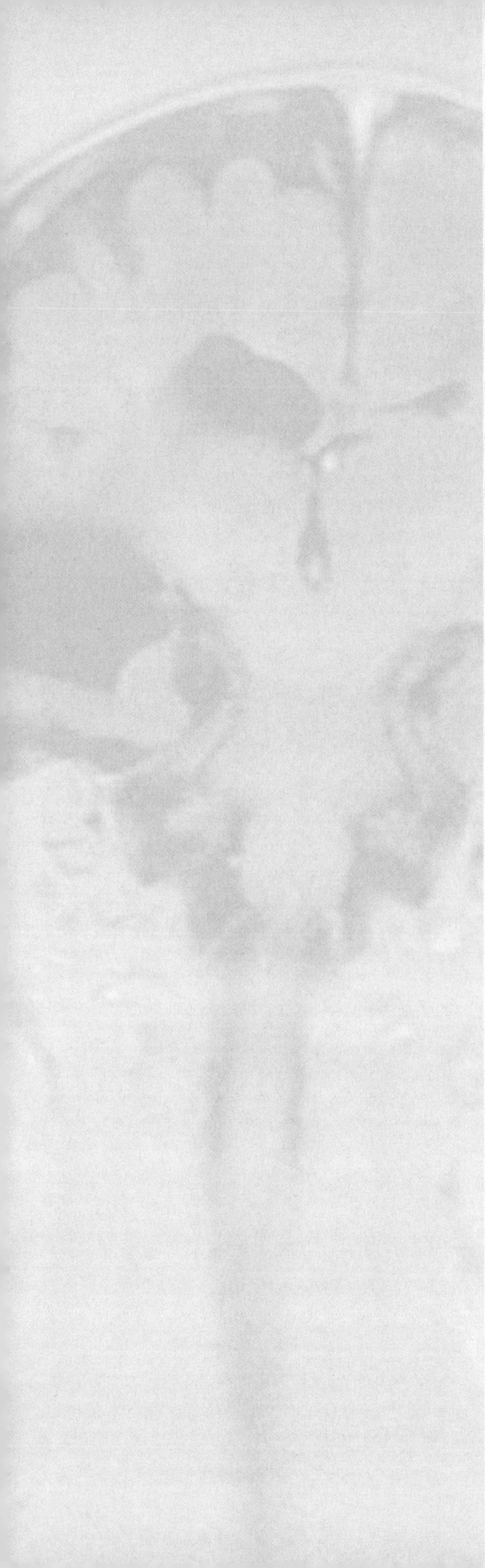

1 Schädel und Gehirn

Fall 1 Hydrozephalus internus und flaches Profil des Gesichts

Präsentation

Anamnese

27-jährige Frau; 1 G, 0 P. Überweisung in der SSW 36 + 6 in die Pränatalsprechstunde wegen fetaler Wachstumsretardierung; konsanguine Ehe ohne wesentliche Erkrankungen in den Familien.

Sonographischer Befund

- SSW 36 + 6
- normale Dopplersignale der A. umbilicalis (RI: 62 %)

Besonderheiten

- Erweiterung beider Seitenventrikel (15 mm in der Lateralventrikelweite) ohne Mittellinienverlagerung
- flaches Gesichtsprofil mit vorgewölbter Stirn
- Mikrozephalie (BIP < 5. Perzentile)
- Femur < 5. Perzentile

Pränatale Diagnose

Verdacht auf syndromale Fehlbildung bei Hydrozephalus internus und auffälligem, flachem Profil (Abb. 1.**1** bis Abb. 1.**5**).

Weitere Diagnostik

Ausschluss von Toxoplasmose und übriger Infektionen des TORCH-Kreises. Eine Karyotypisierung wurde angesprochen. Wegen der fortgeschritte-

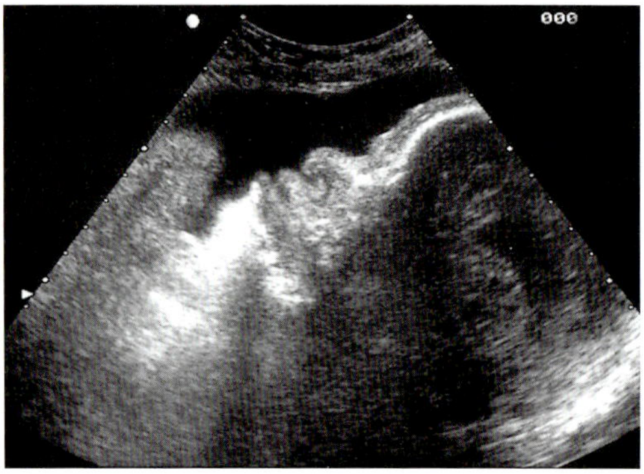

Abb. 1.**2** Flaches Gesichtsprofil und Vorwölbung der Stirn.

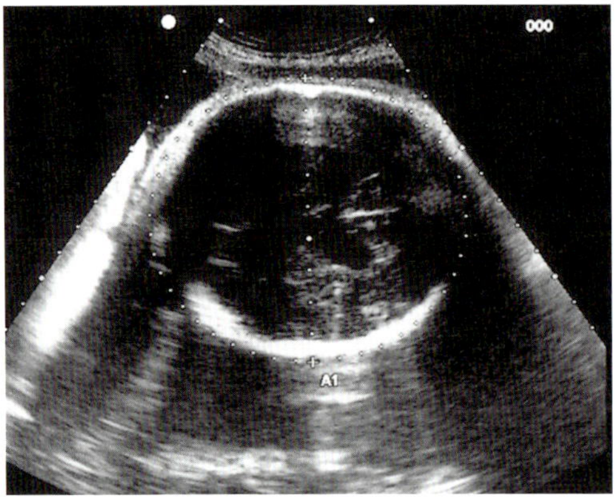

Abb. 1.**1** Darstellung der Mikrozephalie mit einem BIP von 88,6 mm; Erweiterung der Lateralventrikel.

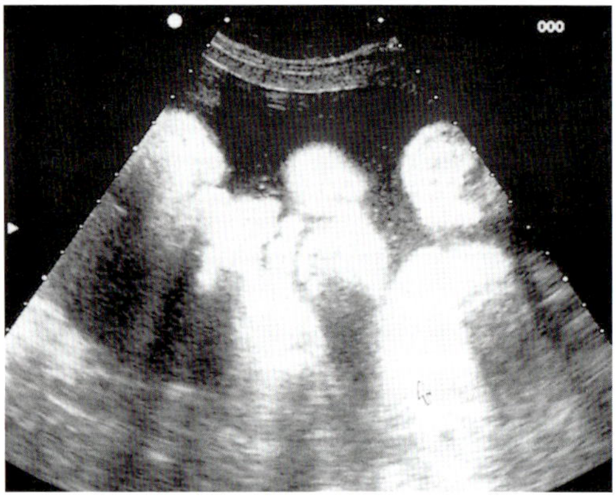

Abb. 1.**3** Aufsicht auf das Gesicht (vergleiche postpartales Foto des Kindes in Abb. 1.**6**).

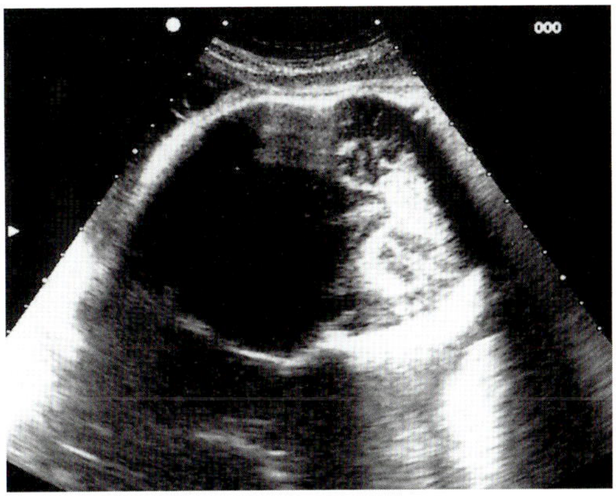

Abb. 1.**4** Koronarschnitt durch den auffällig konfigurierten Kopf.

nen Schwangerschaftswoche (fragliche klinische Konsequenz) und auf Wunsch der Eltern wurde sie jedoch nicht durchgeführt.

Pränataler Verlauf

Die ambulante Betreuung wird in kürzeren Abständen bis zur Geburt weitergeführt. Mit dem Ehepaar wird über die Auffälligkeiten gesprochen, die zu diesem Zeitpunkt noch nicht einer definierten Erkrankung zugeordnet werden können. Aus diesem Grund wird eine Entbindung in einem Perinatalzentrum mit Anbindung an eine Kinderklinik empfohlen.

Peri- und postnataler Verlauf

Perinataler Verlauf

In der SSW 39 + 2 findet die Spontangeburt nach sehr rascher Eröffnung statt. Junge, 3400 g. Ein Neonatologe war anwesend.

Das Kind musste wegen respiratorischer Probleme aufgrund einer beiderseitigen Choanalstenose wenige Minuten nach der Geburt intubiert werden. Nach Bougierung der Choanen war jedoch eine eigenständige Atmung des Kindes möglich, sodass die maschinelle Beatmung beendet werden konnte.

Postnataler Verlauf

Bei der transfontanellen Sonographie konnten eine Aplasie des Septum pellucidum und eine Hyoplasie des Corpus callosum festgestellt werden.

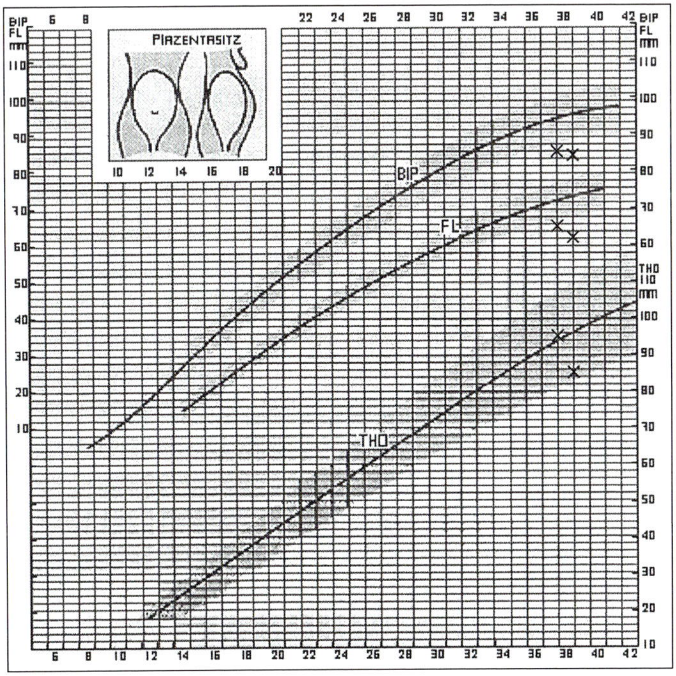

Abb. 1.**5** In der Wachstumskurve ist deutlich der geringe BIP zu erkennen, außerdem der relativ kurze Femur.

Nach einem 2-wöchigen Klinikaufenthalt, der wegen Trinkschwierigkeiten erforderlich war, konnte das Kind nach Hause entlassen werden. Im Laufe der nächsten beiden Lebensjahre folgten mehrere operative Eingriffe.

Postnatale Diagnose

Aufgrund der typischen Erscheinung wurde ein Apert-Syndrom diagnostiziert (Abb. 1.**6**).

Prognose des Kindes

Lebenserwartung
Bei Kindern mit Apert-Syndrom hängt die Lebenserwartung im Wesentlichen von den begleitenden Fehlbildungen ab, vor allem wenn es sich um solche der oberen Atemwege handelt. Die frühe Mortalität ist in den letzten Jahrzehnten durch die konsequente und positiv eingestellte Behandlungsstrategie zurückgegangen.

Psychomotorische Entwicklung
In einer Untersuchungsserie von Patton und Mitarbeitern aus dem Jahre 1988 hatten fast die Hälfte der Kinder einen normalen bis grenzwertig normalen IQ, sodass eine normale Intelligenz in einigen Fällen durchaus berichtet wurde. Eine assoziierte Fehlbildung (z. B. eine Aplasie des Septum pellucidum) kann natürlich ebenso wie Hypoxämien in der Neonatalperiode die spätere Entwicklung beeinflussen.

Besonderheiten
Die Kinder müssen in den ersten 2 – 3 Lebensjahren oft mehrfach an Händen und Füßen sowie am Schädel operiert werden. Dies ist nicht nur für die Kinder und die Eltern selbst eine physische und psychische Belastung, sondern erfordert auch eine Umorganisation der ganzen Familie.

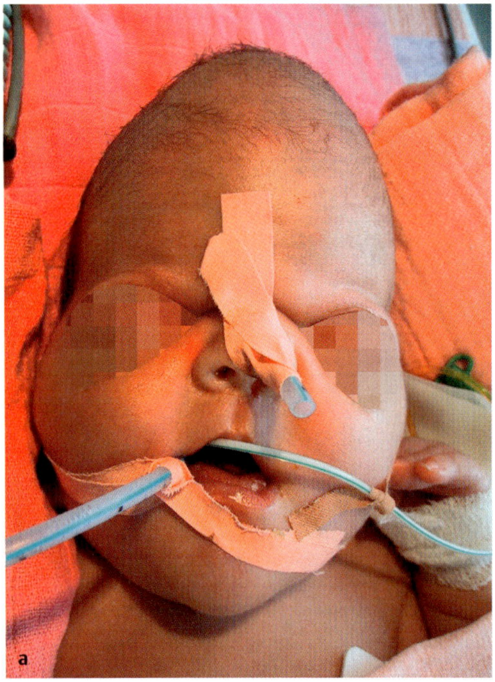

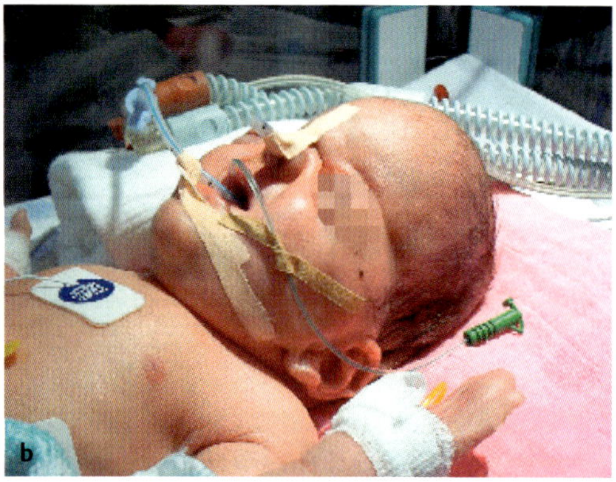

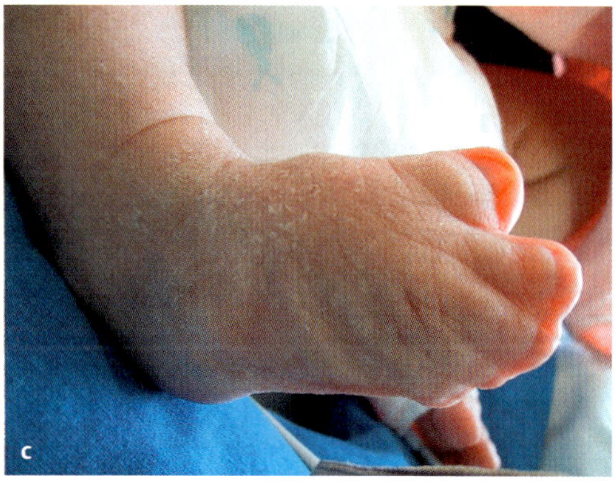

Abb. 1.**6 a – c** Typischer Aspekt eines Patienten mit Apert-Syndrom (Blickdiagnose).
a Kraniosynostose.
b Hypoplasie des Mittelgesichts.
c Syndaktylien an allen Extremitäten.

Fazit zum Fall

Abschließende Diagnose: Apert-Syndrom.

Neben der einfach zu diagnostizierenden fetalen Ventrikulomegalie war das auffällige Profil hinweisend auf eine komplexe Fehlbildung des Kindes. Die Diagnose des Apert-Syndroms lässt sich bei der pränatalen Sonographie (z. B. 3 D-Ultraschall) in frühen Schwangerschaftswochen möglicherweise leichter stellen. Auch eine erhöhte Nackentransparenz ist nach der Literatur mit dem Apert-Syndrom assoziiert.

Im beschriebenen Fall war die vermutete Fehlbildung des Feten für die Eltern überraschend, und außerdem konnte die Diagnose so kurze Zeit vor der Geburt nicht gesichert werden, sodass sich die Beratung der Eltern schwierig gestaltete.

Praxistipp

Sonographische Diagnostik und Differenzialdiagnostik des Hydrozephalus

In der Regel sind nur die beiden Seitenventrikel aufgeweitet und stellen sich echoleer dar. Der Plexus choroideus ist nicht wie üblich von den Seitenwänden der Ventrikel eingerahmt.

Laterale Ventrikelweite:

- < 10 mm: normal
- 10 – 15 mm: milde Ventrikulomegalie
- > 15 mm: Hydrocephalus

In vielen Fällen ist der Hydrozephalus das Leitsymptom eines Neuralrohrdefekts. Deshalb ist bei der Diagnostik die genaue Untersuchung der Wirbelsäule zwingend erforderlich.

Die Aufweitung der äußeren Liquorräume, z. B. Cisterna magna, kann auch isoliert auftreten. Oft ist in diesem Zusammenhang eine Atrophie des Zerebellums zu beobachten (z. B. beim Dandy-Walker-Syndrom). Die Cisterna magna sollte im anterior-posterioren Durchmesser generell nicht mehr als 10 mm messen.

Der 4. Ventrikel kann teilweise aufgeweitet sein und dann sozusagen „abbrechen". Dies dient der Diagnosesicherung eines Arnold-Chiari-Syndroms (s. Fall 3).

Der 3. Ventrikel kann in der Regel nicht dargestellt werden.

Ursache für die Liquorzirkulationsstörung ist oft eine Verklebung des Aquaeductus cerebri Sylvii und des Foramen Magendii als Verbindung der inneren mit den äußeren Liquorräumen.

Zerebrale Begleitfehlbildungen sind häufig, z. B. Corpus-callosum-Agenesie oder wie in unserem Fall -Hypoplasie. Eine primäre Hirnfehlbildung ist vom einfachen Hydrozephalus durch weitere Auffälligkeiten wie Fehlen oder Verschiebung der Mittellinie oder einen Substanzdefekt zu differenzieren. Eine chromosomale Ursache sollte ausgeschlossen werden, und an syndromale Ursachen wie in diesem Fall ist ebenfalls zu denken.

Apert-Syndrom

Diese angeborene Erkrankung wurde zum ersten Mal im Jahre 1906 von M.E. Apert beschrieben. Sie tritt meist sporadisch auf, es sind jedoch auch autosomal-dominante Erbgänge bekannt. Es wurde eine Mutation des FGFR-Gens (FGFR: Fibroblast Growth Factor Receptor) in Exon 7 gefunden. Das Syndrom ist selten (Häufigkeit von 1:160000; Tab. 1.**1**).

Weitere Syndrome mit einer Mutation im Bereich des FGFR-Gens sind das Pfeiffer- und das Crouzon-Syndrom. Bei bekanntem Genlokus ist eine pränatale Diagnosestellung möglich.

Tabelle 1.**1** Steckbrief Apert-Syndrom.

Parameter	Charakteristika
pränataler Verdachtsbefund	Hydrocephalus internus und flaches Gesichtsprofil, möglicherweise Nachweis einer Syndaktylie
Diagnosesicherung	3 D-Sonographie, „Blickdiagnose" nach der Geburt
frühester Diagnosezeitpunkt	nur Hinweise beim Ersttrimester-Screening (verdickte Nackenfalte), genetische Diagnostik nach Indexfall
Häufigkeit	1:160000
Geburt	wegen der möglichen postnatalen Komplikationen in Perinatalzentrum I

Klinik

Die klinische Diagnose ist postnatal aufgrund der Hauptsymptome – Kraniosynostose und Syndaktylien – einfach zu stellen, pränatal jedoch nur zu vermuten. Weitere Fehlbildungen sind zerebrale Malformationen, meist von Mittellinienstrukturen (Septum pellucidum oder Corpus callosum).

Hilfe für Betroffene

www.apert-syndrom.de.

Literatur

Aleem S, Howarth ES. Apert syndrome associated with increased fetal nuchal translucency. Prenat Diagn 2005; 25: 1066 – 1067

Apert ME. De l'acrocephalosyndactylie. Bull Mem Soc Med Hop Paris 1906; 23: 1310 – 1330

Hansen WF, Rijhsinghani A, Grant S, Yankowitz J. Prenatal Diagnosis of Apert Syndrome. Fetal Diagn Ther 2004; 19: 127 – 130

Leonard CO, Daikoku NH, Winn K. Prenatal fetoscopic diagnosis of the Apert syndrome. Am J Med Genet 1982; 11: 5 – 9

Patton MA, Goodship J, Hayward R, Landsdown R. Intellectual development in Apert's syndrome: a long tem follow up of 29 patients. J Med Genet 1988; 25: 164 – 167

Fall 2 Enzephalozele

Präsentation

Anamnese

24-jährige Frau; 1 G, 0 P. Überweisung von außerhalb in der SSW 40 + 6 mit Verdacht auf Fehlbildung im Bereich des Kopfes zur primären Sectio caesarea. Außer einem maternalen Faktor-13-Mangel waren keine Risikofaktoren oder Erkrankungen der Schwangeren bekannt. Die Vorsorgeuntersuchungen waren in regelmäßiger Folge als unauffällig dokumentiert worden. Eine invasive Diagnostik und ein sonographischer Fehlbildungsausschluss waren der Patientin angeboten, aber nicht durchgeführt worden.

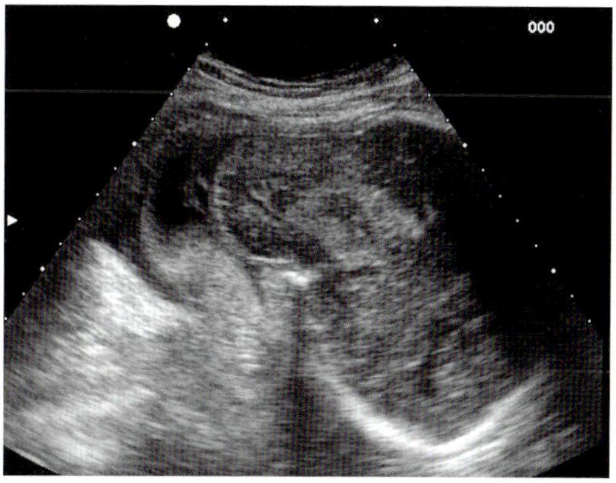

Abb. 2.**1** Darstellung der okzipitalen Enzephalozele im Längsschnitt.

Sonographischer Befund

- zeitgerechte Biometrie
- fetale Dopplersonographie unauffällig
- relativ ungünstige Schallbedingungen bei Adipositas permagna und tief eingetretenem Kopf

Besonderheiten

- Darstellung einer 5 cm × 5 cm × 5 cm großen Enzephalozele im Bereich der hinteren Schädelgrube mit Kortexstrukturen und Zerebellum als Inhalt
- aufgeweitete Seitenventrikel

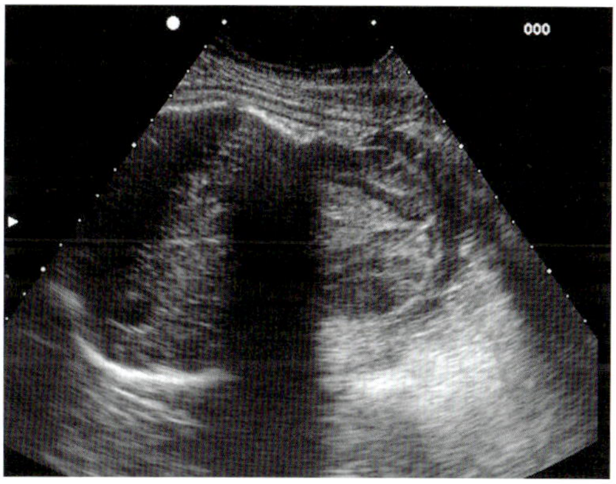

Abb. 2.**2** Enzephalozele im Querschnitt. Kortikale Strukturen deutlich erkennbar.

Pränatale Diagnose

Okzipitale Enzephalozele, Erstdiagnose am Entbindungstermin (Abb. 2.**1** bis Abb. 2.**3**).

Weitere Diagnostik

Bei der „Zufallsdiagnose" am Entbindungstermin erscheint keine weitere pränatale Diagnostik sinnvoll. Eine weiterführende postpartale Diagnostik wird vereinbart.

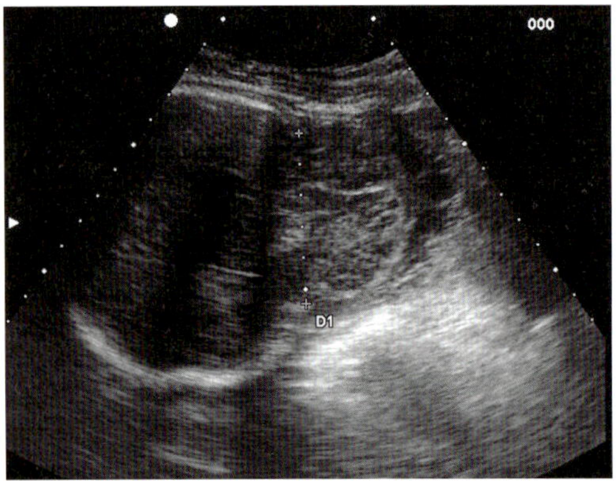

Abb. 2.**3** Ausmessung der Enzephalozele: 5,4 cm an der Austrittsstelle am knöchernen Schädel.

Pränataler Verlauf

Es wird eine interdisziplinäre perinatale Konferenz mit dem Neonatologen und dem Neuropädiater zur Besprechung des weiteren Vorgehens durchgeführt.

Peri- und postnataler Verlauf

Perinataler Verlauf

In der SSW 41 + 0 wird eine elektive Sektio durchgeführt. Junge, 3750 g. Der kindliche Kopf kann unter Schonung der okzipitalen Region mühelos entwickelt werden. Das Kind wird an die Kollegen der Neonatologie übergeben.

Das Kind atmet spontan und zeigt altersgerechte normale Bewegungen.

Postnataler Verlauf

Im Bereich des Gaumens fällt eine isolierte Spalte auf. Die Lidachsen sind auffallend steil, der Unterkiefer ist klein. Bei der postnatalen Sonographie des Schädels bestätigen sich die Erweiterung der Seitenventrikel und zusätzlich eine Balkenagenesie sowie eine auffällige Verteilung der Hirnwindungen. Ein am Folgetag angefertigtes MRT des Schädels zeigt die fehlende knöcherne und Weichteildeckung des Hinterkopfes. Teile des Hirnparenchyms ragen in die Zele hinein (Abb. 2.**4**). Das Kleinhirn wirkt komprimiert und in rostraler Richtung verlagert. Außerdem erkennt man eine Polymikrogyrie sowie auffällige Stammganglien und mesenzephale Strukturen.

Weitere Untersuchungen

Chromosomenanalyse mit unauffälligem Karyotyp. Die kardiale Sonographie ist bis auf eine Dextrokardie normal.

Das Kind wird am Tag nach der Geburt neurochirurgisch versorgt. Dabei gestaltet sich das Vorgehen wegen der Größe und der Lokalisation des Defekts kompliziert. Zunächst wird nur eine Übernähung von fragilen Stellen durchgeführt. Die Zele soll sich im Verlauf von selbst epithelisieren und reduzieren. Erst in einer zweiten Operation im Alter von 5 Monaten wird interdisziplinär mit plastischen Chirurgen und Neurochirurgen eine definitive Deckung der Zele mit Kranioplastik erfolgreich durchgeführt. Wegen eines zunehmenden Hydrozephalus nach dieser Operation muss jedoch ein ventrikuloperitonealer Shunt angelegt werden.

Weiterer Verlauf

Die neurologische Entwicklung des Jungen zeigt im Alter von 6 Monaten ein deutliches Entwicklungsdefizit. Er ist muskulär hypoton, kann sich aber selbstständig drehen und hat vor allem die Fähigkeit einer altersgerechten Kontaktaufnahme mit seinen Eltern.

Postnatale Diagnose

Enzephalozele ohne weitere Spezifizierung.

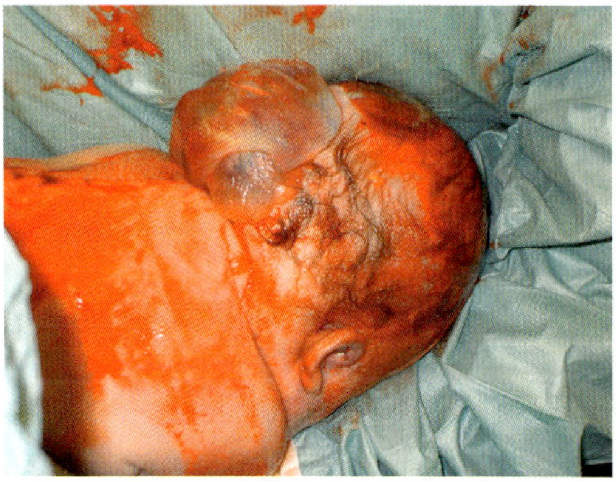

Abb. 2.**4** Befund auf dem Erstversorgungstisch unmittelbar nach der Geburt.

Prognose des Kindes

Mortalitätsraten von 30 – 100 % sind in der Literatur beschrieben, allerdings sind Fälle am Entbindungstermin selten, und es erscheint, dass insbesondere dann die Prognose besser als vermutet ist. Dies sollte auch in die Aufklärung der Eltern einfließen.

Die neurologische Prognose der Enzephalozele ist von ihrem Ausmaß abhängig sowie davon, welche Hirnanteile beteiligt sind. Oft findet man zusätzliche Hirnfehlbildungen, wie auch in diesem Fall.

Fazit zum Fall

Abschließende Diagnose: Okzipitale Enzephalozele.

In dem vorgestellten Fall ist der Zeitpunkt der Diagnosestellung spät. Ein „Übersehen" des Befundes ist dadurch erklärbar, dass die Lokalisation in der Okzipitalregion nicht in die typische Schallebene fällt.

Praxistipp

Sonographische Diagnostik und Differenzialdiagnostik der Enzephalozele

Die Ausmessung des BIP und des Kopfumfangs erfolgt, ohne dass das Zerebellum dargestellt wird. So kann ein Befund der hinteren Schädelgrube übersehen werden. Natürlich gibt es andere, indirekte Zeichen wie z. B. Ventrikelaufweitung, Lemon Sign und Banana Sign (siehe Fall 3), die eine genauere Untersuchung der hinteren Schädelgrube erforderlich machen.

Man sollte deshalb auch in fortgeschrittenen Schwangerschaftswochen durch ein Kippen aus der BIP-/KU-Ebene nach okzipital die Kleinhirnregion darstellen.

Es empfiehlt sich immer auch eine Bilddokumentation des Zerebellums, letztlich auch zum Ausschluss eines Neuralrohrdefekts.

Eine Enzephalozele kann in der Frühschwangerschaft oder zum Zeitpunkt des Organ-Screenings (also etwa ab der 20. SSW) erkannt werden. Die Diagnose führt dann in der Regel zum Schwangerschaftsabbruch.

Seltene Differenzialdiagnosen sind Teratom, Hämangiom und Zysten des Kiemenbogens. Insgesamt kann bei gleichzeitiger Darstellung des Defekts im Bereich der Schädelkalotte die Diagnose sicher präpartal gestellt werden.

Enzephalozele

Eine Enzephalozele ist eine Hemmungsfehlbildung. Sie liegt am häufigsten am Hinterkopf, seltener frontal. Eine Chromosomenanomalie und syndromale Fehlbildungen mit Enzephalozele, z. B. Meckel-Gruber-Syndrom, sollten ausgeschlossen werden. Dieses Syndrom stellt ein seltenes, autosomal-rezessiv vererbtes Syndrom dar. Die führende Trias besteht aus okziptialer Enzephalozele, zystisch-dysplastischen Nieren und Polydaktylie. Es sind mehrere Genloci beschrieben, der häufigste auf Chromosom 17 (17q21.q24). Die dysplastischen Nieren und das daraus resultierende Oligohydramnion sind für die Diagnosestellung obligat. Die phänotypischen Ausprägungen sind variabel. Die Prävalenz liegt bei etwa 1:9000.

Durch die gestörte Liquorzirkulation bei der Zele kann ein Hydrozephalus entstehen.

Die begleitenden Fehlbildungen sind für die Einschätzung der Entwicklungsprognose wichtig. Deshalb ist eine weiterführende bildgebende Diagnostik nach der Geburt (MRT) angezeigt und wichtig.

Literatur

Bannister CM, Russell SA, Rimmer S, Thorne JA, Hellings S. Can prognostic indicators be identified in a fetus with an encephalocele? Eur J Pediatr Surg 2002; 10: 20 – 23

Budorick NE, Pretorius DH, McGahan JP, Grafe MR, James HE, Slivka J. Cephalocele detection in utero: sonographic and clinical features. Ultrasound Obstet Gynecol 1995; 5: 77 – 85

Gruber GB. Beiträge zur Frage „gekoppelter" Missbildung (Akrocephalo-Syndaktylie und Dysencephalie Splanchnocystica). Beitrag Path Anat 1934; 93: 459 – 476

Meckel JF. Beschreibung zweier, durch sehr ähnliche Bildungsabweichung entstellter Geschwister. Dtsch Arch Pysiol 1822; 7: 99 – 172

Mittermayer C, Lee A, Brugger PC. Prenatal Diagnosis of the Meckel-Gruber Syndrom from 11th to 20th gestational week. Ultraschall in Med 2004; 25: 275 – 279

Reitter A, Dittrich S, Boda V, Kieslich M, Schlösser R, Louwen F. Large fetal enecephalocele.-Prenatal diagnosis and neonatal management. Ultrasound Obst Gynea 2006; 28: 528

Shilpakar SK, Sharma MR. Surgical management of encephalocele. J Neuroscience 2004; 1: 45 – 48

1

Fall 3 Hydrozephalus, Aquäduktstenose

Präsentation

Anamnese

21-jährige Frau; 2 G, 1 P. Vorstellung in der SSW 26 + 4. Außerhalb war der Verdacht auf Hydrozephalus gestellt worden. Drei Jahre zuvor hat die Patientin per primärer Sectio caesarea entbunden. Keine weiteren Voroperationen, leere Eigen- und Familienanamnese. Eine Amniozentese war durchgeführt worden (Ergebnis: unauffälliger Karyotyp 46 XY). Eine TORCH-Serologie zum Ausschluss einer infektiösen Ursache war ebenfalls unauffällig.

Sonographischer Befund

- SSW 26 + 4
- zeitgerechte Gravidität
- FW normal
- Schädellage
- Dopplersonographie der A.°umbilicalis: RI von 65 %

Besonderheiten

- ausgeprägter Hydrozephalus internus (LVW beiderseits bis je 31 mm):
  - Resthirnmantel bis 10,4 mm
  - erweiterter 3. Ventrikel
  - 4. Ventrikel nicht darstellbar
- ACM: V_{max} von 38 cm/s mit intermittierendem enddiastolischen Block, sonst RI von 80 %
- BIP und Thorax oberhalb der 95. Perzentile
- Femur auf der 50. Perzentile

Pränatale Diagnose

Hydrocephalus internus bei Verdacht auf Aquäduktstenose (Abb. 3.**1** bis Abb. 3.**3**).

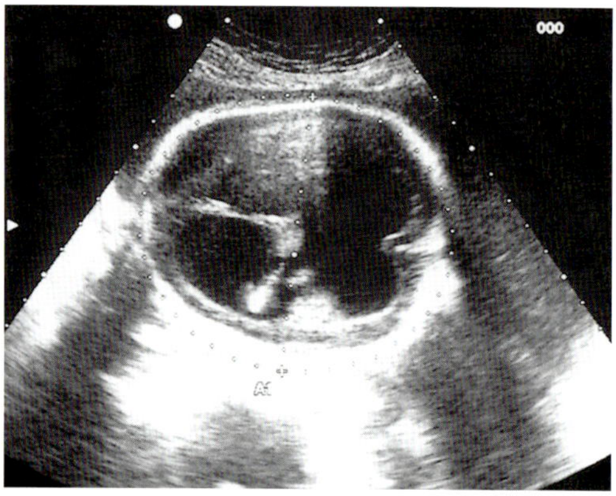

Abb. 3.**1** BIP-Ebene mit deutlich erkennbarem Hydrozephalus und aufgebrauchtem Hirnmantel.

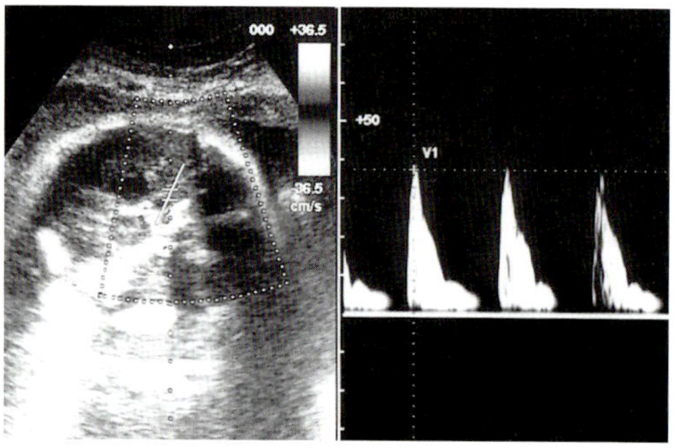

Abb. 3.**2** Darstellung der Flussgeschwindigkeit in der ACM.

Weitere Diagnostik

Neben der sonographischen Feindiagnostik, die auch einen (extrem seltenen) Tumor ausschließen sollte, muss ein Infektions-Screening (TORCH) durchgeführt werden, wobei Toxoplasmose oder Zytomegalie am wahrscheinlichsten sind.

Eine pränatale MRT kann oft keine zusätzlichen Informationen erbringen. Allerdings wird sie zunehmend additiv eingesetzt und dient dann wissenschaftlichen Erkenntnissen.

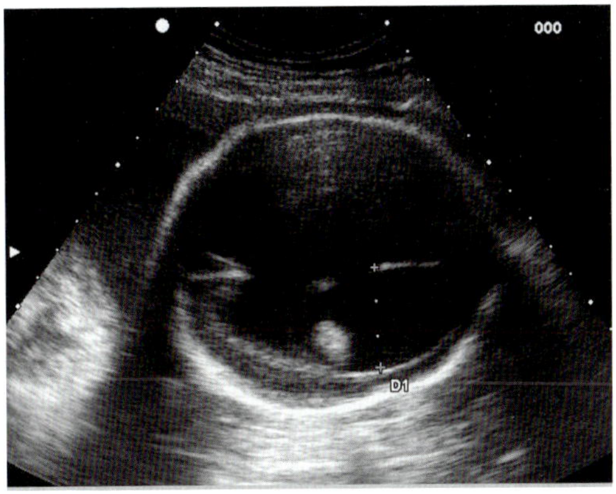

Abb. 3.3 Ausmessung des hydrozephalen Seitenventrikels mit 31 mm ohne Verlagerung der Mittellinie.

Pränataler Verlauf

Eine Wiedervorstellung der Schwangeren erfolgt wenige Tage später zur Perinatalkonferenz. Der Hydrozephalus ist progredient, die ACM weist weiterhin einen intermittierenden Nullfluss auf. Der Circulus arteriosus Willisii erscheint deutlich nach ventral verdrängt. BIP weiterhin oberhalb der 95. Perzentile.

Wegen der Progredienz des Befundes wird eine stationäre Aufnahme empfohlen. Eine RDS-Prophylaxe wird durchgeführt und eine vorzeitige Beendigung der Schwangerschaft diskutiert. In den folgenden Tagen zeigt sich in der ACM ein besseres Flussprofil (RI: 80 %; PI: 1,8). Dies wird auf den günstigen Effekt der RDS-Prophylaxe zurückgeführt. Eine Verlaufskontrolle in der SSW 27 + 5 zeigt wieder einen intermittierenden enddiastolischen Block in der ACM (RI: 87 %; PI: 2,27). In der SSW 27 + 6 zeigt sich ein fixierter enddiastolischer Block, und die Entbindung wird in Absprache mit der Kinderklinik für den Folgetag vereinbart.

1

Peri- und postnataler Verlauf

Perinataler Verlauf

In der SSW 28 + 0 wird eine primäre Re-Sectio caesarea komplikationslos durchgeführt. Junge, 1520 g. APGAR: 8/9/9; NSpHa: 7,35; Kopfumfang: 32 cm (> 95. Perzentile). Der Junge wird zunächst mittels CPAP versorgt, muss jedoch schließlich nach wenigen Stunden intubiert werden. Er erhält exogenes Surfactant, was die Sauerstoffversorgung rasch verbessert. Der Patient bleibt aber maschi-

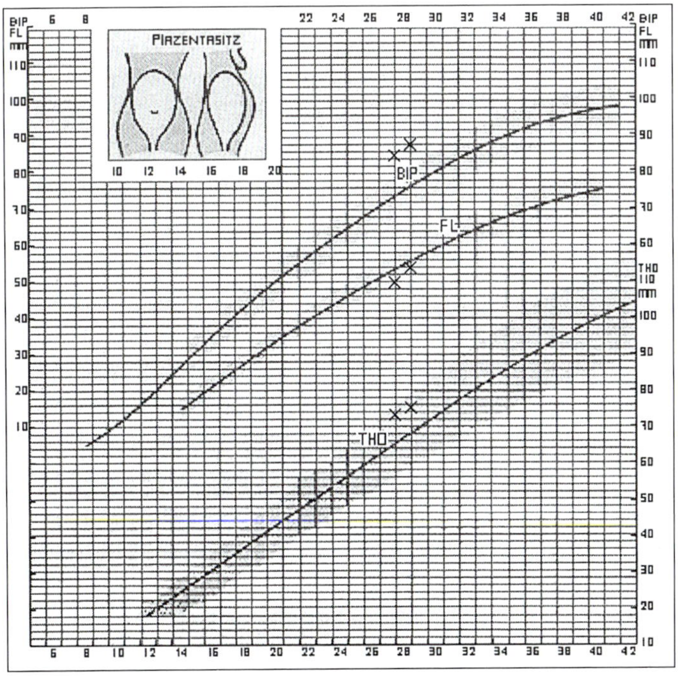

Abb. 3.4 Wachstumskurve mit BIP und Thoraxdurchmesser oberhalb der 95. Perzentile.

nell beatmet, da die Anlage eines Rickham-Reservoirs geplant ist.

Postnataler Verlauf

Am 3. Lebenstag Anlage des Rickham-Reservoirs, welches die mehrmalige Punktion des Liquors erlaubt. Von einer Shunt-Anlage wird angesichts des massiven Hydrozephalus zunächst abgesehen, um die Komplikation einer zu raschen Drainage zu verhindern.

Der weitere Verlauf ist durch frühgeborenenspezifische Probleme wie nekrotisierende Enterokolitis und persistierender Ductus arteriosus Botalli gekennzeichnet, die mit der neurologischen Erkrankung nichts zu tun haben.

Erst im Alter von 4 Monaten wird ein ventrikuloperitonealer Shunt angelegt. Eine MRT zeigt zu diesem Zeitpunkt neben der Aquäduktstenose eine mangelnde Ausbildung der Gyrierung, was auf eine komplexere Fehlbildung des Gehirns hinweist.

Postnatale Diagnose

Kongenitaler Hydrozephalus.

Prognose des Kindes

Lebenserwartung
Die Mortalität hängt vor allem vom Vorliegen assoziierter Fehlbildungen anderer Organe bzw. von bestehenden Chromsomenanomalien ab. Die perioperative Mortalität der später notwendigen Eingriffe ist gering.

Psychomotorische Entwicklung
Bei der pränatalen Diagnostik kann das Ausmaß von komplexeren Gehirnfehlbildungen nicht immer genau charakterisiert werden. Somit lässt sich die Prognose des Kindes hinsichtlich einer normalen psychomotorischen Entwicklung oft erst nach einer postnatalen MRT einschätzen. Liegen keine weiteren Fehlbildungen vor, ist eine normale Entwicklung dieser Kinder durchaus möglich.

Besonderheiten
Die Indikation zur Shunt-Anlage muss nach der Geburt im Einzelfall entschieden werden. Die extrauterine Dynamik der hydrozephalen Erweiterung ist oft verschieden von der intrauterinen. Kriterien für die Shunt-Versorgung sind klinische Befunde wie Kopfwachstum, Fontanellenbeschaffenheit und Weite der Schädelnähte sowie sonographische Verlaufskontrollen und die Beobachtung der Dopplersignale in den Hirngefäßen. Wenn keine assoziierten Fehlbildungen vorliegen und der Hydrozephalus nicht exzessiv groß ist, ist mit lebensbedrohlichen Situationen um die Geburt herum nicht unbedingt zu rechnen. Aufgrund der peripartal erforderlichen engen Kooperation der diversen medizinischen Disziplinen ist die Entbindung in einem entsprechenden Zentrum ratsam

Fazit zum Fall

Abschließende Diagnose: Hydrozephalus bei Aquäduktstenose.

Die Entscheidung zur vorzeitigen Entbindung kann sicher kritisch diskutiert werden, da der Progress der Hydrozephalie dynamisch und eine weitere Hirnschädigung nicht auszuschließen war. Durch die noch offenen Schädelnähte kann der intrakranielle Druck durch Aufweitung des Schädels ausgeglichen werden. Deshalb ist eine Druckerhöhung, die zur Kompression der intrakraniellen Gefäße führt, eher unwahrscheinlich, aber letztlich bei deutlichem Progress auch nicht auszuschließen.

Der Fall zeigt sehr deutlich das Dilemma der intrauterin rasch progredienten Hydrozephalie. Es stellt sich die Frage, ob das Risiko der induzierten Frühgeburt mit all ihren möglichen Komplikationen in einem sinnvollen Verhältnis zum Risiko einer weiteren Hirnschädigung durch den intrauterin nicht zu beeinflussenden Hydrozephalus steht.

Ein Hydrozephalus (s. Praxistipp zu Fall 1) ist in verschiedenen Ausprägungsformen ein relativ häufiger Befund. Die Inzidenz wird mit 0,5 – 3 : 1000 angegeben.

Die Entbindung per Sectio caesarea ist sicher Standard. Ein übermäßig großer Kopf kann so schonend entwickelt werden.

Praxistipp

Ventrikelsystem bei der sonographischen Untersuchung (s. auch Fall 2)

Die Darstellung der Lateralventrikel erfolgt in der transventrikulären Ebene. Der 3. Ventrikel ist üblicherweise nicht direkt darstellbar. Der 4. Ventrikel liegt vor dem Zerebellum. Die Cisterna magna liegt hinter dem Zerebellum und kann leicht erkannt werden. Auch hier beträgt die Weite im Normfall < 10 mm. Auf den Vermis cerebellaris sollte geachtet werden. Stellen sich die Strukturen in ungewohnter Weise dar, ist eine sorgfältige Analyse angebracht. Auch eine Corpus-callosum-Agenesie als häufigste Begleitfehlbildung des Zentralnervensystems sollte ausgeschlossen werden. Auf die insgesamt hohe Assoziation mit Begleitfehlbildungen wird hingewiesen, am häufigsten finden sich Spaltbildungen am Rücken.

Arnold-Chiari-Malformation Typ 2

Hier ist das Zerebellum in das Foramen magnum verlagert. Die Folge ist eine „leere" Cisterna magna, und der Kleinhirnwurm kann in der Regel nur schwer oder gar nicht dargestellt werden. So entsteht auch das sogenannte Banana Sign, das heißt das Zerebellum ist nicht in der typischen 8-Form darstellbar, sondern bogenförmig. Hier sollte auch auf die detaillierte Untersuchung des fetalen Rückens geachtet werden, um eine Spina bifida auszuschließen. Allgemein gilt, dass nur bei Vorliegen einer Meningomyelozele der Typ 2 zu finden ist.

Bei unauffälliger Darstellung des Zerebellums ist eine relevante Spina bifida unwahrscheinlich.

Es werden in der Literatur noch 3 weitere Formen des Arnold-Chiari-Komplexes beschrieben:

- Die Arnold-Chiari-Malformation Typ 1 bezeichnet nur die Protrusion des Zerebellums (bzw. der Tonsillen) in das Foramen magnum. Dies stellt oft einen Zufallsbefund dar. Betroffene beklagen oft Kopfschmerzen als Hauptsymptom.
- Die Arnold-Chiari-Malformation Typ 3 ist die Kephalozele mit Zerebellum als Inhalt. Sie ist von der obigen Auffälligkeit abzugrenzen.
- Die Arnold-Chiari-Malformation Typ 4 ist die Hypoplasie oder Aplasie des Zerebellums mit Aufweitung des 4. Ventrikels.

Die Typen 2 – 4 werden als neuroektodermale Störungen, der Typ 1 als mesodermale Störung eingeordnet.

Hilfe für Betroffene

Arbeitsgemeinschaft Spina bifida und Hydrocephalus: www.asbh.de.

1

Literatur

Arnold J. Myelocyste, Transposition von Gewebskeimen und Sympodie. Beitr Path Anat 1894; 16: 1 – 28.

Blaicher W, Prayer D, Mittermayer C et al. Magnetic resonance imaging in foetuses with bilateral moderate ventriculomegaly and suspected anomaly of the corpus callosum on ultrasound scan. Ultraschall Med 2003; 24: 255 – 260

Chiari H. Über Veränderung des Kleinhirns infolge Hydrocephalie des Grosshirns. Dtsch Med Wochenschr 1891; 17: 1172 – 1175

Christensen JH, Hansen LK, Garne E. Congenital hydrocephalus – prevalence and prognosis. Mortality and morbidity in a population-based study. Ugeskr Laeger 2003: 165: 466 – 469

D'Addario V, Pinto V, Di cagno L, Pintucci A. Sonographic diagnosis of fetal cerebral ventriculomegaly. J Matern Fetal Neonatal Med 2007; 20: 7 – 14

Glenn OA, Goldstein RB, Li KC et al. Fetal magnetic resonance imaging in the evaluation of fetuses referred for sonographically suspected abnormalities of the corpus callosum. J Ultrasound Med 2005; 24: 791 – 804

ISUOG Guidelines. Sonographic examination of the fetal central nervous system: guidelines for performing the "basic examination" and the "fetal neurosonogram". Ultrasound Obstet Gynaecol 2007; 29: 109 – 116

Moritake K, Nagai H, Miyazaki T et al. Analysis of a nationwide survey on treatment and outcomes of congenital hydrocephalus in Japan. Neurol Med Chir 2007; 47: 453 – 460

Fall 4 Mikrozephalie

Präsentation

Anamnese

24-jährige Patientin; 4 G, 1 P, vorangegangener Frühabort sowie eine Totgeburt in der SSW 38 + 4. Eine damals durchgeführte Obduktion des 3000 g schweren Kindes ergab keine Auffälligkeiten. Ein oGTT war nicht durchgeführt worden. Vorstellung in der SSW 35. Es handelt sich um eine konsanguine Ehe (4. Generation).

Sonographischer Befund

- Femur zeitgerecht
- Abdomen zeitgerecht

Besonderheiten

- auffälliger fetaler Kopf
- BIP von 62,5 mm (entspricht 23. SSW)
- Schädelkalotte nur schwer darstellbar; initial imponiert das Profil wie bei einem Fetus mit Anenzephalus
- Schädelkalotte mittels transvaginaler Sonographie jedoch darstellbar: auffälliges biophysikalisches Profil mit Hypokinese

Pränatale Diagnose

Schwere Mikrozephalie, Verdacht auf syndromale Fehlbildung (Abb. 4.**1** bis 4.**3**).

Weitere Diagnostik

Durchführung einer Amniozentese (unauffälliger Karyotyp) und einer TORCH-Serologie (ebenfalls unauffällig).

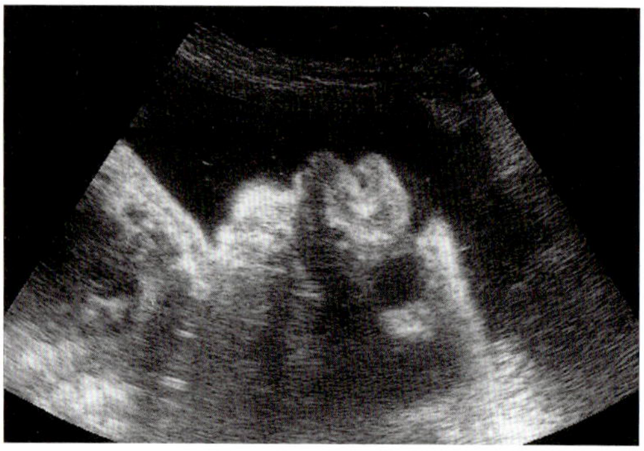

Abb. 4.**1** Fetales Profil mit abgeflachter Stirn. Die Schädelkalotte kann in dieser Einstellung nicht dargestellt werden.

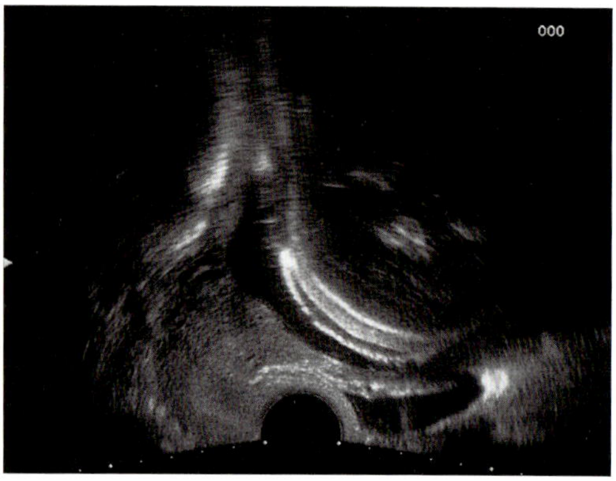

Abb. 4.**2** Transvaginale Sonographie. Hier kann die Kalotte dargestellt werden. Die intrakraniellen Strukturen lassen sich nicht näher beschreiben.

Pränataler Verlauf

Erneute Vorstellung zur Befundbesprechung. Eine durchgeführte „Routine-CTG" ist pathologisch, mit fehlenden Akzelerationen und eingeschränkter Oszillation; es zeigt sich auch eine spontane Dezeleration (Abb. 4.**5**).

Es erfolgt eine ausführliche pränatale Beratung, bei der dem Paar erläutert wird, dass bei schwerer Mikrozephalie mit dem postpartalen Versterben

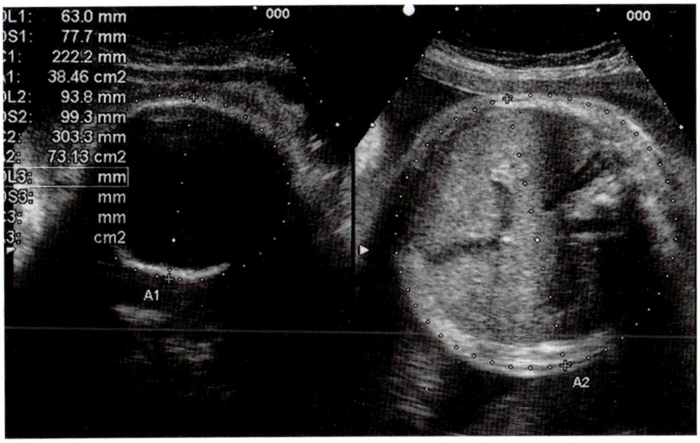

Abb. 4.**3** Ausgeprägte BIP/Abdomendifferenz.

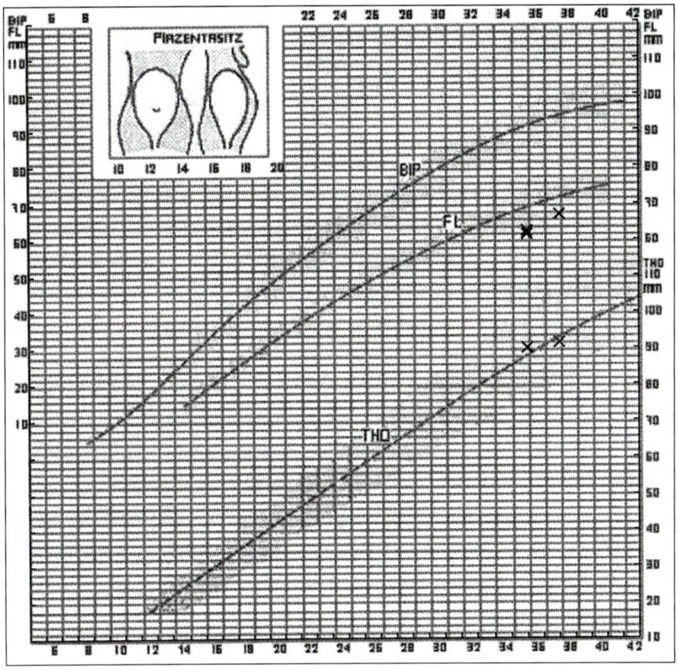

Abb. 4.**4** Wachstumskurve mit altersentsprechenden biometrischen Daten, aber ausgeprägter Mikrozephalie.

des Kindes zu rechnen und im Fall des Überlebens keine günstige Entwicklungsprognose denkbar ist. Es wird die Austragung der Schwangerschaft angeboten und vorgeschlagen, dass die postnatale Versorgung des Neugeborenen primär palliativ ausgerichtet sein wird und dass intensivmedizinische Maßnahmen zurückhaltend angeboten werden. Eine Sectio caesarea soll nur aus maternaler Indikation durchgeführt werden.

Peri- und postnataler Verlauf

Perinataler Verlauf

Aufnahme der Patientin in der SSW 38 + 3 mit Wehen. Spontanpartus eines Jungen, 2620 g; Länge: 42 cm; KU: 29,5 cm.

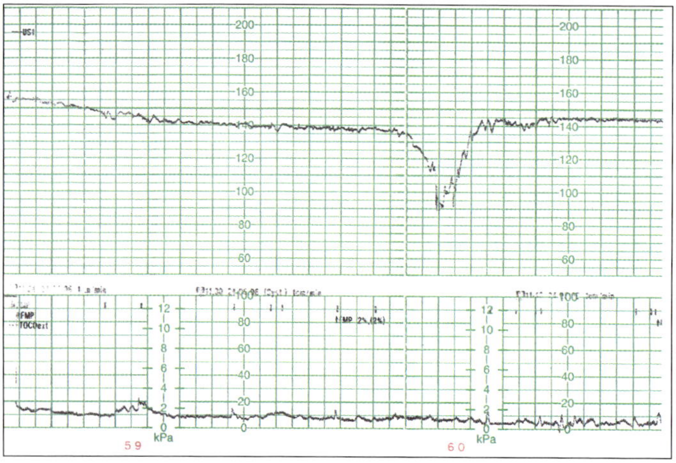

Abb. 4.5 CTG mit deutlich eingeschränkter Oszillation und spontaner Dezeleration.

Postnataler Verlauf

Das Kind zeigt zunächst eine gute postnatale Adaptation und wird auf die benachbarte neonatologische Intensivstation aufgenommen. Nach 2 Stunden kommt es zu einer Hyperpyrexie sowie zu zunehmenden Apnoen und Bradykardien. Die sonographische Diagnostik ist durch die fast verschlossene vordere Fontanelle unmöglich. Die Schädelnähte sind palpatorisch verschlossen. Weitere Fehlbildungen können nicht festgestellt werden.

Wie schon pränatal besprochen, wird die Therapie nicht weiter ausgedehnt, und das Kind verstirbt schließlich nach 5 Stunden in den Armen seiner Mutter.

Postnatale Diagnose

Bei der pathologisch-anatomischen Untersuchung wird lediglich ein hypoplastischer Thymus beschrieben. Die neuropathologische Untersuchung zeigt ein entwicklungsverzögertes Gehirn, bei dem die Gyrierung allenfalls beginnend ist. Die Schädelnähte waren bindegewebig verschlossen. Die Entwicklungsverzögerung der Neuronalisierung betrifft auch das Kleinhirn. Das Corpus callosum fehlt. Das Gehirn wiegt insgesamt nur 50 g.

Fazit zum Fall

Abschließende Diagnose: Am ehesten kommt eine Mikrolissenzephalie infrage, deren Erbgang noch nicht völlig aufgeklärt ist. Eine medikamentös induzierte Teratogenität als Ursache für die Fehlbildung konnte anamnestisch ausgeschlossen werden.

Praxistipp

Vorgehen bei Feststellung einer Mikrozephalie
Bei der pränatalen Diagnose musste man sich in diesem Fall auf die Einschätzung der mangelnden Hirnentwicklung des Kindes beschränken, die eine eher reduzierte Lebenserwartung und mit Sicherheit eine schwere Entwicklungsstörung erwarten ließ. Ein Schwangerschaftsabbruch wurde mit den Eltern diskutiert, jedoch auch die Möglichkeit einer palliativ ausgerichteten Versorgung des Neugeborenen angesprochen. Die Eltern entschieden sich schließlich für die zweite Möglichkeit. Besonders bei einer unklaren, wenn auch als infaust anzusehenden Diagnose mag dies für die Eltern, aber auch für die Mediziner ein besserer Weg sein.

Literatur

Barkovich AJ, Ferriero DM, Barr RM et al. Mikrolissencephaly: a heterogenous malformation of cortical development. Neuropediatrics 1998; 29: 113 – 119

Breeze ACG, Lees CC, Kumar A, Missfelder-Lobos HH, Murdoch EM. Palliative care for prenatally diagnosed lethal fetal abnormality. Arch Dis Child Fetal Neonatal Ed 92: F56 – F58

Fall 5 Schizenzephalie

Präsentation

Anamnese

35-jährige Frau; 3 G, 2 P. Vorstellung auf Veranlassung des niedergelassenen Frauenarztes bei Verdacht auf bilaterale Plexuszysten. Die Patientin befindet sich in einer neuen Partnerschaft und hat 2 gesunde Kinder aus erster Ehe. Bis auf einen Infekt unklarer Genese in der jetzigen Frühschwangerschaft werden keine Erkrankungen berichtet. Laut Frühsonographie Korrektur des Entbindungstermins und Erstvorstellung in unserer Abteilung in der SSW 23 + 5.

Sonographischer Befund

- Biometrie: s. Wachstumskurve in Abb. 5.**3**
- Mikrozephalie mit BIP unterhalb der 5. Perzentile

Besonderheiten

- unregelmäßig erweiterter Seitenventrikel links (22,7 mm)
- Kleinhirnhypoplasie (17,6 mm; Norm in der 23. SSW: etwa 23 mm), dadurch scheinbar erweiterte Cisterna magna
- Falx cerebri erscheint nach rechts verlagert
- Corpus callosum nicht darstellbar
- keine Plexuszysten darstellbar

Pränatale Diagnose

Verdacht auf primäre ZNS-Fehlbildung (Abb. 5.**1** und Abb. 5.**2**); DD: einseitige Ventrikelerweiterung nach Hirnblutung

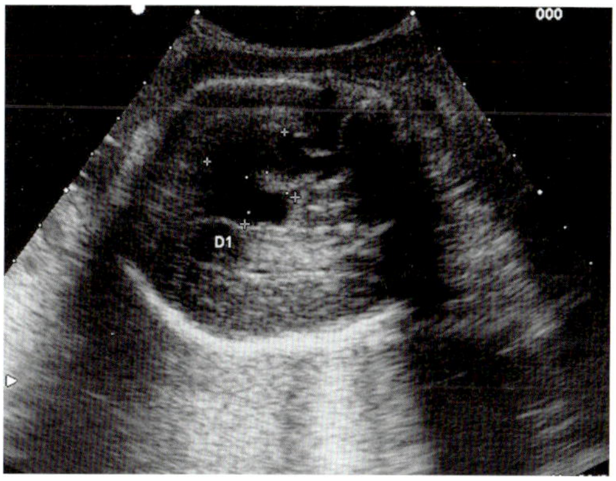

Abb. 5.**1** Transkranieller Schnitt. Darstellung des unregelmäßig verbreiterten linken Seitenventrikels (22,7 mm × 21,9 mm).

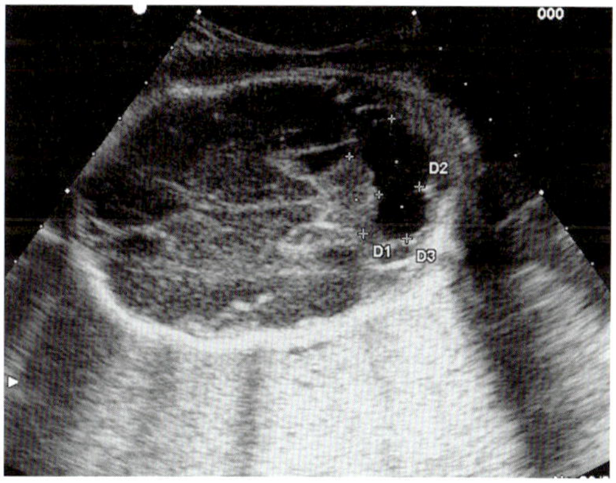

Abb. 5.**2** Darstellung des hypoplastischen Kleinhirns (17,6 mm) und der prominenten Cisterna magna (9,4 mm × 27 mm).

Weitere Diagnostik

Durchführung eine Amniozentese zum Ausschluss einer chromosomalen Ursache (unauffälliger Karyotyp), TORCH-Serologie zum Ausschluss einer infektiösen Ursache (unauffällig) sowie Gerinnungsdiagnostik zum Ausschluss einer maternalen Gerinnungsstörung (unauffällig; vgl. Fall 6).

Pränataler Verlauf

Engmaschige Kontrolle in unserer Abteilung. Ein Schwangerschaftsabbruch wird vom Ehepaar erwogen, es entscheidet sich jedoch dagegen.

Peri- und postnataler Verlauf

Perinataler Verlauf

Spontangeburt in der SSW 34 nach spontanem Blasensprung und sehr rascher Muttermunderöffnung. Junge, 1800 g. APGAR: 9/9/10; NSpHa: 7,37.

Postnataler Verlauf

Das Kind zeigt eine normale Adaptation, die keine besonderen Maßnahmen erfordert. Sofort fallen die Mikrozephalie (KU: 30 cm; < 3. Perzentile; Abb. 5.**3**) und das geringe Körpergewicht (3. Perzentile) auf.

Postnatale Diagnose

Bei der transfontanellen Sonographie am Aufnahmetag kann die Hirnfehlbildung dahingehend weiter charakterisiert werden, dass eine Balkenagenesie bestätigt und die Gyrierung als abnorm beschrieben wird. Weitere Klärung bringt die kranielle MRT (Abb. 5.**4**), die am 3. Lebenstag durchgeführt wird. Dabei wird neben der Balkenagenesie eine frontal geschlossene, parietal offene Schizenzephalie gefunden, außerdem eine frontale Gyrierungsstörung.

Prognose des Kindes

Lebenserwartung
Einschränkungen der neonatalen Adaptation sind nicht zu erwarten. Die Lebenserwartung hängt vom Ausmaß der Schädigung und auch von der Schwere sowie der Therapiefähigkeit der möglichen Epilepsie ab.

Psychomotorische Entwicklung
Auch sie ist streng vom Ausmaß und von der Art der Schizenzephalie abhängig. Sowohl mentale Retardierung als auch Hemiparesen werden beschrieben. Unser Patient konnte zwar mit 2 Jahren

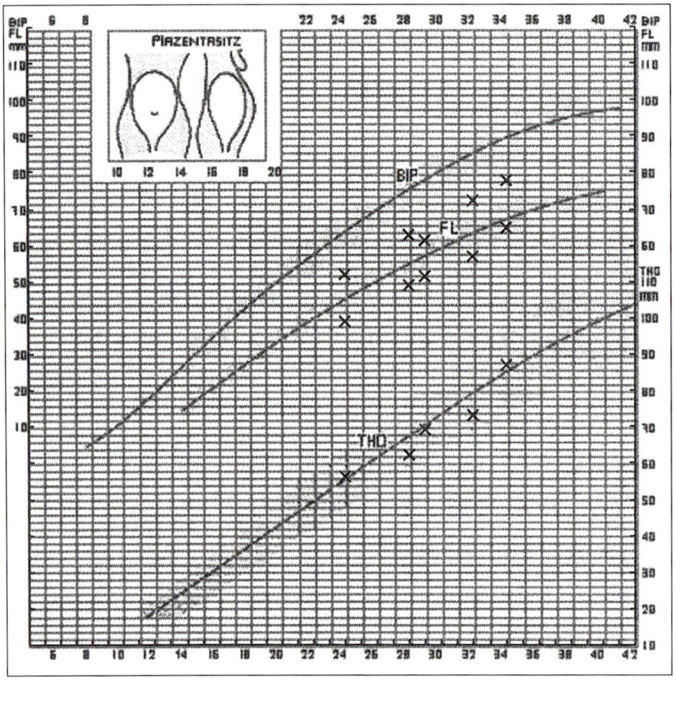

Abb. 5.**3** Wachstumskurve mit Mikrozephalie.

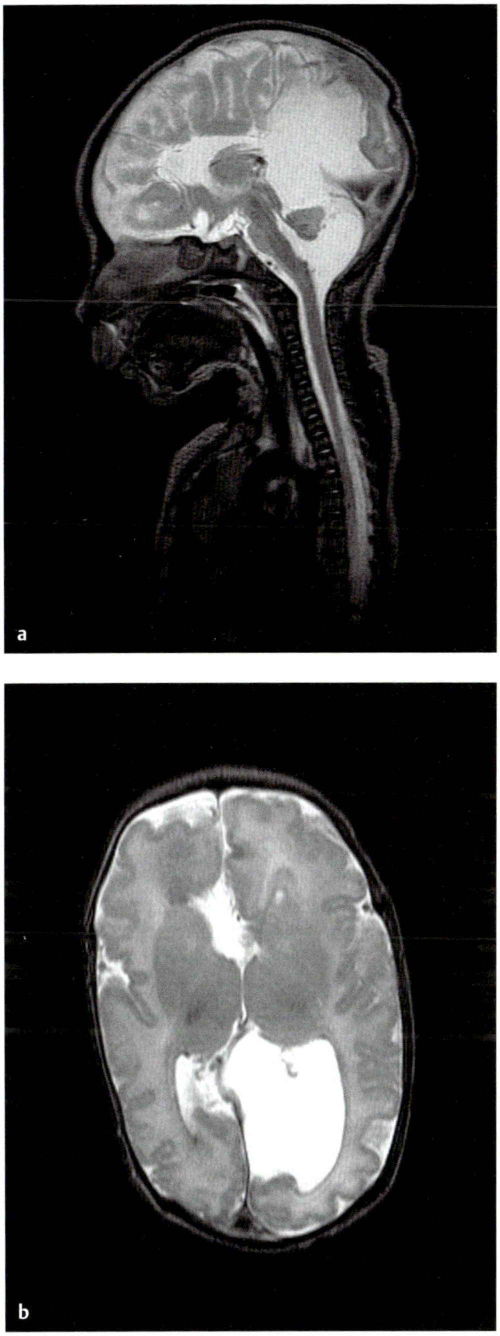

Abb. 5.**4 a, b** MRT-Bilder vom 3. Lebenstag. Gyrierungsstörung frontal, großer Defekt parietal (Schizenzephalie) und Balkenagenesie.

frei laufen, hatte aber eine deutliche muskuläre Hypotonie des Rumpfes. Komplizierend kann ein Krampfleiden hinzukommen, das oft schwer zu therapieren ist.

Die Entwicklung des Jungen ist bis zum 2. Lebensjahr bekannt. Er ist mental retardiert, kann jedoch mit der Familie und seiner Umwelt auf seine Art adäquat kommunizieren.

Fazit zum Fall

Abschließende Diagnose: Schizenzephalie.

Die pränatale Festlegung dieser spezifischen Diagnose gestaltet sich aufgrund fehlender sonographischer Kriterien schwierig.

Praxistipp

Einsatz der MRT

Eine intrauterin oder postnatal durchgeführte MRT kann die Diagnose besser charakterisieren und auch weitere zerebrale Fehlbildungen wie Migrationsstörungen näher definieren. Daraus leitet sich dann eine verbesserte Aussage über die Prognose des Kindes ab.

Eine Schizenzephalie ist eine sehr seltene primäre und isolierte Fehlbildung des ZNS, bei der eine offene spaltförmige Verbindung zwischen dem Seitenventrikel und dem Großhirn besteht. Die Prävalenz wird mit 1,54/100000 angegeben.

Literatur

Curry CJ, Lammer EJ, Nelson V, Shwa GM. Schizencephaly: heterogenous etiologies in a population of 4 million California births. Am J Med Genet 2005; 137a: 181 – 189

Geka F, Reitter A, Sänger N et al. Case-Report bei fetaler Schizenzephalie. Geburtsh Frauenheilk 2006; 67: 95

Hilburger AC, Willis JK, Bouldin E, Henderson-Tilton A. Familial schizencephaly. Brain Dev 1993; 15: 234 – 236

Nishibayashi H, Miki J, Uematsu Y, Itakura T. Closed-lip schizencephaly around the central sulcus with intractable epilepsy treated by peri-lesional focus resection. Neurol Med Chir 2007; 47: 519 – 524

Fall 6 Einseitiger Hydrozephalus

Präsentation

Anamnese

32-jährige Frau; 3 G 2 P. Vorstellung in der SSW 35 + 3 zur Einholung einer „zweiten Meinung“. Außerhalb war eine Amniozentese durchgeführt worden (unauffälliger Karyotyp 46 XY). In den Jahren 2000 und 2002 hatte sie jeweils unauffällige Spontangeburten.

Sonographischer Befund

- zeitgerechte Biometrie
- FW: untere Norm
- Dopplersonographie der A. umbilicalis: RI von 62 %

Besonderheiten

- unilaterale echoleere Raumforderung im Bereich des rechten Hinterhorns ohne Mittellinienverlagerung (Metrik: 37,8 mm × 61,7 mm)
- Plexus choroideus unauffällig darstellbar
- ACM beiderseits darstellbar (V_{max}: 45 cm/s; unauffällig)
- keine sonographischen Anämiezeichen

Pränatale Diagnose

Verdacht auf Ventrikelerweiterung rechts (Abb. 6.**1** und 6.**2**); DD: Porenzephalie.

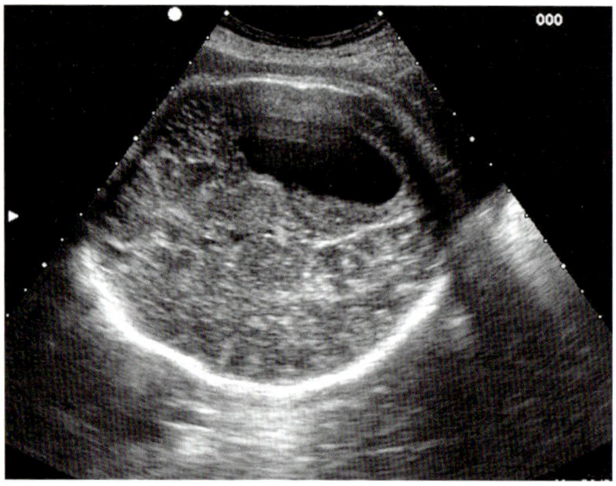

Abb. 6.**1** Aufweitung im Bereich des rechten Seitenventrikels, unauffällige Gegenseite.

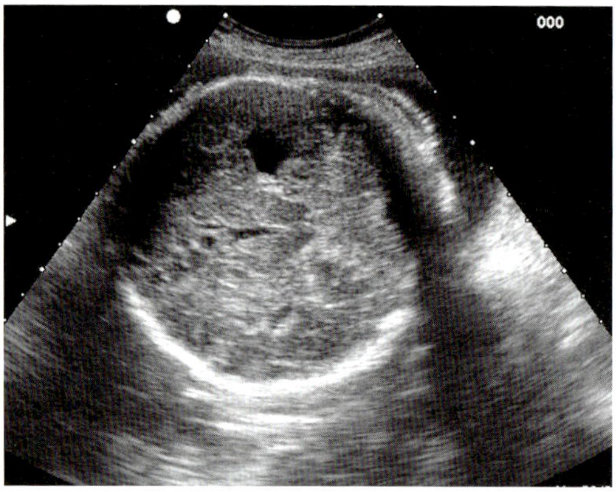

Abb. 6.**2** Parasagitalschnitt mit unauffälligem Cerebellum.

Weitere Diagnostik

Zum Ausschluss einer hämostaseologischen Ursache (z. B. Zustand nach intrauteriner Blutung) wird die Patientin konsiliarisch in der Abteilung für Angiologie vorgestellt. Die Gerinnungsuntersuchungen der Patientin sind unauffällig, insbesondere findet sich kein Hinweis auf eine Auto- oder Alloimmunthrombozytopenie. Eine Chordozentese zum Ausschluss einer fetalen Thrombozytopenie wird deshalb nicht durchgeführt.

Die TORCH-Serologie ist unauffällig.

Pränataler Verlauf

Die Patientin wird in der Perinatalkonferenz vorgestellt. Es wird darauf hingewiesen, dass nach der Geburt des Kindes noch weitere Untersuchungen angezeigt sind.

Eine Spontangeburt wird angestrebt, da das fetale Risiko nicht als erhöht eingeschätzt wird. In den Folgeuntersuchungen zeigt sich ein regelrechtes Wachstum, insbesondere des Kopfes. Die ACM ipsilateral zur Ventrikelerweiterung zeigt einen RI von 68 % (kontralateral 82 %).

Peri- und postnataler Verlauf

Perinataler Verlauf

Wiedervorstellung in der SSW 37 + 5. Befund unverändert zum Vorbefund (ACM rechts: 54 %; ACM links: 76 %; keine Mittellinienverlagerung).

Vorstellung in der SSW 38 + 1 mit Wehen und vorzeitigem Blasensprung. Rasche Eröffnungs- und Austreibungsperiode. Komplikationsloser Spontanpartus (Junge, 3160 g; APGAR: 9/10/10; NSpHa: 7,34).

Postnataler Verlauf

Nach der Geburt und der ersten körperlichen und neurologischen Untersuchung verbleibt das Kind zunächst bei der Mutter. Äußerlich ist das Neugeborene völlig unauffällig. Der sonographische Befund bei der Ultraschalluntersuchung durch die Fontanellen entspricht dem pränatalen Befund, kann aber nichts zur weiteren Abklärung beitragen. Die Thrombozytenzahlen und auch die Gerinnung des Neugeborenen waren völlig unauffällig.

Postnatale Diagnose

Das Kind wird nach einigen Tagen zur MRT aufgenommen (Abb. 6.**3**).

Das Kind wird entlassen und ambulant in der neuropädiatrischen Abteilung des Hauses weiter betreut. In dieser Zeit war die psychomotorische Entwicklung zunächst altersgerecht. Im Alter von 2 Jahren treten zum ersten Mal Krampfanfälle auf, die wiederum zu einer bildgebenden Diagnostik Anlass geben. Dabei wird eine hydrozephale Erweiterung des rechten Seitenventrikels diagnostiziert, die hirndruckwirksam ist. Daraufhin wird ein ventrikuloperitonealer Shunt angelegt. Eine später durchgeführte Angiographie schließt eine arteriovenöse Malformation aus.

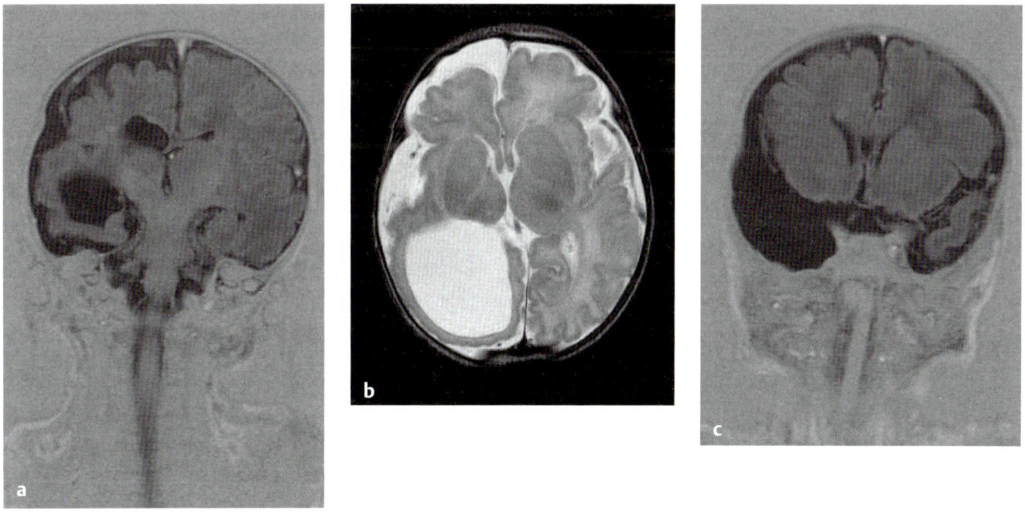

Abb. 6.**3 a – c** MRT des Patienten in der ersten Lebenswoche. Deutliche Minderung des Hirnvolumens rechts, insbesondere des Temporallappens. Am ehesten Zustand nach einem intrauterinen Hirninfarkt.

Fazit zum Fall

Abschließende Diagnose: Porenzephalie.

Der Fall zeigt erneut, dass die pränatale Diagnostik durch postnatale Untersuchungen ergänzt werden muss, um präzisere Aussagen über die Prognose zu treffen. Auch nach der ersten MRT war der Verlauf, der sich dann zeigte, nicht vorhersehbar.

Praxistipp

Pränatale Diagnostik bei Verdacht auf fetale intrazerebrale Blutung

Maternal

Eine TORCH-Serologie zum Ausschluss einer infektiösen Ursache mit durch die Infektion bedingter nachfolgender fetaler Thrombozytopenie sollte erfolgen. Bei der Schwangeren sollte eine Gerinnungsdiagnostik, insbesondere auch eine Bestimmung der Thrombozytenzahl und gegebenenfalls der Thrombozytenantikörper, durchgeführt werden.

Autoimmunthrombozytopenie
Eine maternale Thrombozytopenie im Rahmen einer ITP (Morbus Werlhof) kann theoretisch bei vorliegenden plazentagängigen Immunglobulin-G-Antikörpern zur fetalen Thrombozytopenie führen.

Alloimmunthrombozytopenie
Diese ist sehr selten. Die maternale Thrombozytenzahl ist unauffällig, aber es können Thrombozytenantikörper (HPA-1-Alloantikörper, plazentagängig) nachgewiesen werden. Sie sind in der Regel nach Sensibilisierung im Rahmen einer vorherigen Schwangerschaft zu beobachten.

Fetal

Zum Ausschluss einer fetalen Gerinnungsstörung kann eine Chordozentese diskutiert werden. Falls man sich dazu entschließt, muss bei möglicher fetaler Thrombozytopenie mit einem erhöhten Eingriffsrisiko gerechnet werden. Die intrauterine Gabe von Thrombozyten ist insbesondere bei Alloimmunthrombozytopenie indiziert.

Literatur

Berkowitz RL, Bussel JB, McFarland JG. Alloimmune Thromogytopenia: state of the art 2006. Am J Obstet Gynecol 2006; 195: 907 – 913

Killie MK, Kjeldsen-Kragh J, Husebekk A, Skogen B, Olsen JA, Kistiansen IS. Cost effectiveness of antenatal screening for neonatal alloimmune thrombocytopenia. BJOG 2007; 114: 588 – 595

Payne SD, Resnik R, Moore TR, Hedrianea HL, Kelly TF. Maternal characteristics and risk of severe neonatal thrombocytopenies and intracranial hemorrhage in pregnancies complicated by autoimmune thrombocytopenia. Am J Obstet Gynecol 1997; 177: 149 – 155

Povoa AM, Ramalho C, Machado AP, Matias A, Montenegro N. Congenital posthemorrhagic hydrocephalus: A case of fetomaternal alloimmune thrombocytopenia. Fetal Diagn Ther 2007; 22: 321 – 324

Stewart RM, Williams RS, Luki P, Schoenen J. Ventral porencephaly: a cerebral defect associated with multiple congenital anomalies. Acto Neuropathol 1978; 42: 231 – 235

Stroobandt G, Harmant-Van Rijckevorsel K, Mathurin P, de Nijs C, de Ville de Goyet J. External and internal hydrocephalus caused by an arteriovenous malformation in an infant. Neurochirurgie 1986; 32: 81 – 85

2 Hals und Gesicht

Fall 7 Retardierung bei fetaler Hyperthyreose

Präsentation

Anamnese

31-jährige Frau; 4 G, 3 P. Die Patientin ist im Haus bekannt. Zustand nach 2 Frühaborten und einem Spontanpartus in der SSW 36 (2230 g). Damals befand sich das Kind postpartal in der Kinderklinik zur Behandlung einer neonatalen Hyperthyreose. Die Schwangere ist selbst an einem Morbus Basedow erkrankt und leidet unter einer ausgeprägten endokrinen Orbitopathie. Sie wurde nach der Geburt des ersten Kindes strumektomiert und wird seitdem mit L-Thyroxin (175 µg/Tag) substituiert.

Vorstellung in der SSW 20 zum Fehlbildungsausschluss. Trotz der Empfehlung, sich in kürzeren Abständen sowohl in der Frauenklinik als auch in der mitbehandelnden Medizinischen Klinik für Endokrinologie vorzustellen, kam die Patientin erst 11 Wochen später wieder in die Klinik.

Sonographischer Befund

- Halsregion gut einsehbar
- kein Hinweis für ausgeprägte fetale Struma
- fetale Dopplersonographie unauffällig

Besonderheiten

- um 2 – 3 Wochen retardierter Fetus
- Oligo- bis Anhydramnion
- fetale Herzfrequenz erhöht (etwa 180 Schläge pro Minute)

Pränatale Diagnose

Verdacht auf fetale Hyperthyreose mit Tachykardie und Wachstumsretardierung (Abb. 7.**1** bis Abb. 7.**3**).

Weitere Diagnostik und intrauterine Therapie

Die Patientin wird stationär aufgenommen und eine maternale Schilddrüsendiagnostik durchgeführt (Tab. 7.**1**). Ein CTG zeigt eine durchgehende fetale Tachykardie. Aus dem durch Chordozentese gewonnenen fetalen Blut werden die Schilddrüsenwerte bestimmt, die das Bild einer manifesten fetalen Hyperthyreose ergeben (Tab. 7.**2**). Daraufhin wird die Schwangere mit Propylthiouracil (3-mal 50 mg/Tag) behandelt. Die Herzfrequenz des Feten springt am 5. Behandlungstag im CTG in eine normale Frequenz um (Abb. 7.**4**). Eine Re-Chordozentese eine Woche nach Initiierung der Therapie ergibt auch laborchemisch eine gebesserte fetale Schilddrüsenfunktion. Die Therapie mit Propylthiouracil wird bis zur Geburt fortgesetzt.

Pränataler Verlauf

Bei normaler maternaler Schilddrüsenfunktion, jetzt gebessertem Wachstumsverlauf des Feten und normofrequenten CTG-Kontrollen wird die Patientin bis zur Geburt in unserer Abteilung mitbetreut. Das Fruchtwasser hat sich ebenfalls unter

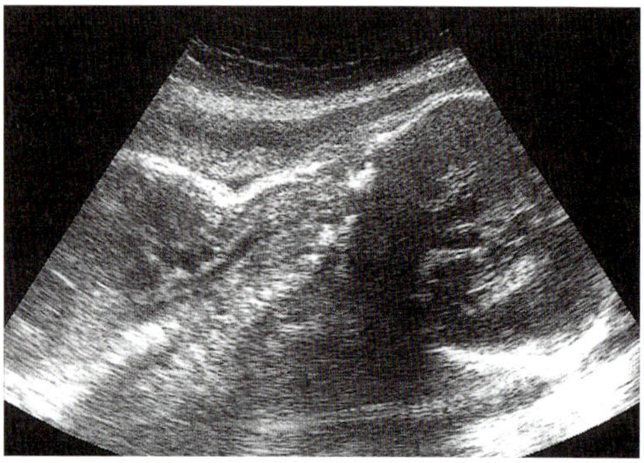

Abb. 7.**1** Oligohydramnion. Fetale Halsregion (Halbprofil) ohne Nachweis einer ausgeprägten Struma.

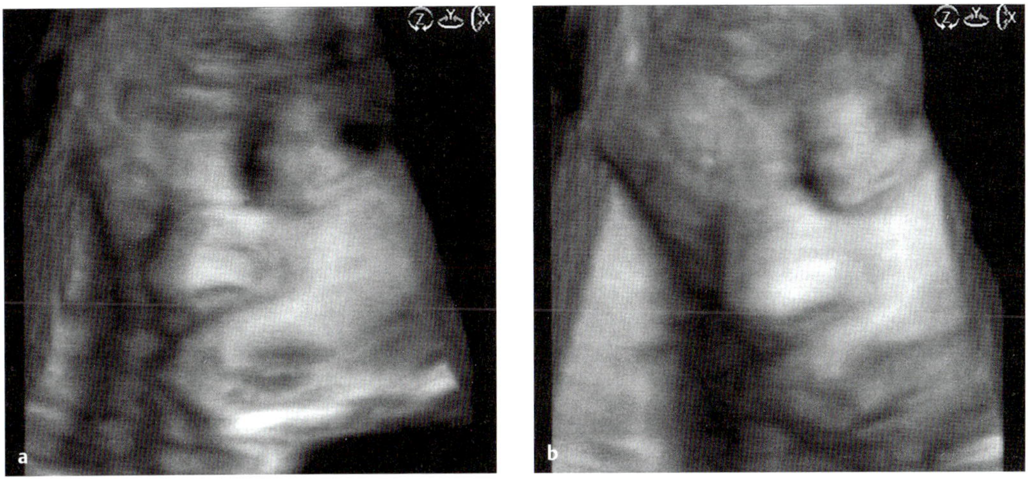

Abb. 7.**2 a, b** Gesichtsaufsicht bei der 3 D-Sonographie mit Hinweis auf eine Orbitopathie.

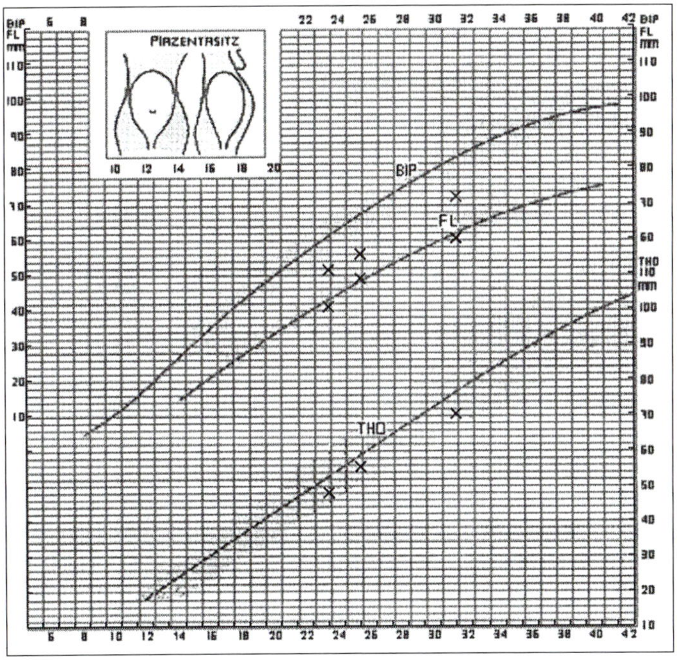

Abb. 7.**3** Wachstumskurve mit intrauteriner Retardierung.

Tabelle 7.**1** Verlauf der maternalen Schilddrüsenwerte.

Schilddrüsenwerte	11.05.	10.07.	01.08.	Norm
TSH (µIE/ml)	0,35	0,28	0,13	0,3 – 4,5
fT 3 (pg/ml)	2,5	2,9	2,8	2,3 – 4,2
fT 4 (ng/dl)	1,3	1,4	1,2	0,8 – 2,0
TBG (mg/l)	34	31		15 – 35
TG-AK (IU/ml)	6	5	< 1	< 100
TPO-AK (IU/ml)	2	2	3	< 100
TRAK (U/ml)	58	49	> 40	< 1

TPO-AK: Thyroidperoxidase Autoantikörper; fT 3: freies T 3; fT 4: freies T 4; TBG: Thyroxin-bindenes Globulin; TG-AK: Thyreoglobulin Anti-Körper; TRAK: Thyrotropin-Rezeptor Autoantikörper; TSH: thyreoideastimulierendes Hormon

Tabelle 7.**2** Verlauf der fetalen Schilddrüsenwerte.

	06.07.	14.07.
TSH (µIE/ml)	< 0,01	< 0,01
fT 3 (pg/ml)	5,6	2,2
fT 4 (ng/dl)	3,9	1,2
TBG (mg/l)	22	20
TG-AK (IU/ml)	15	3
TPO-AK (IU/ml)	4	2
TRAK (U/ml)	34	35

TPO-AK: Thyroidperoxidase Autoantikörper; fT 3: freies T 3; fT 4: freies T 4; TBG: Thyroxin-bindendes Globulin; TG-AK: Thyreoglobulin Antikörper; TRAK: Thyrotropin-Rezeptor Autoantikörper; TSH: thyreoideastimulierendes Hormon

der Therapie normalisiert. Der Exophthalmus bleibt weiterhin bestehen.

Peri- und postnataler Verlauf

Perinataler Verlauf

Aufnahme der Patientin in der SSW 37 + 2 mit regelmäßiger Wehentätigkeit. Am folgenden Tag komplikationsloser Spontanpartus; Mädchen, 2430 g; APGAR: 9/10/10; NSpHa: 7,30.

Postnataler Verlauf

Postpartale Übergabe des Neugeborenen an die kinderärztlichen Kollegen. Die maternale Therapie mit Propylthiouracil kann postpartal abgesetzt werden.

Das Neugeborene entwickelt in den ersten Stunden nach der Geburt zunehmend eine Tachykardie von etwa 180/min. Sogleich wird eine thyreostatische Behandlung mit Carbimazol begonnen. Nach Abschätzung der gesamten klinischen Situation und unter sorgfältiger Überwachung von Blutdruck und Herzfrequenz wird auf eine Behandlung mit einem β-Blocker verzichtet.

Um eine Unterfunktion der Schilddrüse zu verhindern, wird zur thyreostatischen Behandlung noch Thyroxin gegeben. Darunter lassen sich in der Peripherie normale Schilddrüsenwerte erreichen. Das Kind wird nach 2 Wochen bei zufriedenstellendem klinischen Befund in die ambulante Behandlung entlassen. Erst nach 6 Monaten kann die Therapie vollständig beendet werden.

Postnatale Diagnose

Neonatale Hyperthyreose (Abb. 7.**5**).

Fazit zum Fall

Abschließende Diagnose: Neonatale Hyperthyreose.

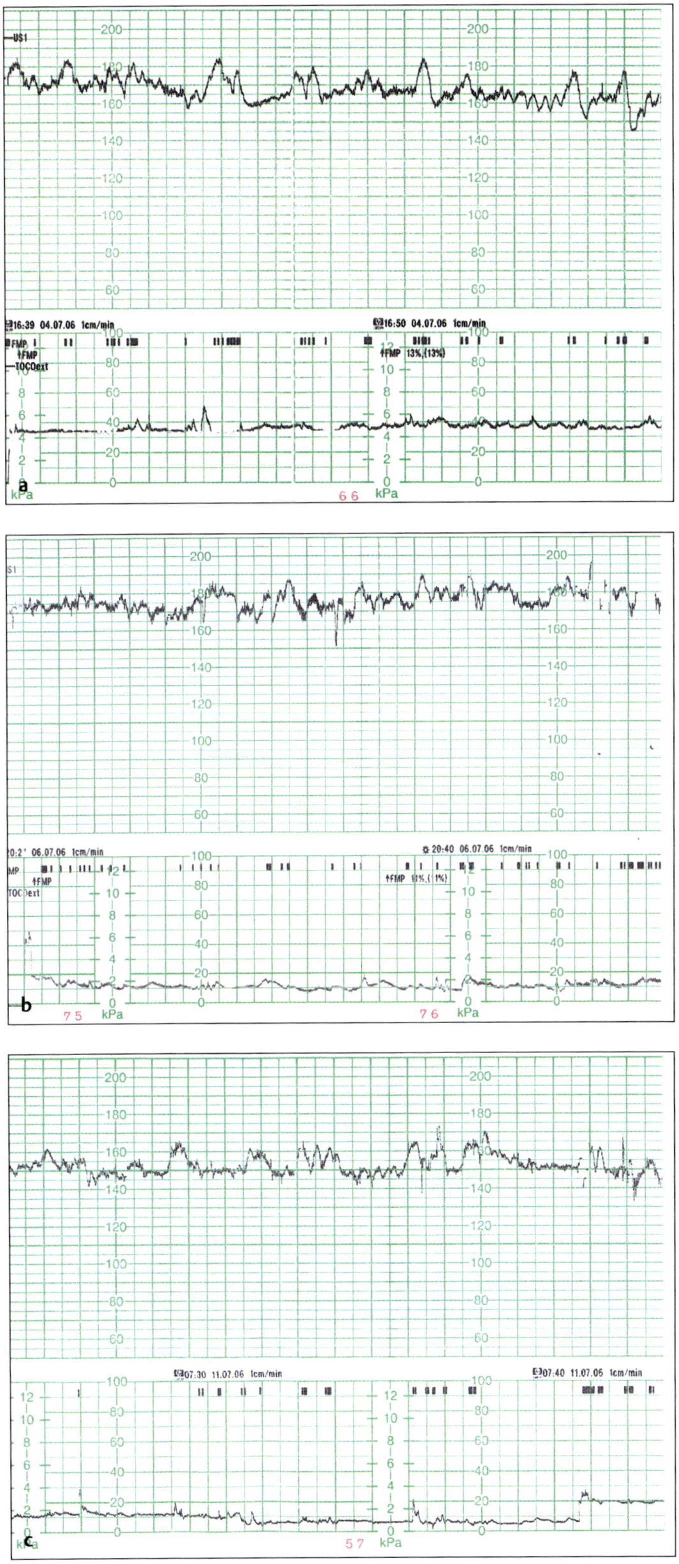

Abb. 7.**4 a – c** Kardiotokogramme im Verlauf der Behandlung der Schwangeren mit Propylthiouracil.
a Am 11.07.
b Am 06.07.
c Bei Aufnahme am 04.07.

2

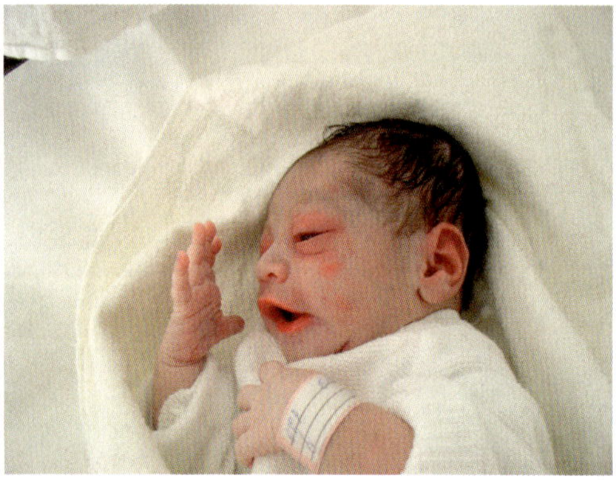

Abb. 7.5 Neugeborenes mit Orbitopathie, Lidschluss möglich. Befund im weiteren Verlauf rückläufig.

Schilddrüsenphysiologie des Feten

Während die Konzentrationen der übergeordneten zentralen Hormone TSH und TRH im fetalen Blut ab der SSW 20 stetig und rasch ansteigen, liegen Gesamt- und freies Thyroxin erst ab der SSW 26 in einer nennenswerten Konzentration vor. Nach der Geburt wird die TSH-Freisetzung durch den Kältereiz besonders stark stimuliert, um nach 2 – 5 Tagen in den Normalbereich zurückzukehren. Schilddrüsenhormone sind nur in geringem Maße plazentagängig, auch wenn anzunehmen ist, dass ein gewisser Übergang von der Mutter auf das Kind möglich ist, da Neugeborene mit Athyreose bei der Geburt keine Symptome einer Schilddrüsenunterfunktion zeigen. Hingegen sind sowohl stimulierende als auch blockierende Schilddrüsenantikörper von der Mutter auf den Feten via Plazenta übertragbar, sodass die vorliegende Hyperthyreose in utero erklärbar ist.

Fetale Hyperthyreose

Die fetale Hyperthyreose hat unbehandelt eine hohe Mortalität von bis zu 50 %. Sonographisch fallen die Feten mit Wachstumsretardierung und Oligohydramnion auf. Eine fetale Tachykardie oder Arrhythmie sollte bei bekannter maternaler Schilddrüsenerkrankung eine weitere fetale Diagnostik einleiten. Der Goldstandard stellt die Chordozentese dar. Eine Untersuchung der fetalen Schilddrüsenparameter im Fruchtwasser ist ebenfalls möglich, allerdings ist die Aussagekraft insbesondere der freien Schilddrüsenhormone geringer. Die Therapie der fetalen Hyperthyreose erfolgt wie in dem beschriebenen Fall medikamentös über die Schwangere. Als Thyreostatika stehen zur Verfügung:

- Propylthiouracil (initial 3-mal 50 mg/Tag, dann Erhaltungsdosis von 3- bis 4-mal 25 mg/Tag) und
- Carbimazol (initial 2-mal 10 mg/Tag, dann Erhaltungsdosis von bis zu 10 mg/Tag).

Als Verlaufskontrolle können das fetale Wachstum und die Normalisierung des Fruchtwassers dienen. Bei vorliegender fetaler Tachykardie lässt sich die Wirksamkeit am „Umspringen" erkennen. Eine Chordozentese zur Therapiekontrolle ist ebenfalls möglich, birgt aber das eingriffsbedingte Risiko.

Praxistipp

Maternale Schilddrüsenerkrankungen

Schilddrüsenerkrankungen der Schwangeren erfordern hohe Aufmerksamkeit und mitunter eine interdisziplinäre enge Zusammenarbeit. Maternale Schilddrüsenantikörper können auf den Feten übergeben und sowohl prä- als auch postnatal zu Funktionsstörungen führen.

Literatur

Burrow GN, Fisher DA, Larsen PR. Maternal and fetal thyroid function. N Eng J Med 1994; 331: 1072 – 1078

Eisenstein Z, WEiss M, Katz Y, Bank H. Intellectual capacity of subjects exposed to methimazol or propylthiouracil in utero. Eur J Pediatr 1992; 151: 558 – 559

Radunovic N, Dumez Y, Nastic D. Thyroid function in fetus and mother during second half of pregnancy. Biol Neonate 1991; 59: 139 – 148

Stolecke H (Hrsg). Endokrinologie des Kindes- und Jugendalters, 3. Aufl. Heidelberg: Springer; 1997

Fall 8 Polyhydramnion, fetale Struma

Präsentation

Anamnese

36-jährige Frau; G 1 P 0. Erstvorstellung und stationäre Aufnahme in der SSW 29 + 0 mit Polyhydramnion. Wegen vorzeitiger Wehentätigkeit und Zervixinsuffizienz war eine Cerclage ex domo durchgeführt worden. Eine TORCH-Serologie war negativ. Die Patientin hat selbst einen Morbus Basedow mit Orbitopathie Grad 1. Die internistische Betreuung der Frau war durch einen Wohnortwechsel für längere Zeit noch vor der jetzigen Schwangerschaft unterbrochen worden. Die maternale hyperthyreote Stoffwechsellage war mit einer relativ hohen Dosis Propylthiouracil (3-mal 100 mg/Tag) behandelt und die Therapie während der Schwangerschaft nicht angepasst worden. Bei den aktuellen Schilddrüsenwerten war TSH mit 0,01 µIE/ml supprimiert. Die Konzentration des fT4 war mit 1,3 ng/dl normal. Der Schilddrüsenantikörper TRAK war mit 53 U/l (Norm: < 1 U/l) erhöht; TG-AK und TPO-AK waren im Normbereich. Die Behandlung mit Propylthiouracil wurde daraufhin auf 3-mal 50 mg/Tag umgestellt.

Sonographischer Befund

- zeitgerecht entwickelter Fetus

Besonderheiten

- große fetale Struma:
  - typisch bilobulär
  - echodicht gut zur Umgebung abzugrenzen
  - Metrik:
    links 30,2 mm × 23 mm × 20 mm,
    rechts 31 mm × 23 mm × 16 mm
- deutliches Polyhydramnion
- Kopf in deflektierter Zwangshaltung

Pränatale Diagnose

Fetale Struma bei maternalem Morbus Basedow (Abb. 8.**1** bis Abb. 8.**2**).

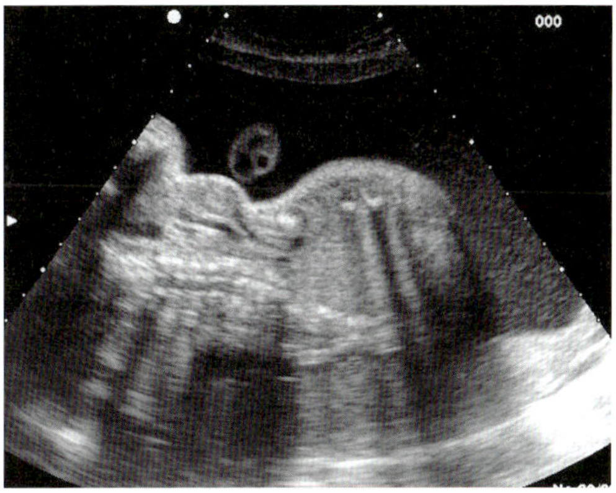

Abb. 8.**1** Der Kopf des Feten ist wegen der Struma stark rekliniert, der Schluckakt ist erschwert.

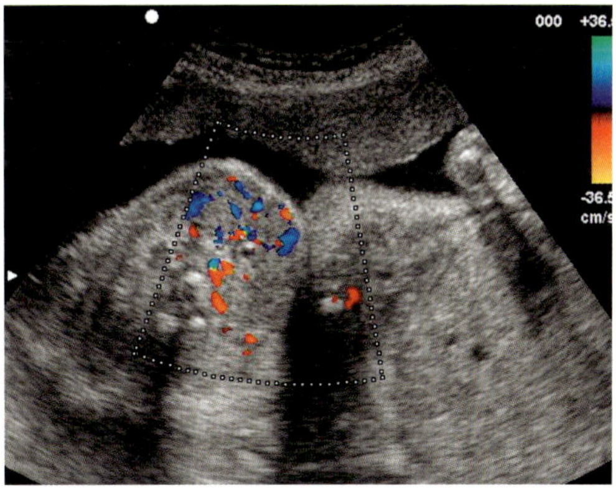

Abb. 8.**2** Deutliche Perfusion der Struma in der Darstellung im Querschnitt.

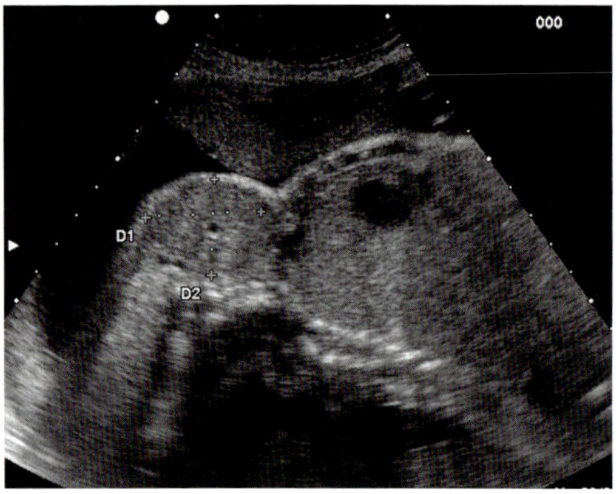

Abb. 8.**3** Metrik der Struma 34,1 × 27,2 mm.

Weitere Diagnostik und intrauterine Therapie

Zur Planung des weiteren Vorgehens wird die Indikation zur Chordozentese gestellt. Diese wird unter sonographischer Kontrolle am 06.09. komplikationslos durchgeführt. Die fetale Stoffwechselsituation ist hypothyreot (Tab. 8.**1**). Nach Erhalt der Ergebnisse werden 500 µg L-Thyroxin intraamnial instilliert. Eine erneute Chordozentese am 13.09. zeigt eine normale Schilddrüsenfunktion des Kindes. Sonographisch lässt sich bereits eine Reduktion des Schilddrüsenvolumens und auch des Polyhydramnions feststellen.

Pränataler Verlauf

Insgesamt kann die Stoffwechselsituation des Feten innerhalb von fast 3 Wochen durch mehrmalige Gaben von Thyroxin deutlich verbessert werden. Die Verlaufskontrolle der Therapie erfolgte durch mehrmalige Untersuchungen des Nabelschnurblutes.

Bei der ersten Entnahme von Nabelschnurblut zeigte sich eine hypothyreote Stoffwechsellage des Feten mit erhöhten TRAK-Antikörper-Werten.

Peri- und postnataler Verlauf

Perinataler Verlauf

Drei Wochen später (SSW 32) kommt es zum vorzeitigen Blasensprung und zur Wehentätigkeit. Das CTG zeigt eine eingeschränkte Oszillation (Abb. 8.**4**).

Bei nicht hemmbarer Wehentätigkeit wird eine Sectio caesarea durchgeführt; Entbindung eines Jungen, 1880 g; APGAR: 6/8; NSpHa: 7,12.

Postnataler Verlauf

Der postpartale Verlauf gestaltet sich kompliziert. Die Patientin entwickelt mutmaßlich als Nebenwirkung der thyreostatischen Therapie eine Panzytopenie. Dies erfordert das Absetzen des Propylthiouracils. Bei nicht mehr zu kontrollierender Schilddrüsenfunktion muss notfallmäßig eine Thyreoidektomie durchgeführt werden.

Tabelle 8.**1** Verlauf der fetalen Schilddrüsenwerte.

Parameter	06.09.	13.09.	16.09.	20.09.	27.09.
TSH (µIE/ml)	242	0,76	20	7,9	21
T 3 (ng/ml)	0,8	2,4	1,1	0,8	0,9
T 4 (ng/dl)	2,7	9,5	6,8	8,4	6,2
fT 3 (pg/ml)		3,4	2,1	1,8	
fT 4 (mg/dl)		0,8	0,8	1,2	
TBG (mg/l)	16		19	18	21
TG-AK (IU/ml)	7				
TPO-AK (IU/ml)	20				
TRAK (U/l)	12				

fT 3: freies T 3; fT 4: freies T 4; TBG: Thyroxin-bindendes Globulin; TG-AK: Thyreoglobulin-Antikörper; TPO-AK: Thyroidperoxidase Autoantikörper; TRAK: Thyrotropin-Rezeptor Autoantikörper; TSH: Thyreoideastimulierendes Hormon

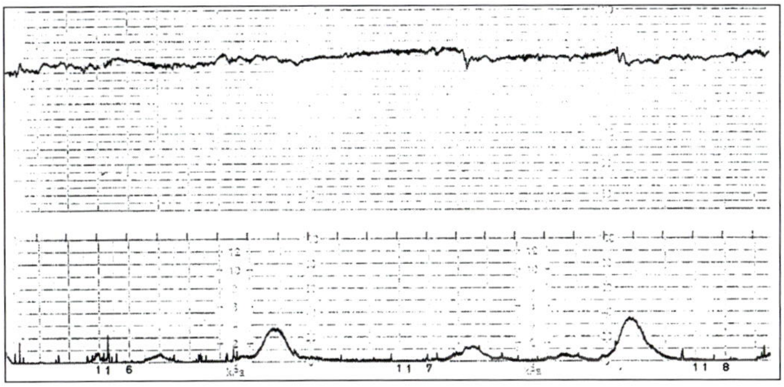

Abb. 8.**4** CTG mit Baselinetachykardie und eingeschränkter Oszillation.

Das Frühgeborene zeigte noch einige Stunden nach der Geburt leichte respiratorische Anpassungsstörungen, die aber ohne Atemhilfe sistierten. Auch wenn die Schilddrüse sonographisch mit einem Volumen von 4,2 ml über dem Altersnormbereich lag (1,1 ± 0,6 ml), bestand keine Einschränkung der Atmung durch eine Kompression der Trachea. Bei anfänglich normalen Schilddrüsenwerten (TSH bei Geburt: 3,9 µIE/ml) zeigte das Kind im weiteren Verlauf klinische und laborchemische Zeichen einer hyperthyreoten Stoffwechsellage, die zunächst eine thyreostatische Behandlung erforderlich machte. Diese wurde auch bei der Entlassung noch weitergeführt, dann in Kombination mit einer Thyroxinsubstitution. Die Medikation wurde ambulant angepasst und war nach etwa 4 Monaten nicht mehr notwendig. Ambulante Untersuchungen der psychomotorischen Entwicklung fielen normal aus.

Postnatale Diagnose

Offensichtlich war es nach der thyreostatischen Wirkung der maternalen Medikation jetzt zu einer stimulierenden Wirkung der von der Mutter übertragenen Antikörper gekommen.

Bei jeder Schilddrüsenerkrankung einer Schwangeren sollte sonographisch die Halsregion des Feten sorgfältig untersucht werden. Eine fetale Struma führt in der Regel zu sekundären Schluckbeschwerden und zur Ausbildung eines Polyhydramnions. Als Differenzialdiagnose zur Struma muss an Tumoren im Halsbereich gedacht werden. Die am häufigsten infrage kommenden Teratome und Lymphangiome lassen sich durch die Lokalisation und die Echotextur differenzieren.

Durch eine pränatale Therapie mit intraamnialer Gabe von Thyroxin lässt sich eine fetale Struma behandeln.

Referenzwerte sind in Tab. 8.**2** und Tab. 8.**3** dargestellt.

Tabelle 8.**2** Schwangerschaftsspezifische Schilddrüsenreferenzwerte. Aus Girling et al. (2000).

Parameter	Nicht schwangere Frauen	Schwangerschaft im 1. Trimenon	Schwangerschaft im 2. Trimenon	Schwangerschaft im 3. Trimenon
TSH (µ/l)	0 – 4	0 – 1,6	1,0 – 1,8	7,0 – 7,3
fT 3 (pmol/l)	4 – 9	4 – 8	4 – 7	3 – 5
fT 4 (pmol/l)	11 – 23	11 – 22	11 – 19	7 – 15

fT 3: freies T 3; fT 4: freies T 4; TSH: thyreoideastimulierendes Hormon

Tabelle 8.**3** Normbereiche für fetale Schilddrüsenwerte im Verlauf der Schwangerschaft. Aus Grüner et al. (2001) und Radunovic et al. (1991).

Parameter	2. Trimenon	3. Trimenon
TSH (µU/ml)	3,5 – 10,7	3,8 – 10,8
fT 3 (pmol/l)	0,154 – 1,08	0,3 – 1,2
fT 4 (ng/dl)	0,79 – 1,07	0,93 – 1,31

Fazit zum Fall

Abschließende Diagnose: Struma congenita.

Am wahrscheinlichsten war die Ursache der fetalen Struma eine akzidentelle Fehlmedikation der Mutter. Möglich wären auch übertragende Antikörper, die in seltenen Fällen hemmend auf die fetale Schilddrüse wirken können.

Praxistipp

Hyper- und Hypothyreose bei Schwangeren
Bei maternaler Hyperthyreose liegt in etwa 90 % der Fälle ein Morbus Basedow mit nachweisbaren Antikörpern (TRAK) vor. Bei unbehandelter Hyperthyreose sind erhöhte Abortraten beschrieben. Die Behandlung der Hyperthyreose in der Schwangerschaft kann mit Thyreostatika erfolgen. Mittel der Wahl ist Propylthiouracil. Es wird wegen der höheren Eiweißbindung und der damit geringeren Plazentagängigkeit bevorzugt. Die maternale Hypothyreose kommt im Vergleich dazu sehr viel häufiger vor. Frauen mit Hypothyreose sollten in der Schwangerschaft mit Thyroxin behandelt werden. Dabei ist eine normale Schilddrüsenfunktion anzustreben, da bei entwicklungsneurologischen Nachuntersuchungen der Kinder Retardierungen festgestellt wurden.

Literatur

Agrawal P, Ogilvy-Stuart A, Lees C. Intrauterine diagnosis and management of congenital goitrous hypothyroidism. Ultrasound Obstet Gynecol 2002; 19: 501 – 505

Girling JC. Thyroid disease in pregnancy. Hosp Med 2000; 61: 834 – 840

Grüner C, Kollert A, Wildt L, Dörr HG, Beinder E, Lang N. Intrauterine treatment of fetal goitrous hypothyroidism controlled by determination of thyroid-stimulating hormone in fetale serum. Fetal Diagn Ther 2001; 16: 47 – 51

Haddow JE, Palomaki GE, Allan WC et al. Maternal thyroid deficiency during pregnancy and subsequent neuropsychological development of the child. N Engl J Med 1999; 341: 549 – 555

Heckel S, Favre R, Schlienger JL, Soskin P. Diagnosis and successful in utero treatment of a fetal goitrous hyperthyroidism caused by maternal graves disease. Fetal Diagn Ther 1997; 12: 54 – 58

Kooistra L, Crawford S, van Baar AL, Brouwers EP, Pop VJ. Neonatal effects of maternal hypothyroxinemia during early pregnancy. Pediatrics 2006; 117: 161 – 167

Radunovic N, Dumez Y, Nastic D. Thyroid function in fetus and mother during second half of pregnancy. Biol Neonate 1991; 59: 139 – 148

Weiner S, Scharf JI, Bolognese RJ, Librizzi RJ. Antenatal diagnosis and treatment of a fetal goiter. J Reprod Med 1980; 24: 39 – 42

Fall 9 Zystischer Halstumor, Lymphangiom

Präsentation

Anamnese

32-jährige Frau; G 1 P 0. Erstvorstellung in der SSW 29 + 0 bei fetaler Halszyste und Polyhydramnion. Die stationäre Einweisung erfolgte wegen vorzeitiger Wehentätigkeit. Ein oGTT war außerhalb unauffällig gewesen. Eine Amniozentese war im Rahmen der üblichen Schwangerschaftsbetreuung auf eigenen Wunsch erfolgt und unauffällig (Karyotyp 46 XY). Die fetale Halszyste war bei einem Fehlbildungsausschluss in der SSW 20 festgestellt worden.

Sonographischer Befund

- zeitgerechtes fetales Wachstum
- unauffällige fetale Dopplersonographie
- Polyhydramnion
- Zervixlänge: 10,4 mm

Besonderheiten

- im Bereich des Halses rechtsseitig große, mehrkammerige, echoarme Zyste mit homogenen Binnenechos und Subseptierungen (Metrik: 7,8 cm × 7,9 cm) sowie mäßig positivem Flow nur im Randbereich
- auch intrathorakal ventral des Herzens ein zystischer Anteil, der mit dem Halsbefund in Verbindung zu stehen scheint
- Kopf durch den verdrängenden Befund rekliniert

Pränatale Diagnose

Lymphangiom (Abb. 9.1); DD: Lymphhämangiom.

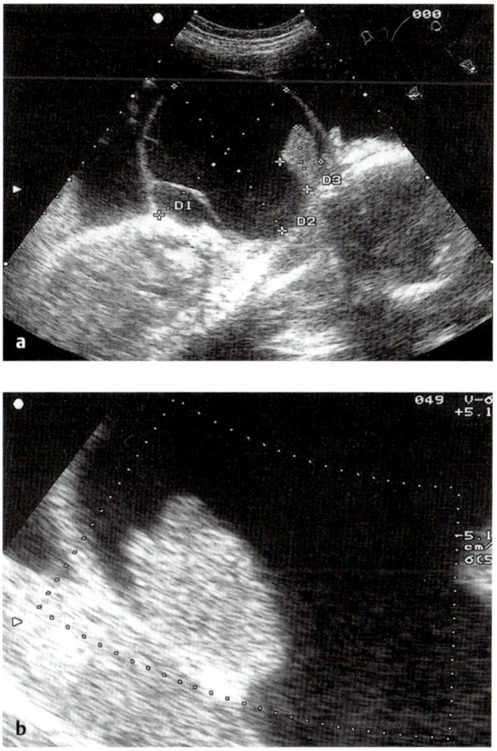

Abb. 9.1 **a, b** Zystische Formation am Hals des Feten (**a**) mit soliden Anteilen (**b**) ohne Flow-Signale.

Pränataler Verlauf

Die Patientin erhält bei vorzeitiger Wehentätigkeit eine Tokolyse und eine RDS-Prophylaxe. Das Polyhydramnion wird zunächst beobachtet. Eine Entlastungspunktion wurde bei sistierender Wehentätigkeit zunächst nicht durchgeführt. Einen Tag später kommt es jedoch zum Blasensprung sowie zu einer unstillbaren Wehentätigkeit mit Muttermunderöffnung. Es wird die Indikation zur Sectio caesarea gestellt.

Peri- und postnataler Verlauf

Perinataler Verlauf

Da eine schwierige Sicherung der Atemwege des Neugeborenen zu erwarten ist, wird die Sectio als sogenannte Exit-Prozedur geplant. Entbindung eines Jungen, 1450 g; APGAR: 3/4/7; NSpHa: 7,37. Die Intubation des Kindes gestaltet sich zwar schwierig, kann jedoch schließlich nasotracheal erfolgen (Abb. 9.**2**).

Exit-Prozedur

Das EXIT (Ex utero intrapartum Treatment) wurde initial bei einem Konzept der Erstversorgung von Zwerchfellhernien eingesetzt. Bei diesen Kindern war intrauterin die Trachea verschlossen worden. Um nach der Geburt Zeit für die Beseitigung dieser iatrogenen Okklusion zu gewinnen, wurde der Fetus bei der Geburt nur zum Teil aus dem Uterus gelöst. Um eine weitere Sauerstoffversorgung und Zirkulation des Kindes durch die Nabelschnur zu gewährleisten, wird die Plazenta nicht entfernt und die Nabelschnur nicht abgeklemmt. Die Prozedur erfolgt in Intubationsnarkose und Relaxierung der Mutter, um die Uterusmuskulatur maximal zu entspannen. Laut Literatur können damit eine adäquate Perfusion und eine adäquate Oxygenierung über durchschnittlich 30 Minuten erreicht werden. Die Indikationen für die Exit-Prozedur haben sich inzwischen erweitert (Tab. 9.**1**). Risiken dieses Vorgehens ergeben sich durch die Notwendigkeit der Intubation und Relaxation mit der Gefahr der nachfolgenden Uterusatonie mit Blutungsgefahr.

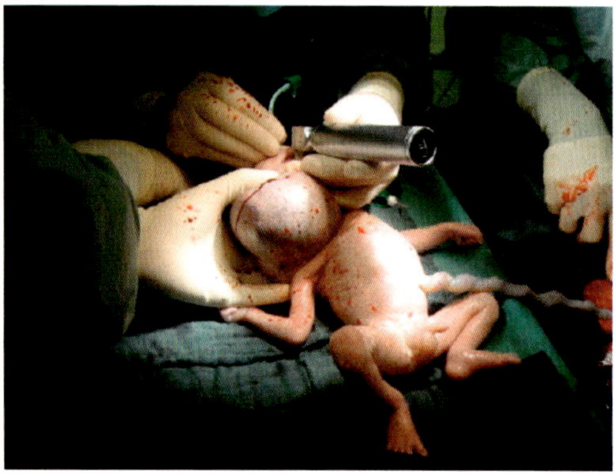

Abb. 9.**2** Nasotracheale Intubation auf dem Operationstisch. Das Kind ist über die pulsierende Nabelschnur mit der Plazenta verbunden.

Postnataler Verlauf

Nach erfolgreicher Intubation im Operationssaal wird das Kind auf die neonatologische Intensivstation aufgenommen. Wegen eines Atemnotsyndroms erhält es exogenen Surfactant. Die weitere maschinelle Beatmung gestaltet sich zunächst schwierig, stabilisiert sich jedoch in den folgenden Stunden zunehmend, sodass die Operation des Tumors erfolgen kann. Sie wird aufgrund des ausgedehnten Befundes früh durchgeführt. Lymphangiomanteile lassen sich tief intrathorakal bis zum Perikard verfolgen und weitgehend beseitigen. Der postoperative Verlauf ist durch rezidivierende chylöse Pleuraergüsse kompliziert. Klinisch wurde auch eine Lähmung des unteren Astes des N. facialis und des N. thoracicus longus diagnosti-

Tabelle 9.**1** Indikationen und Dauer des uteroplazentaren Gasaustausches mit Hilfe der Exit-Prozedur (retrospektive Untersuchung, 1996 – 2001, 31 Fälle). Nach Bouchard et al. (2002).

Indikationen	Anzahl	Zeit der uteroplazentaren Einheit (min)
Aufhebung der Trachealokklusion bei Zwerchfellhernie	13	26,7 ± 6,3 (18 – 38)
fetale Halstumoren	13	29,2 ± 16,4 (8 – 54)
geplante ECMO-Therapie	1	58
Resektion einer CAML	1	66
unilaterale Lungenagenesie	1	14
siamesische Zwillinge	1	43
CHAOS	1	25
gesamt	**31**	**30,3 ± 14,7 (8 – 66)**

CAML: zystisch-adenoide Malformation der Lunge; CHAOS: Congenital high Airway Obstruction Syndrome; ECMO: extrakorporale Membranoxygenierung

ziert, die sich jedoch nach einigen Wochen völlig zurückgebildet hatten. Nach der Entlassung des Kindes nach 2 Monaten musste der Junge noch einmal im Alter von 2 Jahren wegen eines Rezidivs operiert werden.

Postnatale Diagnose

Halstumor.

Prognose des Kindes

Lymphangiome machen im Kindesalter etwa 5 % aller benignen Tumoren aus. Das Entscheidende für die Prognose einer vollständigen Heilung sind die Lokalisation und die Ausdehnung. Lymphangiome sind am häufigsten in der Halsregion, seltener am Stamm, an den Extremitäten oder in inneren Organen lokalisiert.

Die chirurgische Entfernung steht im Vordergrund der Therapie. Das alleinige Verkleinern durch Aspiration der Lymphe führt immer zum Rezidiv. Auch Sklerosierung und Lasertherapie führen in der Regel nur zu einer partiellen Entfernung. Auch nach vermeintlicher vollständiger chirurgischer Exzision kommt es in einem Drittel der Fälle zu Rezidiven.

Das Risiko des operativen Eingriffs und das postoperative Ergebnis hängen von der Einbeziehung von Nerven und Gefäßen in die Lymphangiomanteile ab.

Der Zeitpunkt des operativen Eingriffs wird ebenfalls durch die Lokalisation bestimmt. Bei Tumoren am Stamm wird man eher abwarten, während eine Verdrängung der Atemwege zu einer frühzeitigen Operation motivieren wird.

Fazit zum Fall

Abschließende Diagnose: Lymphangiom.

Sonographische Befunde am fetalen Hals sind relativ häufig. Es werden gerade mit der Zunahme des Ersttrimester-Screenings (s. Fall 41) häufiger zystische Nacken- und Halshygrome festgestellt, die von isolierten Tumoren abzugrenzen sind. Bei ihnen ist die Assoziation mit chromosomalen Anomalien bekannt (Turner-Syndrom, Down-Syndrom). Die Inzidenz beträgt 0,3 – 2 %. Das klassische Nackenhygrom zeigt in bis zu 80 % der Fälle eine Assoziation mit Chromosomenanomalien.

Im 2. Trimenon sind häufiger isolierte Tumoren zu finden, z. B. Teratome, Lymphangiome oder Lymphhämangiome. Lymphangiome und Hämangiome können oft bereits sonographisch abgegrenzt werden. Selten sind Zysten des Ductus thyreoglossus oder branchiogene Zysten.

Beim fetalen Halstumor kann es durch den Tumor zu Einschränkungen des fetalen Schluckprozesses mit nachfolgendem Polyhydramnion und vorzeitiger Wehentätigkeit kommen.

Praxistipp

Geburtsplanung bei zystischem Halstumor
Die Geburtsplanung sollte unbedingt in enger Absprache des Geburtshelfers mit dem Neonatologen erfolgen.

Literatur

Alqahtani A, Nguyen LT, Flageole H, Shaw K, Laberge JM. 25 years experience with lymphangiomas in children. J Pediatr Surg 1999; 34: 1164 – 1168

Bouchard S, Johnson MP, Flake AW et al. The EXIT procedure: experience and outcome in 31 cases. Pediatr Surg 2002; 37: 418 – 426

Fritsch H. Enorme kavernösen Geschwulst des Neugeborenen als Geburtshindernis. Zentralbl Gynäkol 1882; 24: 369 – 370

Hirose S, Harrison MR. The ex utero intrapartum treatment (EXIT) procedure. Semin Neonatol 2003; 8: 207 – 214

Kenton A, Duncan N, Bhakta K, Fernandes C. Laryngeal lymphatic malformation in a newborn. J Perinatol 2003; 23: 567 – 571

Ogamo M, Sugiyama T, Maeda Y et al. The ex utero intrapartum treatment (EXIT) procedure in giant fetal neck masses. Fetal Diag Ther 2005; 20: 214 – 218

Stevens GH, Shoot BC, Smets MJ et al. The ex utero intrapartum treatment (EXIT) procedure in fetal neck masses: a case report and review of the literature. Euro Obstet Gynea Reprod Biol 2002; 100: 246 – 250

Fall 10 Isolierte Lippen-Kiefer-Spalte

Präsentation

Anamnese

37-jährige Frau; G 2 P 1. Erstvorstellung in der SSW 32 + 1. Vorangegangene Kinderwunschbehandlung (ICSI). Eine Amniozentese war aus „Altersindikation" beim Frauenarzt erfolgt (unauffälliger Karyotyp 46 xy).

Sonographischer Befund

- zeitgerechte Biometrie
- Fruchtwasser in der Norm
- Dopplersonographie der A. umbilicalis: RI von 62 %
- Schädellage

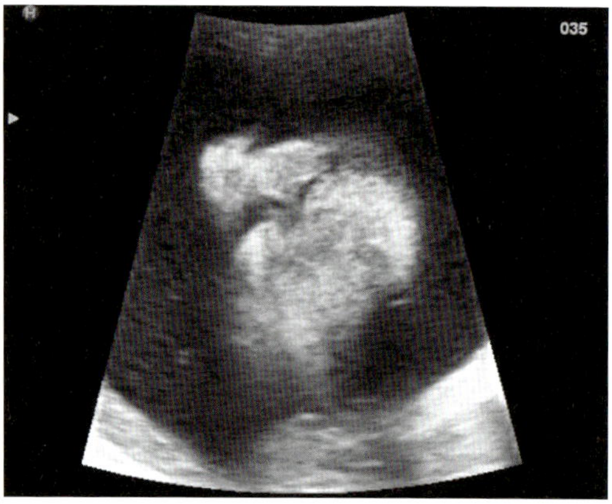

Abb. 10.**1** Spalte in der Lippe im statischen B-Bild (im bewegten B-Bild kann eine Lippenspalte in der Regel besser dargestellt werden).

Besonderheiten

- im Bereich der fetalen Oberlippe auf der rechten Seite eine Lippenspalte darstellbar
- keine weiteren sonographischen Auffälligkeiten

Pränatale Diagnose

Fetale Lippenspalte rechts (Abb. 10.**1** und Abb. 10.**2**).

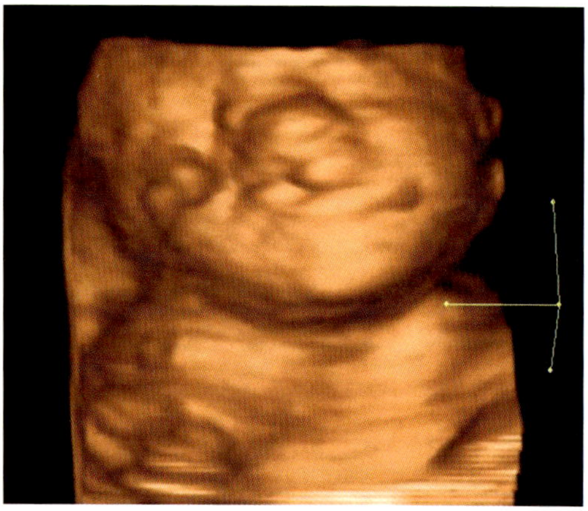

Abb. 10.**2** Darstellung der Lippenspalte rechts im 3 D-Modus (Facing).

Pränataler Verlauf

Das Ehepaar wird eingehend über die Diagnose aufgeklärt. Da sonst keine weiteren sonographischen Auffälligkeiten und ein regelrechtes Wachstum vorliegen, wird von einer sehr günstigen Prognose ausgegangen. Eine pränatale Vorstellung in der Klinik für Mund-, Kiefer- und Gesichtschirurgie wird vereinbart. Das Ehepaar wird dort ausführlich beraten.

Peri- und postnataler Verlauf

Perinataler Verlauf

Auf besonderen Wunsch der Eltern wird in der SSW 38 + 6 komplikationslos ein Kaiserschnitt durchgeführt; Junge, 3020 g; APGAR: 9/10/10; NSpHa: 7,33.

Postnataler Verlauf

Der Junge wird nicht in die Kinderklinik aufgenommen, sondern in der Geburtsklinik bei der Mutter gelassen. Er wird zusammen mit den Kollegen der Klinik für Mund-, Kiefer- und Gesichtschirurgie untersucht. Es besteht eine Lippen-Kiefer-Spalte. Der Gaumen ist geschlossen, und das Kind kann ausreichende Mengen ohne Anstrengungen trinken (schließlich nur an der Brust).

Die Fehlbildung wird im Alter von 3 Monaten in einer Operationssitzung beseitigt. Das kosmetische Ergebnis ist (vor allem für die Eltern) zufriedenstellend.

Postnatale Diagnose

Lippen-Kiefer-Spalte.

Prognose des Kindes

Die Spaltbildungen der Lippe, des Kiefers und des Gaumens haben sowohl ästhetische und damit psychosoziale als auch funktionelle Aspekte. Letztere betreffen zunächst die Schluckfunktion, die in den ersten Lebenstagen im Vordergrund steht. Um den offen Gaumen vom Mundraum zu trennen, wird eine Gaumenplatte angepasst, die die Aufgabe hat, das Wachstum des Kiefers zu stimulieren und die Nasenatmung zu gewährleisten. Grundsätzlich ist auch Stillen möglich. Ein verlängerter Klinikaufenthalt ist in der Regel nur dann notwendig, wenn die Spalte Symptom einer komplexeren Fehlbildung oder eines Syndroms ist.

Es gibt unterschiedliche Konzepte hinsichtlich der Technik und des optimalen Zeitpunkts der operativen Versorgung. Der einzeitige Verschluss auch komplexer Spalten am Anfang des 2. Lebenshalbjahrs zeigt gute ästhetische und funktionelle Ergebnisse. Gegebenenfalls sind später noch Korrekturoperationen notwendig. Isolierte Lippenspalten werden mit 6 – 8 Wochen operiert. Wichtig ist die interdisziplinäre Behandlung des Kindes durch Pädaudiologie, Phoniatrie, Kieferorthopädie und Hals-Nasen-Ohren-Heilkunde.

Fazit zum Fall

Abschließende Diagnose: Lippen-Kiefer-Spalte.

Dieser Fall zeigt, dass bei einer pränatal festgestellten isolierten Fehlbildung wie bei der Lippenspalte die Familie günstigerweise schon vor der Geburt interdisziplinär betreut wird. Neben der Vorbereitung der Eltern auf die äußerliche Fehlbildung können direkt die weiteren Schritte nach der Geburt besprochen werden.

Praxistipp

Weiteres Vorgehen bei Spaltbildungen
Im Fall einer Spaltbildung im Gesicht sollte immer eine eingehende sonographische Untersuchung erfolgen und wenn nötig eine invasive Diagnostik angeraten werden, da chromosomale Abberationen (Trisomie 13) assoziiert sind.

Gesichtsspaltbildung

Spalten im Bereich der Oberlippe und des Gaumens sind die häufigsten fazialen Fehlbildungen (Inzidenz von 1:1000).

Man unterscheidet:

- paramediane Lippenspalten
- paramediane Lippen- und Gaumenspalten
- bilaterale Lippen- und Gaumenspalten
- isolierte mediane Gaumenspalten

Spalten finden sich 2-mal häufiger bei männlichen Neugeborenen und 2-mal häufiger linksseitig. Eine isolierte Gaumenspalte ist sonographisch oft nicht zu diagnostizieren. Neue Techniken (3 D, 4 D) und nachfolgende Computeranimationen können die pränatale Diagnose bestätigen und gegebenenfalls weiter eingrenzen. In die Routinefehlbildungsuntersuchung hat diese aufwendige Technik noch keinen Eingang gefunden.

Ein frühes Amnionbandsyndrom kann eine Differenzialdiagnose sein. Sehr selten führt es zu Schnürfurchungen im Gesichtsbereich. Diese sind jedoch klassischerweise atypisch lokalisiert, und oft liegen mehrere Auffälligkeiten vor.

Literatur

Campbell S, Lees C, Moscoso G, Hall P. Ultrasound antenatal diagnosis of cleft palate by a new technique: the "3 D reverse face" view. Ultrasound Obstet Gynecol 2005; 25: 12 – 18

Smrcek JM, Germer U, Krokowski M et al. Prenatal ultrasound diagnosis and management of body stalk anomaly: analysis of nine singleton and two multiple pregnancies. Ultrasound Obstet Gynecol 2003; 21: 322 – 328

Suresh S, Vijayalakshmi R, Indrani S, Devaki G, Bhavani K. The premaxillary triangle: clue to the diagnosis of cleft lip and palate. J Ultrasound Med 2006; 25: 237 – 242

Fall 11 Mikrognathie

Präsentation

Anamnese

35-jährige Frau; 5 G, 4 P, aktuell dichoriale/diamniote Zwillingsschwangerschaft. Die Patientin hat eine auffällige geburtshilfliche Vorgeschichte:

- 1988 ein gesundes Kind (3400 g) spontan geboren,
- 1991 intrauteriner Fruchttod in der SSW 40 ohne bekannte Ursache,
- 1993 Spontanpartus eines Sohnes mit zerebrokostomandibulärem Syndrom (Cerebrocostomandibular Syndrome, CCMS); er leidet an rezidivierenden Hypoxämien und ist tracheotomiert, zudem habe er eine Zystinurie
- 2003 in domo komplikationslose Geburt eines gesunden Mädchens

Es handelt sich um eine konsanguine Ehe (Cousin und Cousine). Der Bruder des Vaters habe ebenfalls ein Kind mit vermutlichem CCMS.

Die Vorstellung in dieser Schwangerschaft erfolgte in der SSW 35 wegen eines außerhalb geäußerten Verdachts einer Mikrognathie und einer Wachstumsdiskrepanz eines Feten.

Sonographischer Befund und pränatale Diagnose

- Dichoriale Geminischwangerschaft
- FW beider Feten unauffällig

Besonderheiten

Fetus 1 symmetrisch 2 – 3 Wochen kleiner als Fetus 2 und mit auffälligem Profil (Mikrognathie) (Abb. 11.**1** und Abb. 11.**2**).

Weitere Diagnostik

Eine invasive Diagnostik wird nicht durchgeführt. Die Verdachtsdiagnose bei schon einem betroffenen Kind wird den Eltern erläutert. Eine direkte Konsequenz einer invasiven Diagnostik ist bei fortgeschrittener Schwangerschaft nicht zu sehen. Eine genetische Beratung sollte nach der Geburt erfolgen.

Pränataler Verlauf

Bei einer Wachstumsdiskrepanz von geschätzt > 500 g und der mutmaßlichen schweren Erkrankung des kleineren, führenden Feten (Fetus 1) wird eine primäre Sectio caesarea vereinbart.

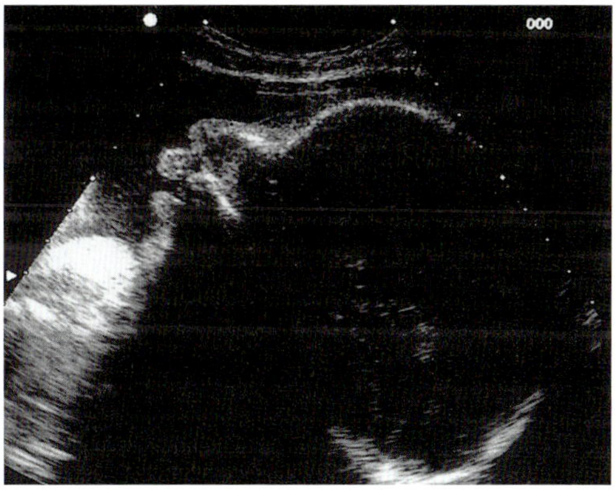

Abb. 11.**1** Profil des Feten mit trotz fortgeschrittener Schwangerschaft und Zwillingsschwangerschaft gut darstellbarer Mikrognathie.

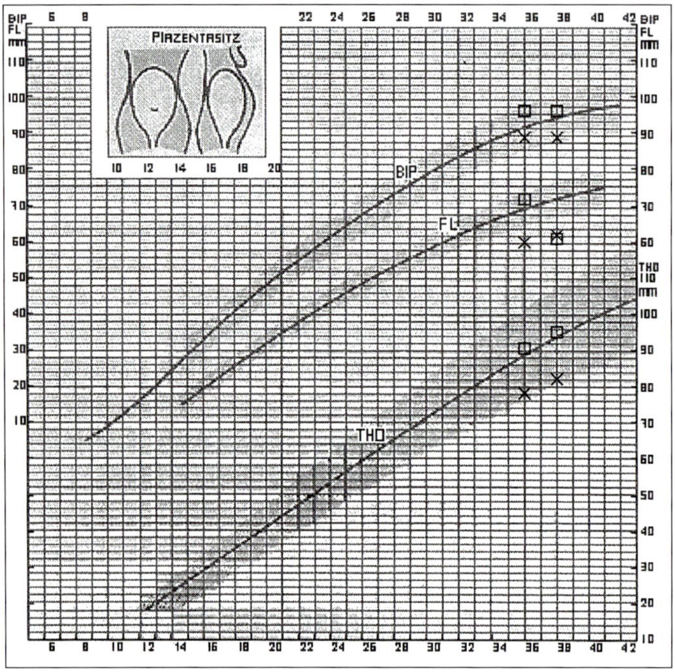

Abb. 11.**2** Wachstumskurve mit deutlicher Wachstumsdiskordanz.

Peri- und postnataler Verlauf

Perinataler Verlauf

Die primäre Sectio caesarea wird in der SSW 37 komplikationslos durchgeführt, da die Patientin mit leichter Wehentätigkeit aufgenommen worden war. Da im Fall einer Ateminsuffizienz bei Fetus 1 die Intubation als schwierig erwartet wurde, war der Kaiserschnitt geplant und eine Endoskopiebereitschaft der Neonatologen gesichert worden.

Entbindung zweier Kinder:

- Kind 1: Mädchen, 2070 g, 45 cm; APGAR: 5/8/9; NSpHa: 7,27
- Kind 2: Mädchen, 3000 g, 49 cm; APGAR: 7/8/9; NSpHa: 7,24

Kind 1 wird zur weiteren Diagnostik in die Kinderklinik übernommen.

Postnataler Verlauf und Befund des Kindes 1

Nach der Geburt wird das Kind kurz mit der Maske beatmet und atmet danach spontan. Ein Tubus wird nur bis zum Pharynx vorgeschoben, was die Atmung weiter verbessert. Somit wird eine Intubation vermieden.

Der Unterkiefer ist stark hypoplastisch, der Gaumen ist geschlossen. Das Kind bleibt mehr als 2 Monate in der Kinderklinik. Die größten Probleme bereitet die Ernährung, da selbstständiges Trinken kaum ohne begleitende Zyanosen möglich ist und nur durch eine Dauersondierung der Nahrung genügend Kalorien zugeführt werden können.

Aufgrund des Indexfalls in der Familie drängt sich die Diagnose eines CCMS auf, auch wenn die von einigen Autoren geforderte Rippenfehlbildung in diesem Fall fehlt. Im Rahmen der nachfolgenden Diagnostik lässt sich auch bei diesem Kind eine Zystinurie diagnostizieren, die eine symptomatische Behandlung erfordert, um das bekannte Risiko der Nierensteinbildung zu minimieren.

Postnatale Diagnose

Hypoplasie des Unterkiefers; small for gestational age.

Prognose des Kindes

Die Prognose des CCMS hängt von der Ausprägung der einzelnen Symptome ab. Eine mentale Retardierung ist häufig, manche Autoren sehen sie aber auch in Zusammenhang mit den regelmäßigen neonatalen respiratorischen Störungen und Zyanosen, die wegen der Kieferfehlbildung oft nicht rechtzeitig verhindert werden können. Insofern ist die Kenntnis der Erkrankung vor der Geburt wichtig, damit eine adäquate Hilfe von Anfang an gewährleistet ist.

Die wichtigste Differenzialdiagnose ist die Pierre-Robin-Sequenz, die ebenfalls unmittelbar nach der Geburt oder in der Neonatalzeit zu Atemstörungen führt. Als einfache Therapie dieser obstruktiven Störung sind oft die Bauchlage und das Vorziehen des Unterkiefers ausreichend. Möglich sind auch die Anlage eines Rachen-CPAP und das Vorziehen der Zunge. Eine Intubation kann extrem schwierig sein, da die Glossoptose und der kleine Unterkiefer eine Einstellung des Larynx behindern. Nur selten ist eine Tracheotomie erforderlich.

Wird die frühe Kindheit ohne Komplikationen überstanden, ist die Prognose der Pierre-Robin-Sequenz gut; eine mentale Retardierung ist nicht zu befürchten.

Fazit zum Fall

Abschließende Diagnose: Zerebrokostomandibuläres Syndrom.

Praxistipp

Vorgehen bei Dys- oder Hypoplasie des Unterkiefers

Die pränatale Diagnose einer Dys- oder Hypoplasie des Unterkiefers ist für das weitere Geburtsmanagement wichtig, da man in diesen Fällen eine obstruktive Atemstörung des (reifen) Kindes erwarten muss. Diese lässt sich in der Regel durch Bauchlage, Hervorziehen der Zunge oder „Schienung" der oberen Atemwege durch einen Tubus beherrschen. Deshalb sollte das Kind möglichst bald nach der Geburt in die fachkundigen Hände des Neonatologen übergeben werden.

Im Gegensatz zur Pierre-Robin-Sequenz findet man beim CCMS keine Gaumenspalte und keine Glossoptose. Die Mandibula wächst bei dieser Erkrankung nicht in dem Maße nach wie bei der Pierre-Robin-Sequenz.

Bei unserem Patienten war die Hypolasie glücklicherweise nicht so stark ausgeprägt wie beim älteren Bruder, sodass in der Folge die Hypoxämien durch Obstruktion der Atemwege nicht so ausgeprägt waren. Dennoch waren sie der Grund für die längerfristige stationäre Überwachung.

Literatur

Bull DJ, Givan DC, Sadove A et al. Improved outcome in Pierre Robin sequence: effect of multidisciplinary evaluation and management. Pediatrics 1990; 86: 294 – 301

James PA, Aftimos S. Familial cerebro-costo-mandibular syndrome: a case with unusual prenatal findings and review. Clin Dysmorph 2003; 12: 63 – 68

Leroy JG, Devos EA, Vanden Bulcke LJ, Robbe NS. Cerebro-costo-mandibular syndrome: a new familial developmental disorder. Arch Dis Child 1970; 45: 421 – 424

3 Thorax

Fall 12 Zystischer Prozess im Thorax

Präsentation

Anamnese

36-jährige Frau; 2 G, 1 P. Vorstellung in der SSW 29 + 2 zum späten Fehlbildungsausschluss. Beim niedergelassenen Gynäkologen war sonographisch eine Auffälligkeit im „Magen-/Herzbereich" festgestellt worden.

Unauffällige geburtshilfliche Vorgeschichte, keine familiären Erkrankungen bekannt.

Sonographischer Befund

- zeitgerechte Biometrie
- FW normal
- Dopplersonographie der A. umbilicalis: RI von 66 %

Besonderheiten

- bei gut abgrenzbarem Zwerchfell auffällige zystische Struktur im rechten unteren Lungenflügel (Größe: 23 mm × 16 mm)
- bei der ersten Untersuchung Feststellung eines aus der Aorta entspringenden Gefäßes, das bei den folgenden Untersuchungen nicht mehr verifiziert werden konnte

Pränatale Diagnose

Verdacht auf kongenitale zystische adenomatoide Malformation der Lunge (Congenital cystic adenomatoid Malformation of the Lung, CCAML) Typ 1 (Abb. 12.**1** und Abb. 12.**2**). Differenzialdiagnostisch wird ein Lungensequester (da zunächst eine eigene Gefäßversorgung darstellbar war) oder eine bronchogene Zyste diskutiert.

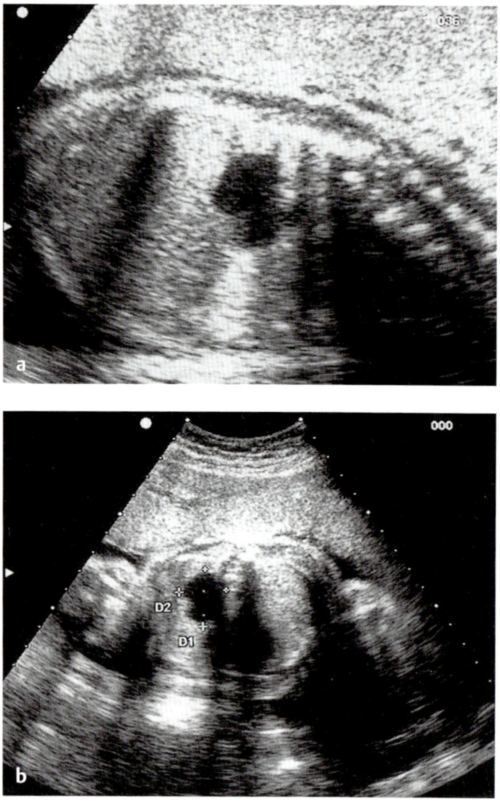

Abb. 12.**1 a, b** Darstellung des zystischen Befundes im Thorax.
a Längsschnitt: deutlich oberhalb des Zwerchfells lokalisiert.
b Querschnitt.

Pränataler Verlauf

Die Patientin wird zunächst über die Verdachtsdiagnose informiert und aufgeklärt. Eine weitere Betreuung und eine Vorstellung im perinatalen Meeting werden vereinbart. Im Verlauf der Schwangerschaft werden zunächst 14-tägige Untersuchungsintervalle festgelegt. Der Befund in der Lunge stellt sich zunächst größenkonstant,

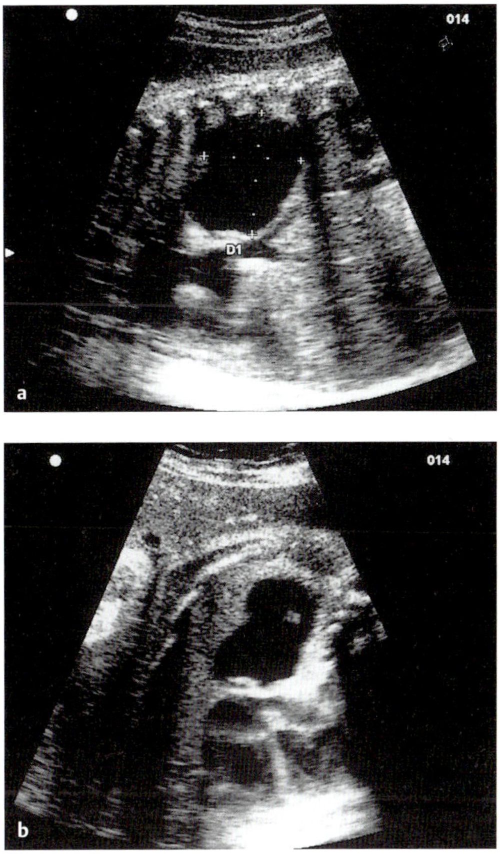

Abb. 12.**2 a, b** Sonographische Verlaufskontrolle nach 5 Wochen: deutliche Zunahme des Befundes in beiden Ebenen.
a Längsschnitt.
b Querschnitt.

dann aber progredient dar. Das fetale Wachstum ist regelrecht, das Fruchtwasser in der Norm.

Einer Spontanentbindung stehen keine Bedenken entgegen, doch sollte die Geburt unbedingt in einem Perinatalzentrum mit angeschlossener Neonatologie erfolgen, da respiratorische Störungen zu erwarten sind.

Peri- und postnataler Verlauf

Perinataler Verlauf

In der SSW 38 + 3 wird die Patientin mit vorzeitigem Blasensprung aufgenommen. Nach sehr rascher Eröffnungsperiode kommt es zum Spontanpartus eines reifen männlichen Neugeborenen (3580 g; APGAR: 8S/9/9; NSpHa: 7,31).

Postnataler Verlauf

Die Adaptation des Kindes nach der Geburt ist zufriedenstellend, sodass außer der Vorlage von Sauerstoff eine intensive Behandlung mit Intubation und Beatmung unterbleiben kann. Auf dem ersten Röntgenbild ist der Befund erwartungsgemäß klein, wird aber im weiteren Verlauf deutlicher (Abb. 12.**3**). Am 2. Lebenstag wird zur besseren Operationsplanung eine Computertomographie des Thorax durchgeführt. Zusammen mit der Sonographie kann man sich aber letztendlich nicht auf eine Diagnose festlegen. Das Kind wird am 3. Lebenstag operiert und die Zyste aus dem Thorax entfernt. Die histopathologische Diagnose lautet „bronchogene Zyste“.

Postnatale Diagnose

Zystische Fehlbildung der Lunge.

Prognose des Kindes

Bronchogene Zysten sind oft asymptomatisch, können aber aufgrund ihrer Ausdehnung und Lage zu Kompressionen der Atemwege oder des umliegenden Lungengewebes führen. Sie sind von Lungensequestern zu unterscheiden, ebenso von der zystischen adenoiden Malformation. Besteht die Verdachtsdiagnose wie in diesem Fall schon vor der Geburt, ist eine postnatale chirurgische Therapie sinnvoll, da Infektionen und Atelektasenbildung häufige Komplikationen sind. Die operative Entfernung ist in der Regel unproblematisch, die Lungenfunktion im weiteren Leben unbeeinträchtigt.

Fazit zum Fall

Abschließende Diagnose: Bronchogene Zyste.

In diesem Fall war die Artdiagnose der zystischen Raumforderung letztendlich erst nach der Operation und der histologischen Aufarbeitung möglich. Die diagnostische und therapeutische Strategie war von der klinischen Situation gesteuert.

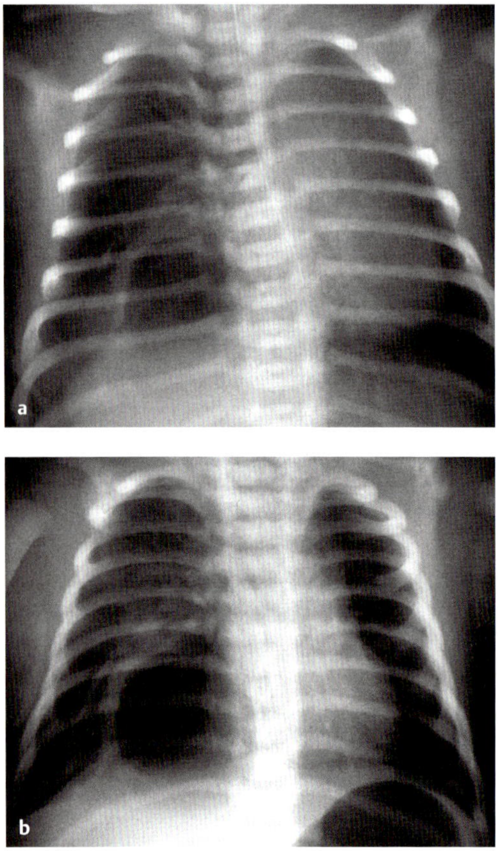

Abb. 12.**3 a, b** Verlauf des zystischen Lungenbefundes rechts basal.
a In der ersten Lebensstunde.
b 36 Stunden postpartal. Der Befund wirkt raumfordernd, was an der verlagerten Magensonde im Bilde gut erkennbar ist.

Praxistipp

Vorgehen bei Verdacht auf CCAML
Bei der Sonographie festgestellte auffällige Befunde in der Lunge sollten an verschiedene Diagnosen denken lassen. Die in diesem Fall zunächst vermutete CCAML ist eine Fehlbildung der terminalen Bronchien mit Aufweitung. Es gibt verschiedene Ausprägungsformen. Im Extremfall kann es zum Hydrops fetalis kommen. Das Hauptproblem ist die Kompression der Lunge mit daraus resultierenden Oxygenierungsproblemen des Neugeborenen. Durch eine Kompression und/oder Verlagerung des Ösophagus kann es zu Schluckstörungen und sekundär zu einem Polyhydramnion kommen. Ein weiterer Grund ist der Ausfall der Lunge als Resorptionsort des Fruchtwassers.

Einteilung der CCAML

Es gibt aufgrund pathologischer Merkmale nach Stocker und Kollegen 3 Typen der CCAML:

- Typ 1: große zystische Befunde (> 2 cm) mit guter Prognose
- Typ 2: kleinere Zysten (0,5 – 2 cm) die in etwa 50 % der Fälle mit assoziierten Anomalien einhergehen
- Typ 3: mikrozystische Veränderungen (< 5 mm) ohne Assoziation mit anderen Anomalien

Weitere Einteilungen sind immer wieder diskutiert worden, haben sich aber bisher noch nicht einheitlich durchsetzen können.

Literatur

Ierullo AM, Ganapathy R, Crowley S, Craxford L, Bhide A, Thilaganathan B. Neonatal outcome of antenatally diagnosed congenital cystic adenomatoid malformations. Ultrasound Obstet Gynecol 2005; 26: 150 – 153

Illanes S, Hunter A, Evans M, Cusick E, Soothill P. Prenatal diagnosis of echogenic lung: evolution and outcome. Ultrasound Obstet Gynecol 2005; 26: 145 – 149

Stocker JT, Madewell JE, Drake RM. Congenital cystic adenomatoid malformation of the lung: classification and morphological spectrum. Hum Pathol 1977; 8: 155 – 171

Fall 13 Hydrothorax, Shunt-Einlage

Präsentation

Anamnese

22-jährige Frau; 1 G, 0 P. Erstmalige Vorstellung zum Fehlbildungsausschluss in der SSW 25 + 5. Leere Eigen- und Familienanamnese.

Sonographischer Befund

- zeitgerechte Schwangerschaft
- FW: Polyhydramnion
- unauffällige fetale Dopplersonographie einschließlich des Ductus venosus

Besonderheiten

- ausgeprägter rechtsseitiger Hydrothorax mit Mediastinalverlagerung
- Zusammendrängung der rechten Lunge

Pränatale Diagnose

Hydrothorax rechts (Abb. 13.**1**).

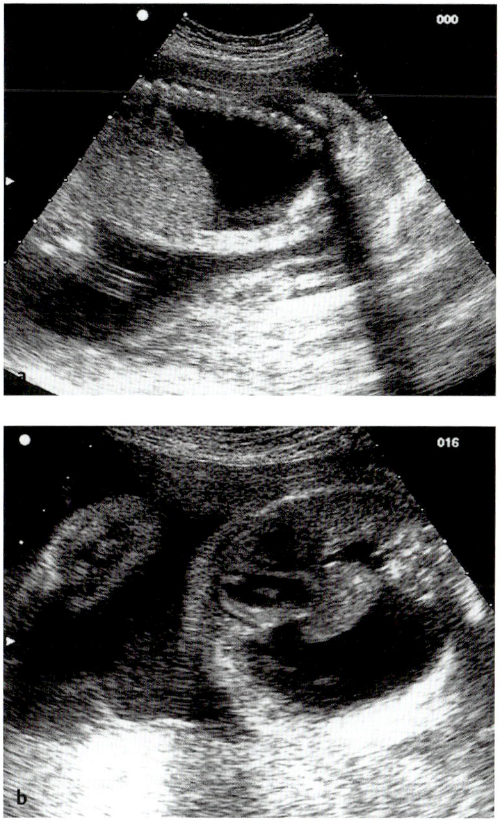

Abb. 13.**1 a, b** Unilateraler Pleuraerguss rechts.
a Längsschnitt.
b Querschnitt: Mediastinum verdrängt. Weiterhin fällt ein Polyhydramnion auf.

Weitere Diagnostik

Es werden eine Amniozentese (unauffälliger Karyotyp 46 XX) und eine TORCH-Serologie (negativ) durchgeführt.

Pränataler Verlauf

Mit dem Ehepaar wird ausführlich über die vorliegenden Befunde gesprochen. Der Hydrothorax wird komplikationslos entlastet (40 ml klare Flüssigkeit; Abb. 13.**2**). Für das Thoraxsekret werden zusätzlich Nachweisuntersuchungen für Zytomegalie-, Herpes- und Rötelnviren veranlasst. Zudem wird eine Zelldifferenzierung des Punktats vorgenommen, da ein Chylothorax typischerweise mehr als 90 % Lymphozyten aufweisen würde. Bei der Kontrolluntersuchung in der SSW 26 + 3 ist der Hydrothorax erneut darstellbar. Es wird die Anlage eines Shunts besprochen.

Für die Shunt-Anlage wird die Patientin in den Kreißsaal aufgenommen, wo der Eingriff unter intravenöser Remifentanilanalgesie unter sonogra-

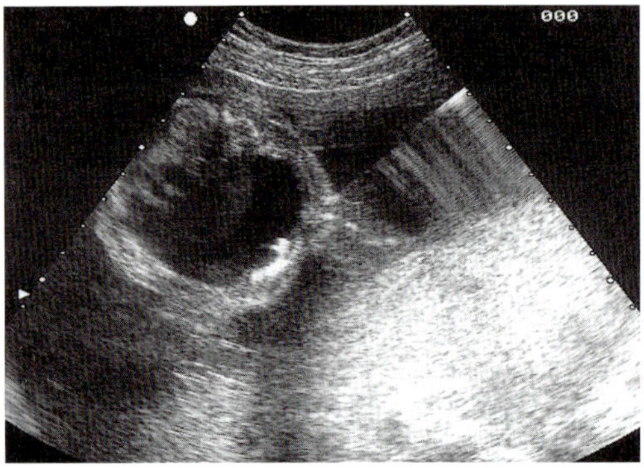

Abb. 13.**2** Darstellung der Punktionsnadel im Pleuraspalt zur Entlastung des Hydrothorax.

phischer Kontrolle komplikationslos durchführbar ist. Zur Fruchtwasserreduktion werden in derselben Sitzung 1500 ml klares Fruchtwasser entnommen. Beim sonographischen Kontrolltermin einen Tag nach der Shunt-Einlage lässt sich dieser in situ darstellen, und der Hydrothorax ist bis auf einen dünnen Randsaum (5 mm) nicht mehr darstellbar (Abb. 13.**3**). Regelmäßige ambulante sonographische Kontrollen bis zur SSW 35 zeigen erfreulicherweise keinen Hydrothorax mehr. Das Fruchtwasser ist in der Norm, das Wachstum zeitgerecht. Die fetalen Dopplersonographie sind unauffällig.

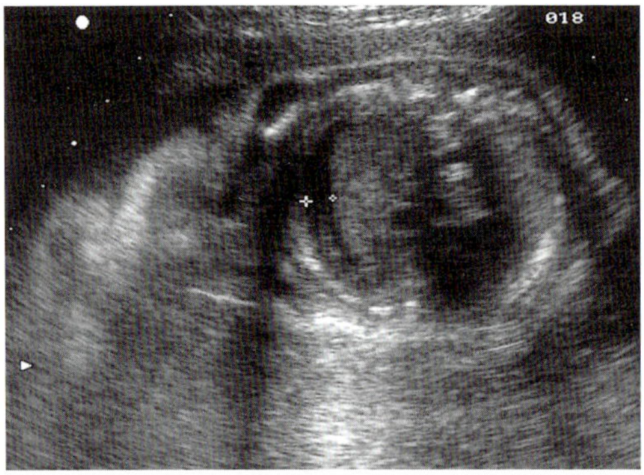

Abb. 13.**3** Verlaufskontrolle einen Tag nach Shunt-Anlage. Es zeigt sich nur noch ein gering flüssigkeitsgefüllter Pleuraspalt.

Peri- und postnataler Verlauf

Perinataler Verlauf

In der SSW 39 + 2 wird die Patientin ohne Komplikationen spontan von einem Jungen entbunden (3300 g; APGAR: 7/9/9).

Postnataler Verlauf

Nach der Geburt war das Neugeborene sofort vital und atmete spontan. Die intrauterin angebrachte Thoraxdrainage wurde an gleicher Stelle vorgefunden. Obwohl der Shunt postpartal sofort abgedeckt wurde, kam es bei den ersten Atemzügen darüber zur Aspiration von Luft in den Pleuraspalt, sodass ein Pneumothorax entstand. Dieser führte zwar zunächst klinisch zu keinen Symptomen, musste jedoch schließlich durch eine erneut eingelegte Thoraxsaugdrainage behandelt werden. Es entstand kein neuer Erguss. Die Drainage wurde nach 3 Tagen entfernt, ohne dass es zu einem Rezidiv gekommen war.

Die Diagnostik, die man pränatal begonnen hatte, wurde im Weiteren durch Röntgenuntersuchungen und Sonographien ergänzt. Dabei konnte keine Ursache des Hydrothorax gefunden werden. Es kam auch nicht zu erneuten Flüssigkeitsansammlungen im Pleuraspalt, sodass das Kind schließlich nach 2 Wochen ohne spezifische Diagnose des Hydrothorax entlassen werden konnte.

Postnatale Diagnose

Hydrothorax.

Prognose des Kindes

Die Prognose eines einseitigen Hydrothorax hängt von der möglicherweise assoziierten oder ursächlichen Erkrankung ab. Nach der Geburt muss die pränatale Diagnostik erweitert werden. Mögliche mediastinale Tumoren oder Gefäßanomalien lassen sich durch entsprechende radiologische Verfahren wie CT oder MRT ausschließen. Ein Chylothorax und ein infektionsbedingter Erguss lassen sich vom isolierten Hydrothorax durch die Bestimmung der Eiweißkonzentration und der Immunglobulinrate sowie durch eine Zelldifferenzierung im Sekret und nach enteraler Ernährung auch durch den Triglyzeridgehalt der Flüssigkeit abgrenzen. Der zeitliche Verlauf des Pleuraergusses ist vor der Geburt nur schwer vorherzusagen. Wie auch der hier dargestellte Fall zeigt, kommt es gelegentlich zu Spontanremissionen.

Zeitpunkt und Verlauf des intrauterinen Hydrothorax bestimmen das Risiko einer Lungenhypoplasie, die sich postnatal – je nach Ausprägung – nur schwer behandeln lässt. Nach der Geburt wird man einen Pleuraerguss punktieren und gegebenenfalls durch eine Dauerdrainage ableiten. Liegt ein Chylothorax vor, sollte das Kind für eine Weile parenteral ernährt werden und dann eine Milch mit mittelkettigen Triglyzeriden erhalten. In Fallberichten ist ein günstiger Effekt durch die Gabe des Somatostatinanalogons Octreotid beschrieben worden. Wenn nach 5 Wochen kein Erfolg zu verzeichnen ist, sollte eine chirurgische Intervention des Chylothorax erwogen werden.

Fazit zum Fall

Abschließende Diagnose: Hydrothorax.

Der vorgestellte Fall zeigt, dass ein Hydrothorax effektiv präpartal behandelt werden kann. Oft kann die alleinige Entlastungspunktion bereits erfolgreich sein. Es scheint zudem für den Verlauf wichtig zu sein, wie schnell sich ein Erguss wieder füllt. Wenn eine erneute Füllung innerhalb weniger Tage erfolgt, muss eine Shunt-Einlage diskutiert werden. Hier war die Shunt-Einlage indiziert und – wie der Verlauf zeigt – bis zur Geburt erfolgreich.

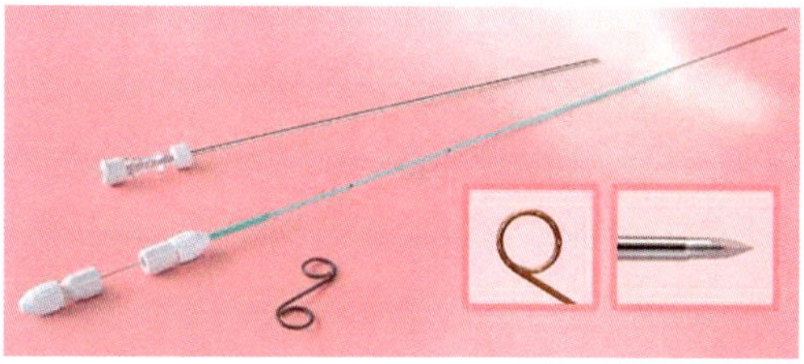

Abb. 13.**4** Instrumentarium für einen intrauterinen Shunt (mit freundlicher Genehmigung der Firma Somatex).

Praxistipp

Intrauterine Therapie

Die fetale Shunt-Einlage stellt ein gewisses Risiko dar. Komplikationen kommen in etwa 10 % der Fälle vor. Die Anlage eines Shunts sollte ab der SSW 26 – 27 in Analgesie erfolgen. Dies ist über eine Narkose der Mutter mit Übergang auf den Feten möglich, sodass es auch beim Kind zur Schmerzausschaltung und zur Sedierung kommt. Durch die Ruhigstellung des Feten wird der Eingriff technisch erst möglich.

Die Punktionsnadel (Abb. 13.**4**) wird unter sonographischer Kontrolle transabdominal in den Pleuraspalt des Feten geführt. Nach Entfernung des Mandrins wird ein auf einen Führungsstab aufgefädelter Pigtail-Katheter mit einem Ende in den Zielraum eingebracht; das andere Ende liegt in der Amnionhöhle.

Oft wird in derselben Sitzung eine Fruchtwasserreduktion durchgeführt, um einen unidirektionalen Fluss zu fördern.

Eine Shunt-Einlage ist nicht immer nach der ersten Punktion erfolgreich; der Shunt kann dislozieren. Eine erneute Anlage sollte dann erwogen werden.

Literatur

Blaicher W, Häusler M, Gembruch U et al. Feto-amniotic shunting – experience of six centres. Ultraschall Med 2005; 26: 134 – 141

Deurloo KL, Devlieger R, Lopriore E, Klumper FJ, Oepkes D. Isolated fetal hydrothorax with hydrops: a systematic review of prenatal treatment options. Prenat Diagn 2007; 27: 893 – 899

Helin RD, Angeles ST, Bhat R. Octreotide therapy for chylothorax in infants and children: a brief review. Pediatr Crit Care Med 2006; 7: 576 – 579

Knox EM, Kilby MD, Martin WL, Khan KS. In-utero pulmonary drainage in the management of primary hydrothorax and congenital cystic lung lesion: a systematic review. Ultrasound Obstet Gynecol 2006; 28: 726 – 734

Rocha G. Pleural effusions in the neonate. Curr Opin Pulm Med 2007; 13: 305 – 311

Schlösser R, Sohn C, Heller K, Allendorf A, Jäger G, von Loewenich V. Prä- und postnatales Management des congenitalen Hydrothorax. Z Geburtsh Neonatol 2000; 204: 28

3

Fall 14 Zwerchfellhernie

Präsentation

Anamnese

29-jährige Frau; 1 G, 0 P. Erstvorstellung in unserer pränatalen Sprechstunde in der SSW 24 + 1 zum Organ-Screening. Leere Eigen- und Familienanamnese.

Sonographischer Befund

- zeitgerechte Gravidität
- fetale Dopplersonographie unauffällig

Besonderheiten

- linksseitige Zwerchfellhernie mit intrathorakal darstellbarem Magen
- Dextroposition des Herzens
- FW normal

Pränatale Diagnose

Zwerchfellhernie links (Abb. 14.**1**).

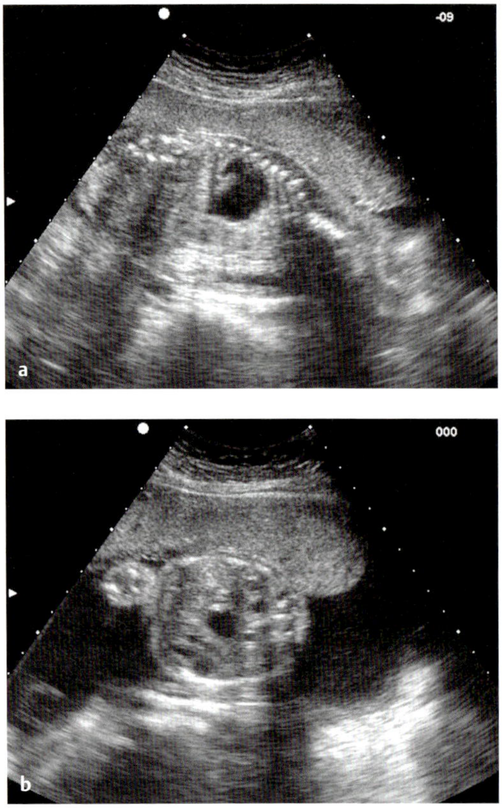

Abb. 14.**1 a, b** Sonographischer Befund in der SSW 24 + 1. Magenblase im Längs- (**a**) und Querschnitt (**b**) im Thorax. Verlagerung des Herzens.

Weitere Diagnostik

Eine Fruchtwasseruntersuchung wird bei der Erstvorstellung nach ausführlicher Aufklärung komplikationslos durchgeführt. Es zeigt sich ein unauffälliger männlicher Karyotyp.

Pränataler Verlauf

Im weiteren Verlauf wurde neben den regelmäßigen Biometrien und Doppleruntersuchungen sonographisch die Lunge ausgemessen und die Lung to Head Ratio (LHR) berechnet (s. unten, Praxistipp).

Befunde im Verlauf

- SSW 27 + 5:
  - KU: 272,7 mm
  - Metrik der kontralateralen (rechten) Lunge: 34,8 mm × 20,3 mm
  - LHR: 2,6
- SSW 33 + 6:
  - KU: 333 mm
  - Metrik der kontralateralen (rechten) Lunge: 42,9 mm × 23,9 mm
  - LHR: 3,0

Das Fruchtwasser stellte sich schließlich im Verlauf vermehrt dar, was als Hinweis auf die verminderte pulmonale Resorptionsfläche interpretiert werden muss. Formal wurde ein oGTT durchgeführt, der normale Werte ergab.

Peri- und postnataler Verlauf

Perinataler Verlauf

Aufnahme der Patientin in der SSW 35 + 6 mit vorzeitigem Blasensprung und unregelmäßiger Wehentätigkeit. Bei einem Muttermundbefund von 2 – 3 cm erfolgt eine Sectio caesarea. Geburt eines Jungen, 3020 g; NSpHa: 7,27; APGAR: 7/8/8 (primäre Intubation).

Postnataler Verlauf

Der Junge wird sogleich intubiert und mit einem so niedrigen Druck beatmet, dass die Partialdrücke für Kohlendioxid im arteriellen Blut nicht höher sind als 65 mmHg und die Sauerstoffsättigung um 95 % gehalten werden kann. Die Ventilation der Lunge lässt sich ohne größere Probleme bewerkstelligen. Das Röntgenbild des Thorax bestätigt die linksseitige Zwerchfellhernie (Abb. 14.**2**). Nach einer Beobachtungszeit von 13 Sunden beträgt der Sauerstoffbedarf für eine ausreichende Oxygenierung etwa 35 %. Deshalb wird zu diesem Zeitpunkt die operative Versorgung der Zwerchfellhernie geplant, die schließlich in der 15. Lebensstunde beginnt. Es lassen sich noch Reste des Diaphragmas darstellen. Der Verschluss der Lücke gelingt jedoch nur durch einen Dakron-Patch. Intraoperativ gibt es keine Komplikationen. Postoperativ ist die Beatmung etwas erschwert, der Sauerstoffbedarf liegt bei 60 %. Eine Thoraxdrainage fördert lediglich etwas Sekret und kann nach 2 Tagen entfernt werden. Der weitere Verlauf ist durch die Schwierigkeit der enteralen Ernährung geprägt. Aus diesem Grund wird ein zentraler Venenkatheter (Einschwemmkatheter) eingelegt, der jedoch nach 4 Tagen zu einer Kathetersepsis mit koagulasenegativen Staphylokokken führt.

Das Kind kann schließlich nach insgesamt 4 Wochen aus dem Krankenhaus entlassen werden. Die Lungenfunktion ist auch bei der ambulanten Vorstellung nach weiteren 3 Monaten leicht eingeschränkt, und das Kind wird bei Anstrengungen noch tachy- bzw. dyspnoisch. Schließlich normalisiert sich der Zustand. Die entwicklungsneurologische Untersuchung im Alter von 18 Monaten zeigt einen Normalbefund.

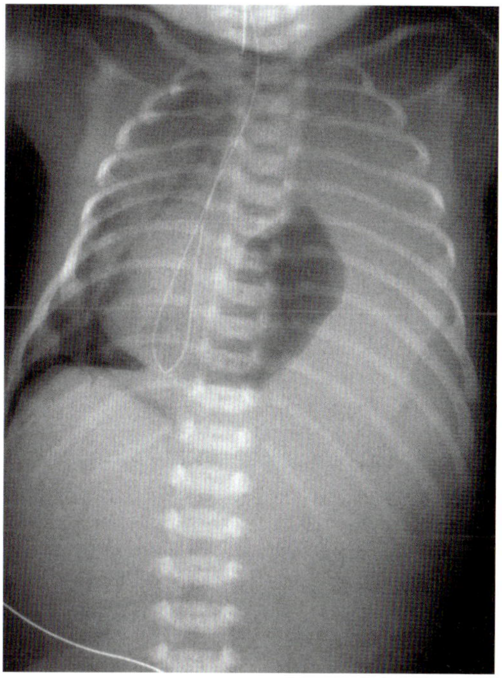

Abb. 14.**2** Röntgenaufnahme etwa 30 Minuten nach der Geburt. Aufgrund der sofortigen postnatalen Intubation ist lediglich der Magen mit Luft gefüllt und die linke Thoraxseite von nichtbelüftetem Darm gefüllt. Eine Magensonde ließ sich schließlich in den Magen vorschieben. Verlagerung des Mediastinums nach rechts.

Postnatale Diagnose

Zwerchfellhernie.

Prognose des Kindes

Die Prognose der Erkrankung hängt von begleitenden Fehlbildungen ab bzw. davon, ob die diaphragmale Hernie ein Symptom eines Syndroms ist (z. B. Pallister-Kilian-Syndrom). Sie hängt weiterhin von der Lokalisation ab (rechts oder links) und schließlich vom Ausmaß der Lungenhypoplasie.

Lebenserwartung
In populationsbasierten Studie überlebten insgesamt 50 – 60 % aller lebendgeborenen Neugeborenen mit einer Zwerchfellhernie das erste Lebensjahr, wobei begleitende Fehlbildungen und Frühgeburtlichkeit am wesentlichsten zur Mortalität beitrugen; 44 % der Kinder verstarben in den ersten 7 Lebenstagen. Die extrakorporale Membranoxygenierung (Extracorporeal Membrane Oxygenation, ECMO) hat die Mortalität der Zwerchfellhernie wesentlich gesenkt. In Zentren mit der Möglichkeit für eine ECMO-Therapie werden naturgemäß auch mehr Fälle mit Zwerchfellhernie behandelt; die damit verbundene Expertise beeinflusst die Ergebnisse.

Weitere Entwicklung
In Follow-up-Studien zeigten Kinder, die an einer Zwerchfellhernie erkrankt waren, noch nach 5 Jahren eine eingeschränkte Lungenfunktion und eine erhöhte Infektanfälligkeit. Außerdem sollte erwähnt werden, dass mitunter Ernährungsprobleme mit Gedeihstörungen auftreten und möglicherweise Re-Operationen notwendig sind.

Fazit zum Fall

Abschließende Diagnose: Zwerchfellhernie.

Der Verlauf dieses Kind mit einer linksseitigen Zwerchfellhernie war erfreulich. Die präpartale Situation war immer stabil, das Ehepaar war sehr gut aufgeklärt.

Entbindungsmodus
Bei der Zwerchfellhernie kann aus geburtshilflicher Sicht der Spontanpartus angeboten werden. Oft wird jedoch zur Bewältigung des neonatalen organisatorischen Aufwandes eine Sectio caesarea durchgeführt.

Praxistipp

Vorgehen bei intrauterin diagnostizierter Zwerchfellhernie
Die pränatal diagnostizierte Zwerchfellhernie bietet immer wieder Raum für Fachdiskussionen. Das peripartale Management wird individuell mit den Bedingungen vor Ort abgestimmt.
Eine pränatale MRT zur Einschätzung der Restlunge und zum Abschätzen des postpartalen Verlaufs sollte diskutiert und angeboten werden; in vielen Zentren gehört sie zum präpartalen „Work-up“ dazu. Eine Volumenmessung mittels 3 D- oder 4 D-Technik ist heute möglich. Trotz der neuen Techniken zeigen aktuelle Arbeiten jedoch, dass die prognostische Einschätzung mittels 2 D-Sonographie und Bestimmung der Lung to Head Ratio am besten gelingt.

Lung to Head Ratio (LHR)

Die LHR wird in der Ebene des „4-Kammer-Blicks“ gemessen. Die Fläche der kontralateralen Lunge wird in Beziehung zum Kopfumfang gesetzt:

$$\text{LHR} = \frac{\text{Lungenlänge} \times \text{Lungenbreite}}{\text{Kopfumfang}}$$

Dazu misst man den anterior-posterioren und den seitlichen Durchmesser der kontralateralen Lunge. Die beiden Durchmesser sollen in einem rechten Winkel zueinander stehen.

Bewertung
- LHR < 1: ungünstige Prognose, auch mit ECMO
- LHR 1,0 – 1,4: 38 %iges Überleben, aber ECMO in der Mehrzahl der Fälle notwendig
- LHR ≥ 1,5: günstige Prognose

Trachealokklusion

Ein weiterer Ansatz ist die intrauterine Therapie durch eine „Trachealokklusion“. Dadurch soll das Lungenwachstum gefördert werden. Die ersten Ergebnisse sind vielversprechend, haben aber noch nicht Eingang in die Beratungspraxis gefunden.
Im Moment erscheint es sinnvoll, mit den Paaren die genannten Optionen zu besprechen und ihnen die Möglichkeit zu geben, sich an anderen Zentren zur „Zweitmeinung“ vorzustellen.

Literatur

Colvin J, Bower C, Dickinson JE, Sokol J. Outcomes of congenital diaphragmatic hernia: a population-based study in Western Australia. Pediatrics 2005; 116: e356 – e363

Dahlheim M, Witsch M, Demirakca S, Lorenz C, Schaible T. Congenital diaphragmatic hernia – results of an ECMO centre. Klin Padiatr 2003; 215: 213 – 222

Heling KS, Wauer RR, Hammer H, Bollmann R, Chaoui R. Reliability of the lung-to-head ratio in predicting outcome and neonatal ventilation parameters in fetuses with congenital diaphragmatic hernia. Ultrasound Obstet Gynecol 2005; 25: 112 – 118

Jani J, Cannie M, Peralta CF, Deprest JA, Nicolaides KH, Dymarkowski S. Lung volumes in fetuses with congenital diaphragmatic hernia: comparison of 3 D US and MR imaging assessments. Radiology 2007; 244: 575 – 582

Jani J, Nicolaides KH, Keller RL et al., Antenatal CHD Group. Observed to expected lung area to head circumference ratio in the prediction of survival in fetuses with isolated diaphragmatic hernia. Ultrasound Obstet Gynecol 2007; 30: 67 – 71

Kohl T, Gembruch U, Filsinger B et al., German center for fetal surgery diaphragmatic hernia task group. Encouraging early clinical experience with deliberately delayed temporary fetoscopic tracheal occlusion for the prenatal treatment of life threatening congenital diaphragmatic hernias. Fetal Diagn Ther 2006; 21: 314 – 318

Morini F, Goldman A, Pierro A. Extracorporeal membrane oxygenation in infants with congenital diaphragmatic hernia: a systematic review of the evidence. Eur J Pediatr Surg 2006; 16: 385 – 391

Muratore CS, Kharasch V, Lund DP et al. Pulmonary morbidity in 100 survivors of congenital diaphragmatic hernia monitored in a multidisciplinary clinic. J Pediatr Surg 2001; 36: 133 – 140

Steinhorn RH, Kriesmer PJ, Green TP, McKay CJ, Payne NR. Congenital diaphragmatic hernia in Minnesota. Impact of antenatal diagnosis on survival. Arch Pediatr Adolesc Med 1994; 48: 626 – 631

Veldman A, Schlösser R, Allendorf A et al. Bilateral congenital diaphragmatic hernia: Differentiation between Pallister-Killian and Fryns syndromes. Am J Med Genet 2002; 111: 86 – 87

Yang SH, Nobuhara KK, Keller RL et al. Reliability of the lung to head ratio as a predictor of outcome in fetuses with isolated left congenital diaphragmatic hernia at gestation outside 24 – 26 weeks. Am J Obstet Gynecol 2007; 197: 30e1 – 30e7

Fall 15 Axilläres Lymphangiom

Präsentation

Anamnese

36-jährige Frau; 1 G, 0 P. Vorstellung in der SSW 20 + 2. Zustand nach Clomifenbehandlung. Eine Amniozentese war aus „Altersindikation" durchgeführt worden (unauffälliger weiblicher Karyotyp).

Sonographischer Befund

- zeitgerechte Schwangerschaft
- unauffällige fetale Dopplersonographie
- kein Hinweis für Hydrops
- Fruchtwassermenge normal

Besonderheiten

- von der rechten Thoraxwand ausgehend und in die rechte Axilla ziehend ein 4,2 cm × 2,7 cm × 4,2 cm großer, glatt begrenzter, teils zystischer, teils solider Tumor mit deutlich positivem Flow-Signal

Pränatale Diagnose

Verdacht auf axilläres Lymphangiom/Hämangiom (Abb. 15.**1**).

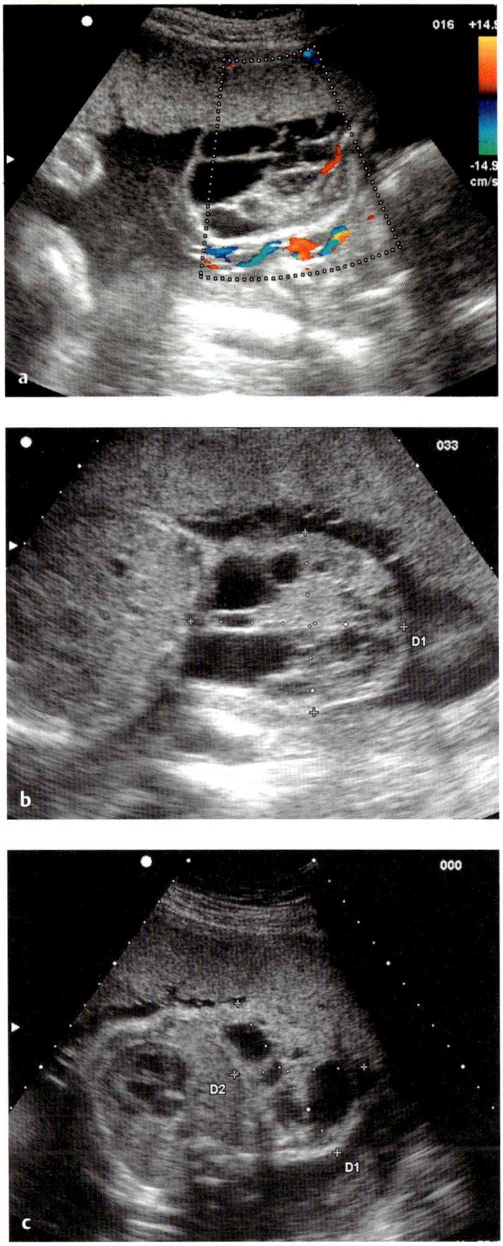

Abb. 15.**1 a – c** Verlaufskontrollen des Tumors in Abständen von je einem Monat.
a Positives Flow-Signal am Rande des zystisch-soliden Tumors.
b Breitbasiges Übergehen in die Thoraxwand.
c Beziehung zum Thorax und zu seinen Organen.

Weitere Diagnostik

Da die Amniozentese bereits durchgeführt war, waren weitere Untersuchungen nicht indiziert.

Pränataler Verlauf

Die Patientin wird in 2-wöchentlichen Intervallen in der Pränatalsprechstunde mitbetreut. Es findet sich zu keinem Zeitpunkt ein Hinweis für einen Hydrops. Die V_{max} der ACM ist im Normbereich. Der Befund ist leicht größenprogredient (Abb. 15.**2**) und führt zu einem Abspreizen des rechten Arms. Deshalb ist aus geburtmedizinischer Sicht die Geburtsmechanik beeinträchtigt. Zudem könnte das Lymphangiom reißen und zu peripartalen Blutungen führen. Eine primäre Sectio caesarea wird vereinbart.

Peri- und postnataler Verlauf

Perinataler Verlauf

Geburt in der SSW 36 + 6 per Sectio caesarea nach vorzeitigem Blasensprung. Mädchen, 3150 g; APGAR: 8/9/10; NSpHa: 7,24.

Postnataler Verlauf

Die postnatale Adaptation des Kindes war erwartungsgemäß normal. Es kam zu keiner respiratorischen Störung, und der Kreislauf war immer stabil. Das Lymphangiom reichte von der Axilla bis zum Rippenbogen (Abb. 15.**3**). Nach einer Zeit der klinischen Beobachtung und regelmäßiger Ultraschallkontrollen wurde der Tumor am 4. Lebenstag operativ teilentfernt. Da die Strukturen des Lymphangioms teilweise mit Nervengewebe verwachsen waren, wurde auf eine Totalexstirpation verzichtet.

Nach einem halben Jahr musste erneut eine Operation durchgeführt werden, da das Lymphangiom wieder deutlich gewachsen war. Das Kind ist weiterhin in ärztlicher Betreuung, um gegebenenfalls erneut operiert zu werden.

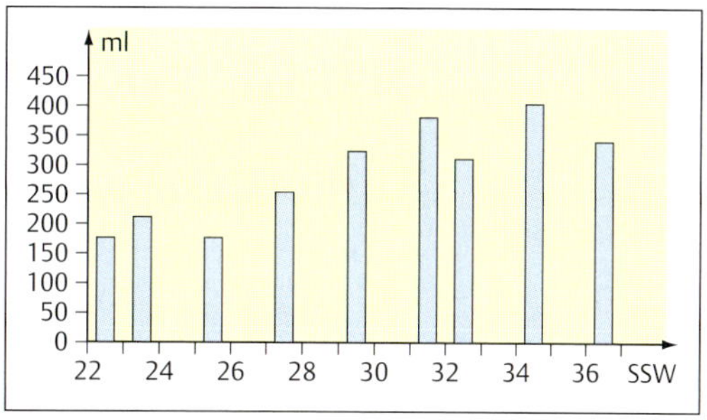

Abb. 15.**2** Diagramm zur Größenzunahme des Befundes im Verlauf der Schwangerschaft.

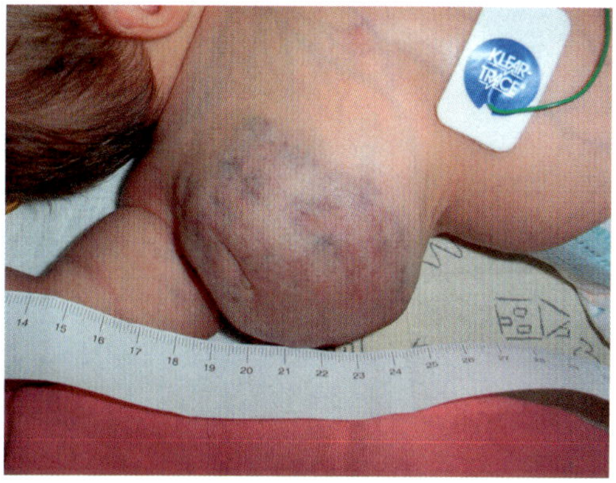

Abb. 15.**3** Lymphangiom mit deutlich sichtbaren Hämangiomanteilen.

Postnatale Diagnose

Axillärer Tumor.

Prognose des Kindes

Die Prognose eines Lymphangioms an der Thoraxwand ist wegen der Lokalisation und der anatomischen Beziehung zu Nerven und Gefäßen wesentlich besser als die eines Lymphangioms am Hals. Die Rezidivneigung ist von der Totalität der Entfernung abhängig. Kleinere Lymphangiomteile können verbleiben und sich wieder ausbreiten.

Einige Syndrome sind mit Lymphangiomen vergesellschaftet, z. B. das Proteus-Syndrom. Die Syndrome können jedoch wegen der eindrucksvollen anderen Symptome (beim Proteus-Syndrom Hemihypertrophie und Naevi flammei) leicht von isolierten Lymphangiomen differenziert werden. Klinisch ist die Abgrenzung gegenüber einem Hämangiom nicht immer einfach.

Fazit zum Fall

Abschließende Diagnose: Lymphangiom.

Praxistipp

Vorgehen bei Verdacht auf Lymphangiom
Bei der pränatalen Verdachtsdiagnose eines Lymphangioms sollten regelmäßige sonographische Verlaufskontrollen zur Ausmessung des Befundes erfolgen.

Die wichtigste Differenzialdiagnose ist das Hämangiom, das zu einer Blutumverteilung mit der Gefahr einer Herzinsuffizienz (Hydrops, Hydramnion) oder zu Einblutungen führen kann. Ein Teratom bietet zwar sonographisch ein ähnliches Bild, kann aber wegen seiner Lokalisation und der sonographischen Struktur unterschieden werden.

Literatur

Cohen BA. Pädiatrische Dermatologie. Berlin/Wiesbaden: Ullstein Mosby; 1995

Ozkur A, Kervancioglu R, Diensoy E, Inaloz HS, Sirkici A. Prenatal sonographic diagnosis of an extensive fetal axillary hemangiolymphangioma. J Clin Ultrasound 2007; 35: 274 – 276

Ruano R, Aubry JP, Simon I et al. Prenatal diagnosis of a large axillary cystic lymphangioma by three-dimensional ultrasound and magnetic resonance imaging. J Ultrasound Med 2003; 22: 419 – 423

Tseng JJ, Chou MM, Ho ES. Fetal axillary hemangiolymphangioma with secondary intralesional bleeding: serial ultrasound findings. Ultrasound Obstet Gynecol 2002; 19: 403 – 406

Zanotti SD, LaRusso S, Coulson C. Prenatal diagnosis of axillary cystic lymphangiomas. J Clin Ultrasound 2001; 29: 112 – 115

4 Herz

Fall 16 Hypoplastisches Linksherzsyndrom (HLHS)

Präsentation

Anamnese

29-jährige Frau; 2 G, 1 P. Vorstellung in der SSW 28 + 2 mit der sonographisch gestellten Verdachtsdiagnose eines Herzvitiums. Spontanpartus eines gesunden Kindes 4 Jahre zuvor, leere Eigen- und Familienanamnese.

Sonographischer Befund

- BIP: 71 mm
- KU: 253 mm
- THQ: 66,9 mm
- THUM: 215 mm
- Femur: 54,5 mm
- FW normal

Besonderheiten

- Wachstumsretardierung
- HLHS mit Verdacht auf Aortenklappenatresie und hypoplastische Aorta

Pränatale Diagnose

HLHS (Abb. 16.**1**).

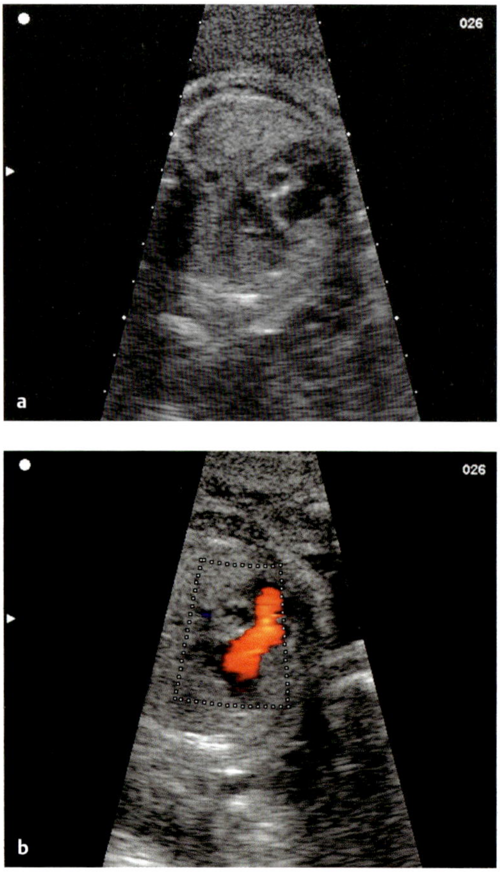

Abb. 16.**1 a, b** 4-Kammer-Blick.
a Hypoplastischer linker Ventrikel.
b Unauffälliger rechter Ausflusstrakt.

Weitere Diagnostik

Bei Retardierung und Vitium cordis wird eine Amniozentese durchgeführt, die einen unauffälligen weiblichen Chromosomensatz zeigt.

Pränataler Verlauf

Es folgen mehrere Wiedervorstellungen im Rahmen der Perinatalsprechstunde. Dabei werden dem Paar die postpartalen Behandlungsmöglichkeiten aufgezeigt. Die Eltern holen sich eine Zweitmeinung in einem Kinderherzzentrum ein, das sich besonders mit dem Krankheitsbild des HLHS beschäftigt und alle Therapiemöglichkeiten anbietet. Das Ehepaar entschließt sich nach Abwägung der verschiedenen Optionen zunächst gegen eine operative Versorgung des HLHS. Ein Schwangerschaftsabbruch wird von ihnen nicht erwogen. Im weiteren Verlauf regelrechtes Wachstum. In der SSW 39 wird eine Endokardfibroelastose deutlich.

Inzwischen sind die Eltern in ihrer Entscheidung unsicher geworden. Es wird ihnen angeboten, das Kind postpartal auf die Intensivstation aufzunehmen, um die Optionen einer Behandlung offen zu halten.

Peri- und postnataler Verlauf

Perinataler Verlauf

In der SSW 40 + 2 erfolgt die stationäre Aufnahme bei zunehmender Wehentätigkeit. Es kommt zur raschen Eröffnungs- und Austreibungsperiode und zum Spontanpartus (Mädchen, 3180 g; APGAR: 9/9/10; NspHa: 7,23).

Postnataler Verlauf

Das Kind wird – wie vorher mit den Eltern besprochen – zunächst auf die kinderkardiologische Intensivstation aufgenommen und erhält zum Offenhalten des Ductus arteriosus eine Prostaglandininfusion. Die Echokardiographie bestätigt den Befund eines HLHS mit einer sehr kleinen Aorta ascendens und einer Mitralklappenatresie sowie einem rudimentären linken Ventrikel. Kein Fluss über Aorten- und Mitralklappe; Ductus arteriosus sehr weit offen mit Rechts-Links-Shunt.

Nach mehreren Gesprächen über den konkreteren Behandlungsplan entscheiden sich die Eltern jetzt definitiv gegen eine herzchirurgische Therapie. Im Rahmen einer gemeinsamen Entscheidung von Eltern und Therapeuten wird deshalb eine palliative Behandlung des Kindes begonnen und das Prostaglandin abgesetzt. Das Kind verstirbt am 4. Lebenstag.

Postnatale Diagnose

Hypoplastisches Linksherzsyndrom (HLHS).

Prognose des Kindes

Lebenserwartung

Die Prognose von Kindern mit einem HLHS hinsichtlich des Überlebens ist seit der Operationsstrategie nach Norwood (1980) und der ersten Herztransplantation bei einem Neugeborenen im Jahre 1985 durch Bailey immer besser geworden. Die Mortalität bei oder nach der ersten Norwood-Stufe liegt bei 17 – 36 %. Die Mortalität bei den nachfolgenden Schritten hängt unter anderem von den Modifikationen ab und liegt bei 8 – 29 %. Die 5-Jahres-Überlebensrate beträgt in erfahrenen Zentren zurzeit 75 %. Bei der Herztransplantation sterben die meisten Kinder (25 – 50 %) während der Wartezeit auf ein Spenderorgan. Die 5-Jahres-Überlebensrate liegt dann nach erfolgreicher Transplantation bei 65 – 70 %. Langzeitstudien über die Häufigkeit von Spätfolgen der immunsuppressiven Therapie und von chronischen Abstoßungen über einen längeren Zeitraum stehen noch aus.

Weitere Entwicklung

Bei einer neuropsychologischen Nachuntersuchung von 48 Kindern, die entweder eine Herztransplantation oder eine Norwood-Prozedur bei HLHS hinter sich gebracht hatten, lag der IQ im mittleren Alter von 12 Jahren im Mittel bei 86 (± 14). In einer Singlecenterstudie waren die Ergebnisse verschiedener psychomotorischer Tests bei den Kindern sehr unterschiedlich, und einige Kinder zeigten sogar eine normale Entwicklung.

Fazit zum Fall

Abschließende Diagnose: HLHS.

Bei der pränatalen Diagnostik eines HLHS ist der durch den diminuitiven linken Ventrikel auffällige 4-Kammer-Blick wegweisend. Im Verlauf kann sich das sonographische Bild verändern. Es kann sein, dass sich ein HLHS im Verlauf der Schwangerschaft erst ausbildet, also in der 20. SSW beim Fehlbildungsausschluss noch nicht zu erkennen ist. Je nach Größe des linken Ventrikels kann sich sonographisch das Bild eines funktionell univentrikulären Herzens ergeben.

Der Anteil des HLHS an allen Herzfehlern beträgt nach unterschiedlichen Quellen etwa 1 – 4 % (Prävalenz: 0,25/1000 Lebendgeburten). Es besteht ein deutlich erhöhtes Wiederholungsrisiko in betroffenen Familien. Begleitfehlbildungen und chromosomale Anomalien sind selten. Eine Karyotypisierung sollte dennoch erwogen werden.

Die Belastung für die betroffene Familie ist sehr hoch. Dies findet auch in zahlreichen Elterninitiativen Ausdruck.

Praxistipp

HLHS

Das HLHS umfasst eine Gruppe von Vitien, deren Gemeinsamkeit ein diminuitiver linker Ventrikel ist. Häufig und relativ typisch sind eine Mitral- und eine Aortenklappenatresie mit hypoplastischer Aorta bis zur Einmündungsstelle des Ductus arteriosus. Das linke Herz ist somit nicht in der Lage, einen systemischen Kreislauf zu unterhalten. Verschließt sich der Ductus arteriosus, stirbt das Kind. Ziel der Therapie ist es deshalb, einen adäquaten systemischen Cardiac Output herzustellen, dabei den pulmonalen Blutfluss zu kontrollieren und die koronare Perfusion sowie den Abfluss der Pulmonalvenen zu sichern.

Dazu werden in den ersten 3 Lebensjahren 3 Operationsschritte durchgeführt (Norwood I – III). Im ersten Schritt, der etwa am Ende der ersten Lebenswoche erfolgt, wird ein aortopulmonaler Shunt konstruiert und eine Atrioseptektomie durchgeführt. Beim zweiten Eingriff im Alter von 3 – 4 Monaten erfolgt eine Anastomosierung der V. cava superior mit der rechten Pulmonalarterie (Glenn-Shunt). Im dritten Schritt im Alter von 1 – 3 Jahren wird schließlich die V. cava inferior mit der A. pulmonalis anastomisiert (Komplettierung der Fontan-Zirkulation). Das Verfahren wurde in den jeweiligen Zentren modifiziert, sodass der Operationsplan und auch die Ergebnisse variieren.

Der Vorteil der zweiten Behandlungsmöglichkeit, der Herztransplantation, besteht darin, dass lediglich eine Operation durchgeführt wird. Bis ein Organ verfügbar ist, muss ein aortopulmonaler Shunt gesichert werden. Dies geschieht mittels der sogenannten Hybridtechnik, bei der der Ductus arteriosus mittels interventioneller Katheterisierung durch einen Stent offen gehalten und der Blutfluss durch die A. pulmonalis durch ein Banding reduziert wird. Das größte Problem bei der Herztransplantation ist die Verfügbarkeit des Spenderorgans.

Hilfe für Betroffene

- Bundesverband Herzkranke Kinder e. V., www.bvhk.de
- www.kinderkardiologie.org

Literatur

Alsoufi B, Bennetts J, Verma S, Caldarone CA. New developments in the treatment of hypoplastic left heart syndrome. Pediatrics 2007; 119: 109 – 117

AWMF online. Hypoplastisches Linksherz/Hypoplastisches Linksherzsyndrom. www.uni-duesseldorf.de/awmf/ll/023-030.htm, 2005

Ikle L, Hale K, Fashaw L, Boucek M, Rosenberg AA. Developmental outcome of patients with hypoplastic left heart syndrome treated with heart transplantation. J Pediatr 2003; 142: 20 – 25

Lindsey A, Hornberger L, Sharland Y, eds. Textbook of fetal cardiology. London: Greenwich Medical Media Limited; 2000

Mahle WT, Visconti KJ, Freier MC et al. Relationship of surgical approach to neurodevelopmental outcomes in hypoplastic left heart syndrome. Pediatrics 2006; 117: e90 – e97

Fall 17 Kardiale Rhabdomyome, tuberöse Sklerose

Präsentation

Anamnese

29-jährige Frau; 1 G, 0 P. Erstvorstellung zum sonographischen Fehlbildungsausschluss in der SSW 20 + 1. Leere Eigen- und Familienanamnese.

Zu diesem Zeitpunkt lediglich fetale kardiale Arrhythmie ohne erkennbare sonoanatomische Auffälligkeiten. Eine Kontrolle 2 Wochen später zeigt eine normale fetale Herzfrequenz.

Weitere Vorsorge durch den niedergelassenen Frauenarzt. Wiedervorstellung in der SSW 32 + 1 wegen eines Tumors im fetalen Myokard.

Sonographischer Befund

- zeitgerechte Gravidität
- kein Hinweis für Herzinsuffizienz
- fetale Dopplersonographie inklusive Ductus venosus unauffällig
- kein Hinweis für fetale Arrhythmie

Besonderheiten

- im Bereich des linken Herzen vom Ventrikelseptum ausgehend 26 mm × 25 mm großer, echodichter Befund darstellbar
- ein zweiter, kleinerer (4,6 mm × 4 mm großer) Tumor in unmittelbarer Nähe abgrenzbar

Pränatale Diagnose

Rhabdomyome; Verdacht auf tuberöse Sklerose (Abb. 17.**1** und Abb. 17.**2**).

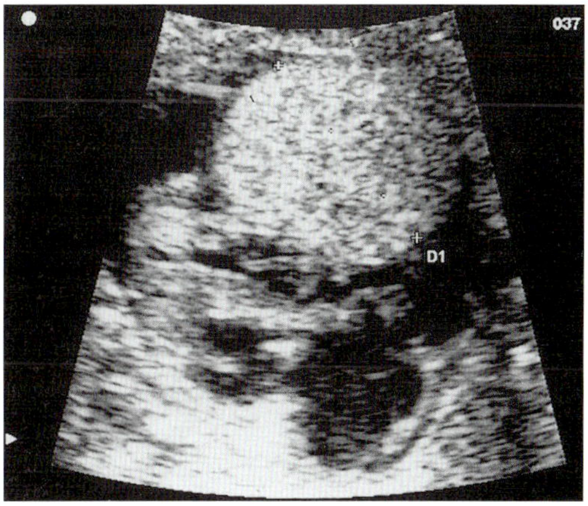

Abb. 17.**1** 4-Kammer-Blick. Darstellung des intrakardialen Tumors, der vom Ventrikelseptum ausgeht. Daneben kleinerer Tumor interseptal.

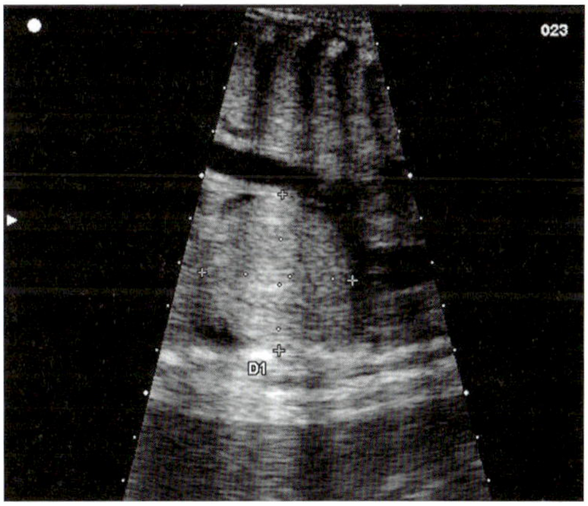

Abb. 17.**2** Verlaufskontrolle des größten Tumors in der SSW 38. Im Längsschnitt Metrik: 34,5 mm × 34,3 mm.

Pränataler Verlauf

Die Schwangerschaft wird engmaschiger (einmal pro Woche) ambulant überwacht. Sonographisch zeigen sich die kardialen Rhabdomyome nur leicht größenprogredient. Regelmäßige CTG-Kontrollen sind unauffällig, ohne Hinweis auf Dysrhythmien des Feten. In der Herzspitze zeigen sich 2 weitere kleine Tumoren (4 mm und 3,6 mm). Außer einem milden Perikarderguss gibt es keinen Hinweis für eine kardiale Dekompensation, ebenso sind keine Arrhythmien zu beobachten. Während der gesamten pränatalen Überwachung keine sonographischen Auffälligkeit des Gehirns.

Die Patientin wird präpartal interdisziplinär durch Kinderkardiologen und Neuropädiater beraten.

Peri- und postnataler Verlauf

Perinataler Verlauf

Komplikationslose sekundäre Sectio caesarea in der SSW 40 + 4 (Geburtsstillstand); Mädchen, 4250 g; NSpHa: 7,25.

Postnataler Verlauf

Das Kind wird postnatal wegen einer persistierenden Zyanose und einer insuffizienten Atmung intubiert und beatmet. Die Echokardiographie zeigt, dass der große Tumor den linken Ausflusstrakt und die Füllung des linken Ventrikels behindert. Deshalb wird der Tumor am 2. Lebenstag kardiochirurgisch enukleiert. Die unmittelbare postoperative Phase wird zeitweilig durch eine Niereninsuffizienz und einen Chylothorax kompliziert. Bedeutsamer sind die immer wieder auftretenden tachykarden Rhythmusstörungen, die einer Dauertherapie bedürfen. Außerdem werden am 4. Lebenstag Krampfanfälle beobachtet. Eine MRT des Gehirns zeigt – wie am Herz – Tubera (Abb. 17.**3**), sodass die Diagnose einer tuberösen Hirnsklerose gestellt wird.

Auch wenn sich im Verlauf einige Tumoren im Herz verkleinert hatten oder verschwunden waren, musste das Kind nach der Entlassung immer wieder wegen kardialer Rhythmusstörungen in die Klinik aufgenommen werden. Außerdem litt es an kaum einstellbaren Krampfanfällen. Die Entwicklung bis zum Kleinkindalter zeigte eine deutliche Retardierung.

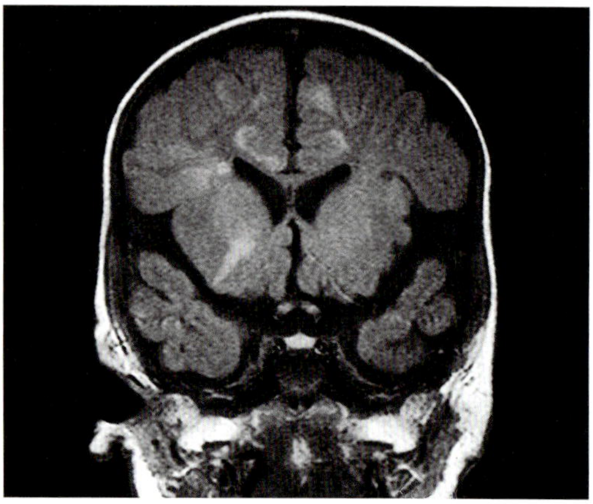

Abb. 17.**3** Magnetresonanztomogramm vom 5. Lebenstag. Zahlreiche intrazerebrale Tubera.

Postnatale Diagnose

Kardiale Rhabdomyome bei tuberöser Sklerose.

Prognose des Kindes

Herztumoren sind bei Kindern sehr selten. Die größte Gruppe bilden die Rhabdomyome, die im Prinzip gutartige Tumoren sind und sich spontan zurückbilden können. Haben sie jedoch hämodynamische Bedeutung, so muss man die Indikation zur Entfernung überdenken. Je nach ihrer Lokalisation lösen sie Herzrhythmusstörungen aus, die auch dann bestehen bleiben, wenn die Tumoren sonographisch nicht mehr nachweisbar sind, da winzige Reste im Reizleitungssystem Arrhythmien verursachen können.

In 80 % der Fälle weisen die Rhabdomyome auf eine tuberöse Sklerose hin, wobei multiple Tumoren ein sichereres Zeichen dafür sind als einzelne Tumoren.

Fazit zum Fall

Abschließende Diagnose: tuberöse Sklerose.

Pränatal konnte die Diagnose von zerebralen Tumoren in diesem Fall nicht gesichert werden, was bekanntermaßen allein durch die Sonographie auch schwierig ist. Deshalb schlagen einige Autoren aufgrund von Fallberichten die ergänzende Diagnostik durch eine fetale MRT des Gehirns vor, womit auch kleinere Tubera entdeckt werden können.

Die fetale Rhythmusstörung bei der Erstvorstellung der Patientin muss retrospektiv als Folge von schon zu diesem Zeitpunkt vorliegenden Rhabdomyomen gedeutet werden, auch wenn sich diese der sonographischen Darstellung entzogen. Im Verlauf konnten keine Arrhythmien dargestellt werden, was nicht ausschließt, dass sie intermittierend bestanden.

Praxistipp

Fetale Herztumoren

Es handelt sich in der Regel um Rhabdomyome (60 – 80 %), Teratome (etwa 5 – 20 %) sowie selten Hämangiome, Fibrome oder Myxome.

Rhabdomyome kommen sowohl multipel als auch solitär vor und gehen oft vom interventrikulären Septum aus.

Gefahren sind Arrhythmie, Perikarderguss und mechanische Obliteration der Herzhöhlen oder Stenosierung der Herzklappen, was zur fetalen Herzinsuffizienz und zum Hydrops führen kann.

Intrauterin zeigen die Herztumoren oft eine Wachstumstendenz, postpartal hingegen sind Remissionen typisch. Regelmäßige sonographische Verlaufskontrollen sind indiziert. Die Assoziation von Rhabdomyomen mit der tuberösen Sklerose ist häufig (50 – 90 %).

Völlig davon abzugrenzen ist das sogenannte Golfballphänomen. Dieser „Softmarker" wird im 2. Trimenon beim Fehlbildungsausschluss beschrieben. Der echogene Fokus liegt häufig im linken Ventrikel (90 %). Er stellt mutmaßlich eine Verkalkung im Papillarmuskel ohne pathologische Bedeutung dar. Die Assoziation mit chromosomalen Anomalien wurde initial scheinbar überbewertet, auch heute ist die Einschätzung kontrovers. Einstimmig ist man der Überzeugung, dass der isolierte echogene Fokus im linken Ventrikel keine absolute Indikation zur invasiven Diagnostik darstellt.

Tuberöse Sklerose

Die tuberöse Sklerose ist eine Erkrankung, die alle Organe betreffen kann, am wichtigsten das Gehirn mit den Folgen einer geistigen Retardierung und einer oft therapierefraktären Epilepsie. Die Prognose kann recht unterschiedlich sein, und der Phänotyp der Erkrankung ist ausgesprochen variabel, doch wurde die Häufigkeit von Epilepsien mit bis zu 93 % und die von Lernschwierigkeiten mit bis zu 72 % angegeben.

Die tuberöse Sklerose wird in 30 % der Fälle autosomal-dominant vererbt, die restlichen Fälle sind Neumutationen. Deshalb ist eine genetische Beratung angezeigt.

Hilfe für Betroffene

www.tuberoesesklerose.de

Literatur

Bader RS, Chitayat D, Kelly E et al. Fetal rhabdomyoma: prenatal diagnosis, clinical outcome, and incidence of associated tuberous sclerosis complex. J Pediatr 2003; 143: 620 – 624

Devlin LA, Shepherd CH, Crawford H, Morrison PJ. Tuberous sclerosis complex: clinical features, diagnosis, and prevalence within Northern Ireland. Dev Med Child Neurol 2006; 48: 495 – 499

Distefano G, Sciacca P, Mattia C, Tornambene G. Cardiac involvement in tuberous sclerosis in the first months of life: physiopathologic and clinical aspects of cardiac rhabdomyoma. Pediatr Med Chir 1998; 20: 29 – 32

Geipel A, Krapp M, Germer U, Becker R, Gembruch U. Prenatal diagnosis of cardiac tumors. Ultrasound Obstet Gynecol 2001; 17: 17 – 21

Holley DG, Martin GR, Brenner JI et al. Diagnosis and management of fetal cardiac tumors: a multicenter experience and review of puplished reports. J Am Coll Cardiol 1996; 26: 516 – 520

Kivelitz DE, Mühler M, Rake A, Scheer I, Chaoui R. MRI of cardiac rhabdomyoma in the fetus. Eur Radiol 2004; 16: 1513 – 1516

Lendvay TS, Marshall FF. The tuberous sclerosis complex and its highly variable manifestations. J Urol 2003; 169: 1635 – 1642

Mühler MR, Rake A, Schwabe M et al. Value of fetal cerebral MRI in sonographically proven cardiac rhabdomyoma. Pediatr Radiol 2007; 37: 467 – 474

Fall 18 Kardiomegalie, Hydrops

Präsentation

Anamnese

36-jährige Frau; 1 G, 0 P. Vorstellung in der SSW 25 + 4 in unserer Ultraschallabteilung mit dem Verdacht auf ein Herzvitium des Feten. Leere Eigen- und Familienanamnese.

Sonographischer Befund

- Kopf und Femur zeitgerecht
- Ductus venosus unauffällig

Besonderheiten

- Biometrie mit Abdomen oberhalb der 95. Perzentile
- Polyhydramnion
- fetaler Aszites und fetales Hautödem
- stark vergrößertes Herz mit Verdacht auf hochgradige Aortenstenose und Mitralinsuffizienz
- dilatierter und kaum kontraktiler linker Ventrikel mit echodichter Wandung im Sinne einer Endokardfibroelastose
- dopplersonographisch kein Hinweis für fetale Anämie
- ACM: V_{max} von 35,3 cm/s
- Dopplersonographie der A. umbilicalis: pathologischer RI von 82 %

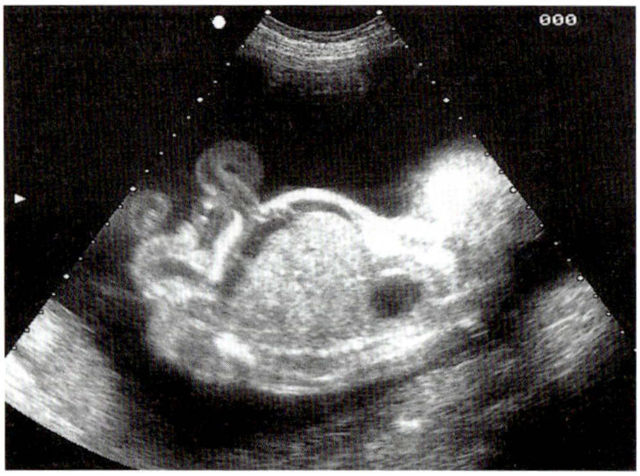

Abb. 18.**1** Längsschnitt: Aszitessichel und dadurch vorgewölbtes Abdomen sowie deutlich echodichtes Hautödem.

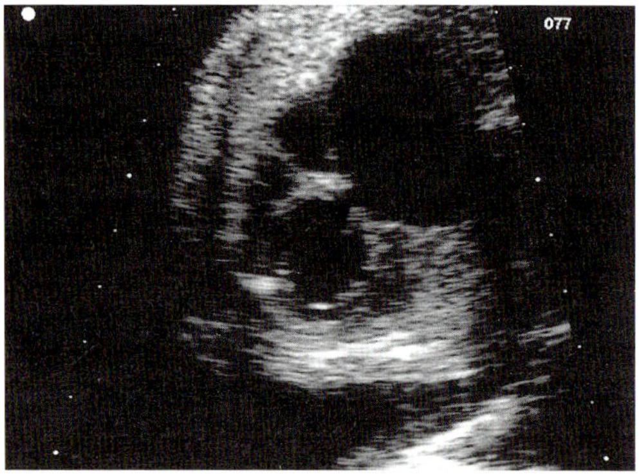

Abb. 18.**2** Kardiomegalie mit dilatiertem linken Ventrikel.

Pränatale Diagnose

Schwere sekundäre Kardiomyopathie bei Aortenstenose und Mitralinsuffizienz sowie Endokardfibroelastose und fetale Herzinsuffizienz mit Hydrops und Polyhydramnion (Abb. 18.**1** und Abb. 18.**2**).

Weitere Diagnostik

Auch wenn die Pathogenese des Hydrops aufgrund der fetalen Herzinsuffizienz offensichtlich ist, werden bei Hydrops fetalis eine Karyotypisierung, eine TORCH-Serologie und ein Antikörpersuchtest durchgeführt.

Pränataler Verlauf

Bei dem eindrücklichen sonographischen Befund wird das Paar ausführlich über die einzelnen Verdachtsdiagnosen aufgeklärt. Eine kinderkardiologische Vorstellung findet statt. Auch hier wird die Verdachtsdiagnose bestätigt. Bei ausgeprägtem Polyhydramnion wird bei zunehmenden subjektiven Beschwerden eine Entlastungspunktion zur Vermeidung einer vorzeitigen Wehentätigkeit geplant.

Peri- und postnataler Verlauf

Perinataler Verlauf

Die stationäre Aufnahme erfolgt in der SSW 28 + 5. Während der Vorbereitungen für die Punktion kommt es zum spontanen Blasensprung mit extrem rascher Eröffnung und Spontanpartus (Junge, 1000 g; NSpHa: 6,7).

Postnataler Verlauf

Das hydropische Kind wird bei Bradykardie und insuffizienter Eigenatmung sofort nach der Geburt intubiert und beatmet. Über einen Nabelvenenkatheter werden inotrope Substanzen infundiert. Damit lässt sich eine einigermaßen ausreichende Perfusion erreichen. Aufgrund eines auch im Röntgenbild diagnostizierten Atemnotsyndroms Grad IV wird Surfactant appliziert. Der Zustand des Kindes lässt sich zunächst stabilisieren.

Auch postnatal kann die pränatal gestellte Diagnose einer schweren Aortenstenose bestätigt werden. Die Mitralklappe ist insuffizient, die Pulmonalarterie sehr weit, der Ductus arteriosus eher schmal. Die Kontraktilität des linken Ventrikels ist erheblich eingeschränkt. Aufgrund der insgesamt desolaten Situation sowie der in diesem Gestationsalter und bei diesem Gewicht eingeschränkten therapeutischen Möglichkeiten wird eine palliative Behandlung eingeleitet, und das Kind verstirbt 12 Sunden später. Eine Obduktion wird von den Eltern abgelehnt.

Postnatale Diagnose

Hydrops fetalis bei Herzinsuffizienz.

Prognose des Kindes

Die therapeutischen Möglichkeiten sind bei Früh- oder Neugeborenen mit sehr niedrigem Geburtsgewicht und Herzfehlbildung insgesamt eingeschränkt, und die Mortalität ist hoch. Generell ist eine interventionelle Katheteruntersuchung bei geringem Gestationsalter prinzipiell leichter durchzuführen als ein operativer Eingriff. In der Regel wird man aber durch eine medikamentöse, supportive Therapie Kathetereingriffe und Operationen hinauszögern, auch wenn die Daten aus verschiedenen Studien zeigen, dass eine verzögerte Intervention eher zu einem schlechteren Ergebnis führt. Die Mortalität von Frühgeborenen mit Herzfehler hängt eher von der Art des Vitiums ab als von der Reife der Kinder. Vitien, die das linke Herz betreffen, haben vor allen anderen Herzfehlern die höchste Mortalität.

Fazit zum Fall

Abschließende Diagnose: Hydrops fetalis, Aortenstenose.

Die Situation bei der Erstvorstellung war für das Kind schon sehr ungünstig. Auch das Vorliegen der Endokardfibroelastose war zu diesem frühen Zeitpunkt ein ungünstiges prognostisches Zeichen, das darauf hinweist, dass die kardiale Situation fixiert ist und dass das Herz hypokinetisch ist und sich nicht mehr anpassen kann.

Praxistipp

Hydrops fetalis

Siehe hierzu auch die Fälle 54 – 56.

Ein Hydrops fetalis bezeichnet das Bild einer pathologischen Flüssigkeitsansammlung in mindestens 2 Körperhöhlen und eines Hautödems. Die Einteilung in nichtimmunologischen (etwa 90 %) und immunologischen Hydrops ist üblich. Beim nichtimmunologischen Hydrops können angeborene kardiale Fehlbildungen in bis zu 20 – 30 % der Fälle die Ursache darstellen. Ein prognostisch ungünstiges Zeichen ist in diesem Zusammenhang ein echodichtes Endokard (Endokardfibroelastose).

Literatur

Kecskes Z, Cartwright DW. Poor outcome of very low birthweight babies with serious congenital heart disease. Arch Dis Child Fetal Neonatal Ed 2002; 87: F31 – F33

Oppido G, Napoleone CP, Formigari R et al. Outcome of cardiac surgery in low birth weight and premature infants. Eur J Cardiothorac Surg 2004; 26: 44 – 53

Reddy VM, Hanley FL. Cardiac surgery in infants with very low birth weight. Semin Pediatr Surg 2000; 9: 91 – 95

Tercanli S, Gembruch U, Holzgreve W. Non Immune Hydrops fetalis: Diagnosis and management. In: Callen PW, ed. Ultrasonography in Obstetrics and gynaecology. Philadelphia: Saunders; 2000: 551 – 576

Fall 19 Hypoplastisches Rechtsherzsyndrom bei Geminigravidität

Präsentation

Anamnese

32-jährige Frau; 3 G, 2 P. Vorstellung in der SSW 22 + 5 bei dichorialer Geminigravidität. Beim niedergelassenen Frauenarzt war ein „auffälliges" fetales Herz des einen Zwillings festgestellt worden. Das Ehepaar hat 2 gesunde Kinder (einmal Spontanpartus, einmal sekundäre Sectio caesarea).

Sonographischer Befund

- zeitgerechte Geminigravidität (Junge und Mädchen)
- breite Trennwand

Besonderheiten

- beim Mädchen sonographisch auffälliges Herz:
  - dextropositioniert
  - rechter Ventrikel hypoplastisch
  - durch die Rechtsdrehung Lage des linken Herzens anterior und des hypoplastischen rechten Ventrikels posterior
- Aortenbogen unauffällig
- kein Hinweis für Herzinsuffizienz
- kein Perikarderguss
- Ductus venosus erwartungsgemäß mit negativer a-Welle

Pränatale Diagnose

DC-/DA-Geminigravidität mit hypoplastischem Rechtsherzsyndrom des weiblichen Feten (Abb. 19.**1**).

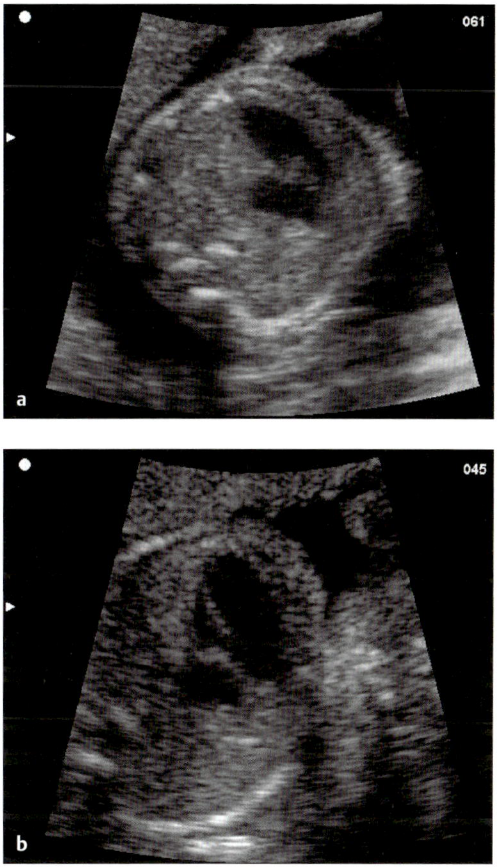

Abb. 19.**1** Aufnahmen aus der SSW 22 + 5. Dextropositio des Herzens und auffälliger 4-Kammer-Blick mit kleinem rechten Ventrikel, der durch die Drehung der Herzachse hinten liegt.

Weitere Diagnostik

Aufgrund des Charakters der Herzfehlbildung wird eine Karyotypisierung zwar angeboten, aber aufgrund des sonographischen Ausschlusses assoziierter Fehlbildungen und des Vorliegens der Zwillingsschwangerschaft nicht durchgeführt.

Pränataler Verlauf

Das Ehepaar stellt sich zur Zweitmeinung in einem anderen Zentrum vor. Dort wird die Diagnose bestätigt. Das weitere Vorgehen und die postpartale Versorgung werden in der interdisziplinären Pränatalkonferenz erläutert.

Es werden 4-wöchige Kontrollen im Wechsel im Zentrum und beim niedergelassenen Frauenarzt vereinbart. Dabei sind die Fruchtwasserverhältnisse und die fetalen Dopplersonographien immer unauffällig.

In der SSW 37 + 6 dann Oligohydramnion beider Feten bei beginnender Wehentätigkeit. Bei Schädellage des führenden Jungen war eine vaginale Entbindung besprochen worden. Dann zeigte sich beim Mädchen ein pathologisches CTG in der frühen Eröffnungsperiode (Abb. 19.**2**), sodass die Indikation zur Sectio caesarea gestellt wird.

Peri- und postnataler Verlauf

Perinataler Verlauf

Sectio caesarea in Spinalanästhesie in der SSW 37 + 6:

- Junge, 2820 g; APGAR: 9/9/10; NSpHa: 7,28
- Mädchen, 2280 g; APGAR: 6/8/8; NSpHa: 7,24

Postpartaler Verlauf des Mädchens

Postpartal wird das Kind lediglich abgesaugt und für eine kurze Zeit mit der Maske beatmet. Es bleibt zyanotisch, und die Pulsoxymetrie zeigt Werte der Sauerstoffsättigung um 70 %. Erst nach Volumengabe wird die Sauerstoffsättigung besser. Bei der Ultraschalluntersuchung des Herzens wird eine erhebliche Hypoplasie des rechten Ventrikels

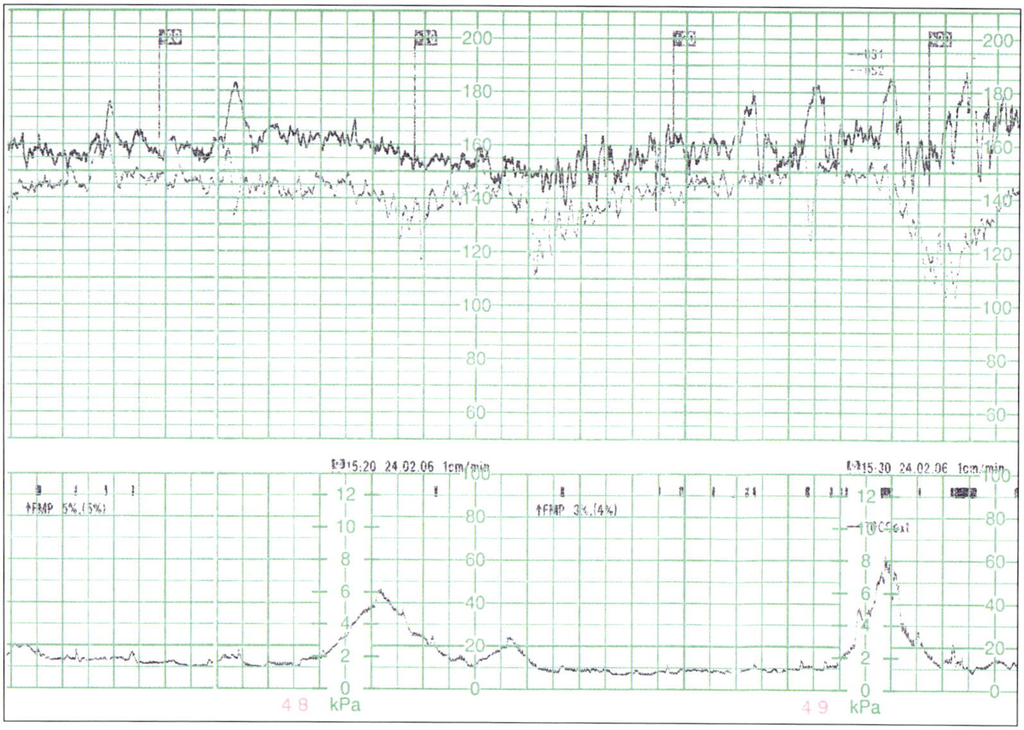

Abb. 19.**2** Kardiotokogramm am Entbindungstag mit unauffälligem Befund des führenden, gesunden Zwillings und Dezelerationen (Typ II) des kranken Mädchens.

bei Trikuspidalatresie festgestellt. Das Herz ist nach rechts gedreht, die AV-Klappe ist insuffizient.

Bei einer Katheteruntersuchung in der ersten Lebenswoche wird zusätzlich eine Abgangsstenose der rechten Pulmonalarterie deutlich. Die Therapie besteht zunächst im Offenhalten des Ductus arteriosus mittels Prostaglandininfusion. Am 14. Lebenstag wird ein modifizierter Blalock-Taussig-Shunt angelegt, die Stenose der A. pulmonalis dextra beseitigt und das Vorhofseptum reseziert. Im Alter von 8 Monaten wird eine Glenn-Anastomose durchgeführt. Der weitere Verlauf ist erfreulich. Das Kind nimmt allerdings unter einer hochkalorischen Ernährung nur zögerlich zu.

Postnatale Diagnose

Hypoplasie des rechten Ventrikels bei Trikuspidalatresie.

Prognose des Kindes

Beim sogenannten hypoplastischen Rechtsherz wird die Pumpleistung von der linken Kammer erbracht und ist somit wesentlich besser als beim hypoplastischen Linksherz, auch nach palliativen Operationen. Wichtig ist es, die Balance der Körperkreisläufe zu erhalten. Rhythmusstörungen können als Komplikation hinzutreten und müssen gegebenenfalls behandelt werden.

Ob Kinder mit komplexen Fehlbildungen des Herzens eine schlechtere neuropsychologische Entwicklung zeigen, ist laut Literatur nicht ganz klar, da in den Studien zu diesem Thema die Gruppen oft recht heterogen waren. Zyanotische Vitien sind prognostisch ungünstiger als azyanotische. In 1 – 5 % der Fälle komplexer Herzvitien muss mit einer bleibenden Schädigung anderer Organsysteme gerechnet werden. Deshalb ist die psychosoziale Betreuung der Familien von Anfang der Behandlung an dringend notwendig.

Fazit zum Fall

Abschließende Diagnose: hypoplastisches Rechtsherzsyndrom.

Bei der pränatalen Diagnose einer schwerwiegenden Fehlbildung bei nur einem erkrankten Mehrling ist das Austragen der Schwangerschaft naheliegend.

Kinder mit komplexen Herzfehlbildungen sollten wegen der unverzüglich notwendigen Behandlung (z. B. Prostaglandininfusion) möglichst in Perinatalzentren zur Welt kommen.

Praxistipp

4 D-Sonographie

Die neue 4 D-Real-Time-Ultraschalltechnologie, z. B. Spatio-temporal Image Correlation (STIC), mit und ohne Farbdopplersonographie kann die pränatale Diagnostik des Herzens bereichern. Die Besonderheit bei diesem Verfahren liegt in der Möglichkeit, multiplanare Schnittebenen und Volumenwerte vom bewegten Organ zu erhalten. In Kombination mit dem Inversion Mode kann ein Ausgussmodell des Organs rekonstruiert werden. Der Stellenwert dieser Spezialuntersuchung ist noch offen. Diese Techniken sind noch zeitaufwendig und benötigen neben der eigentlichen Untersuchung eine Nachbearbeitung der aufgenommenen Volumina. Ein Vorteil ist in der Versendung von aufgenommenen Volumina zur Zweitbefundung zu sehen. Durch Bewegungsartefakte (fetale oder maternale Bewegungen) und bei fetalen Rhythmusstörungen sind die Grenzen der neuen Technologie deutlich.

Hilfe für Betroffene

www.bvhk.de

Literatur

Allan L, Huggon IC. Counselling following a diagnosis of congenital heart disease. Prenat Diagn 2004; 24: 1136 – 1142

AWMF-Leitlinie. Rehabilitation bei angeborenen und erworbenen Herzerkrankungen im Kindes- und Jugendalter. www.uni-duesseldorf.de/AWMF/ll/023-031, 2003

McCusker CG, Doherty NN, Molloy B et al. Determinants of neuropsychological and behavioural outcomes in early childhood survivors of congenital heart disease. Arch Dis Child 2007; 92: 137 – 141

Messing B, Cohen SM, Valsky DV et al. Fetal cardiac ventricle volumetry in the second half of gestation assessed by 4 D ultrasound using STIC combined with inversion mode. Ultrasound Obstet Gynecol 2007; 30: 142 – 151

Yagel S, Benachi A, Bonnet D et al. Rendering in fetal cardiac scanning: the intracardiac septa and the coronal atrioventricular valve planes. Ultrasound Obstet Gynecol 2006; 28: 266 – 274

Yates RS. The influence of prenatal diagnosis on postnatal outcome in patients with structural congenital heart disease. Prenat Diagn 2004; 24: 1143 – 1149

Fall 20 Ventrikelseptumdefekt

Präsentation

Anamnese

25-jährige Frau; 1 G, 0 P. Vorstellung in der SSW 24 + 1 zum Organ-Screening. Beim niedergelassenen Frauenarzt war aufgrund eines Polyhydramnions ein oGTT durchgeführt worden, der pathologisch ausgefallen war. Darauf erfolgte die diätetische Einstellung des Gestationsdiabetes mit regelmäßigen eigenen Blutzuckermessungen. Leere Eigenanamnese, Diabetes mellitus (Typ 2) in der Familie väterlicherseits.

Sonographischer Befund

- Biometrie mit Abdomenabmessung oberhalb der 95. Perzentile
- Dopplersonographie unauffällig

Besonderheiten

- deutliches Polyhydramnion
- BIP-Abdomen-Differenz

Pränatale Diagnose

Polyhydramnion (Abb. 20.**1**).

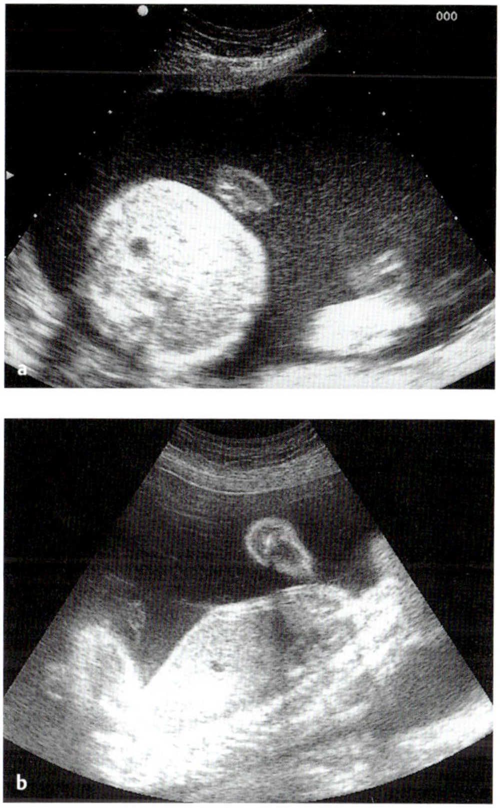

Abb. 20.**1 a, b** Deutliches Hydramnion, im Quer- und Längsschnitt. Magenblase ist nur wenig gefüllt darstellbar.
a Querschnitt.
b Längsschnitt.

Weitere Diagnostik

Zum Ausschluss einer Infektion als Ursache des Polyhydramnions wurde eine TORCH-Serologie durchgeführt. Eine Karyotypisierung wurde zwar angesprochen, allerdings bei fehlender Konsequenz von dem Ehepaar abgelehnt.

Pränataler Verlauf

Die Patientin stellt sich in der SSW 25 + 1 erneut vor; weiterhin deutliches Polyhydramnion und fetales Abdomen oberhalb der 95. Perzentile. Die Blutzuckerwerte sind unauffällig, zudem unauffälliges fetales Bewegungsprofil.

In der SSW 27 + 5 jetzt auch Doppelkontur im Bereich des Abdomens. Einstellung der Patientin

4

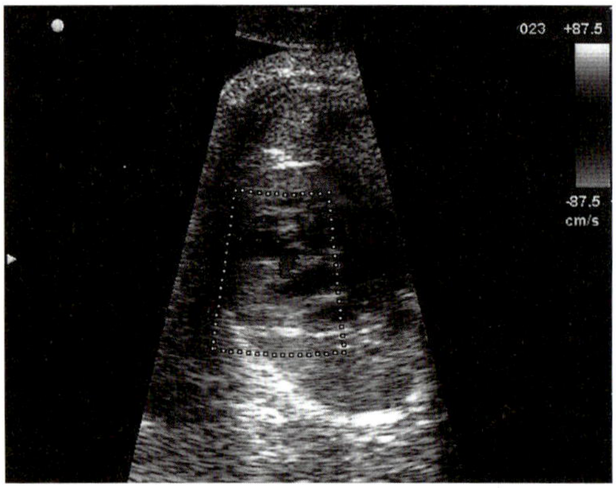

Abb. 20.**2** Farbdopplersonographische Darstellung des 1,5 mm großen muskulären Ventrikelseptumdefekts.

auf Insulin. Stationäre Aufenthalte bei vorzeitiger Wehentätigkeit in den Wochen 27 und 29.

In der SSW 34 + 6 dann erstmals Darstellung eines kleinen muskulären Ventrikelseptumdefekts (Abb. 20.**2**).

Die Wachstumskurve ist in Abb. 20.**3** dargestellt.

Pränatale Diagnose

Ventrikelseptumdefekt.

Peri- und postnataler Verlauf

Perinataler Verlauf

Spontanpartus in der 39. SSW; Junge, 4070 g, 57 cm; KU: 37 cm; APGAR: 8/9/10; NSpHa: 7,2.

Postnataler Verlauf

Das Kind verblieb zunächst bei der Mutter, zeigte am 2. Lebenstag jedoch eine leichte Tachypnoe und ein leicht reduziertes Aussehen. Deshalb wurde ein „Sepsis-Workup" veranlasst, was eine erhöhte CRP-Konzentration ergab; ansonsten unauffällige Werte. Daraufhin wurde eine antibiotische Behandlung eingeleitet. Klinisch bestand als Differenzialdiagnose keine Herzinsuffizienz; eine Echokardiographie bestätigte den muskulären Ventrikelseptumdefekt; keine weiteren Anomalien. Nach Abschluss der Infektionsbehandlung

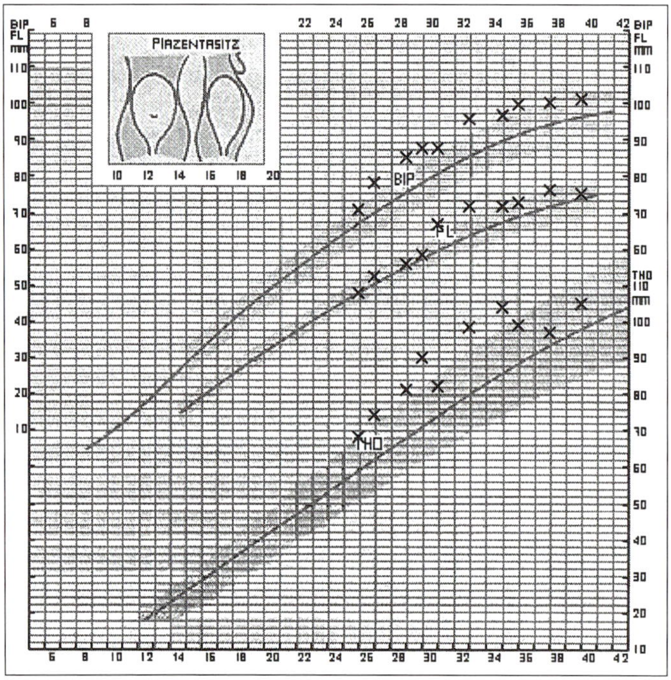

Abb. 20.**3** Wachstumskurve. Deutliche fetale stammbetonte Makrosomie bei Gestationsdiabetes.

wurde der Junge aus der stationären Behandlung entlassen. Bei ambulanten Wiedervorstellungen wurde der Ventrikelseptumdefekt schließlich immer kleiner und war nach etwa einem Jahr nicht mehr nachweisbar.

Prognose des Kindes

Die Prognose bzw. die Bedeutung der Fehlbildung hängt zum einen von der Größe des Defekts, zum anderen von der Lokalisation ab. Kleinere perimembranöse und vor allem muskuläre Ventrikelseptumdefekte können sich pränatal und postnatal verkleinern oder gar verschließen. Die Prognose ist günstig.

Bei großen Defekten (> 75 % des Aortendurchmessers) und großem Shunt-Volumen kann es zu einer vermehrten Lungendurchblutung und schließlich zur Erhöhung des pulmonalen Gefäßwiderstandes kommen, was zu einer Shunt-Umkehr (Eisenmenger-Reaktion) führen kann. Eine Herzinsuffizienz ist im frühen Säuglingsalter dann die Regel und muss medikamentös behandelt werden. Ist eine Herzinsuffizienz eingetreten, so ist der operative Verschluss des Ventrikelseptumdefekts dringend indiziert. Ansonsten kann man ihn je nach Verlauf semielektiv im Vorschulalter schließen.

Postoperativ kann es zu bradykarden Rhythmusstörungen (AV-Blockierung) kommen, die in seltenen Fällen mit einem Schrittmacher behandelt werden müssen. Eine Endokarditisprophylaxe sollte bei allen Ventrikelseptumdefekten vorgenommen werden.

Fazit zum Fall

Abschließende Diagnose: Ventrikelseptumdefekt.

Der Ventrikelseptumdefekt des Feten war in diesem Fall ein Nebenbefund. Die ausführliche Diagnostik und die Behandlung waren wegen des Polyhydramnions und des Gestationsdiabetes erfolgt. Ein komplexeres Fehlbildungssyndrom konnte pränatal ausgeschlossen werden, was für die Beratung des Paares wichtig war.

Praxistipp

Ventrikelseptumdefekt

Der Ventrikelseptumdefekt ist der häufigste angeborene Herzfehler. Er liegt in > 80 % der Fälle in der Pars membranacea. Durch das dort dünne Septum kann es pränatal zu Fehldiagnosen kommen. Vielmehr muss der Untersucher das Septum im 90°-Winkel untersuchen, um die Diagnose zu stellen. Ein AV-Kanal muss vom isolierten Ventrikelseptumdefekt in diesem Bereich abgegrenzt werden. Die Farbdopplersonographie, insbesondere mit eingestellter hoher Pulsrepetitionsfrequenz, kann den Ventrikelseptumdefekt gut visualisieren. Manchmal ist er auch im B-Bild zu erkennen.

Durch eine erweiterte, detaillierte kardiale sonographische Untersuchung sollten komplexere Anomalien ausgeschlossen werden. Ohne weitere Hinweise auf ein Fehlbildungssyndrom kann man auf eine Karyotypisierung verzichten.

Literatur

AWMF-Leitlinie Ventrikelseptumdefekt. 023/012. www.uni-duesseldorf.de/AWMF, 2003

Ferencz C, Rubin JD, Loffredo CA, Magee CA. Epidemiology of congenital heart disease. The Baltimore-Washington Infant Study 1981 – 1989. Perspectives in pediatric cardiology. Mount Kisco: Futura Publishing Company; 1993

ISUOG Guidelines. Cardiac screening examination of the fetus: guidelines for performing the "basic" and the "extended basic" scan. Ultrasound Obstet Gynaecol 2006; 27: 107 – 113

Lindsey A, Hornberger L, Sharland Y, eds. Textbook of fetal cardiology. London: Greenwich Medical Media Limited; 2000

4

Fall 21 Fetale Bradykardie

Präsentation

Anamnese

27-jährige Frau; 2 G, 1 P. Vorstellung in der SSW 20 + 6. Beim niedergelassenen Frauenarzt war der Verdacht auf ein Vitium cordis geäußert worden. Vorangegangene Spontangeburt eines Mädchens 2 Jahre zuvor. Leere Familien- und Eigenanamnese.

Sonographischer Befund

- zeitgerechte Schwangerschaft
- Fruchtwasser normal

Besonderheiten

- fetale Bradykardie (Frequenz um 60/min)
- auffälliger Befund im 4-Kammer-Blick: rechtes Herz erscheint im Vergleich zum linken besonders groß und prominent
- kein Hinweis für Herzinsuffizienz

Pränatale Diagnose

Verdacht auf Ebstein-Anomalie (Abb. 21.**1**).

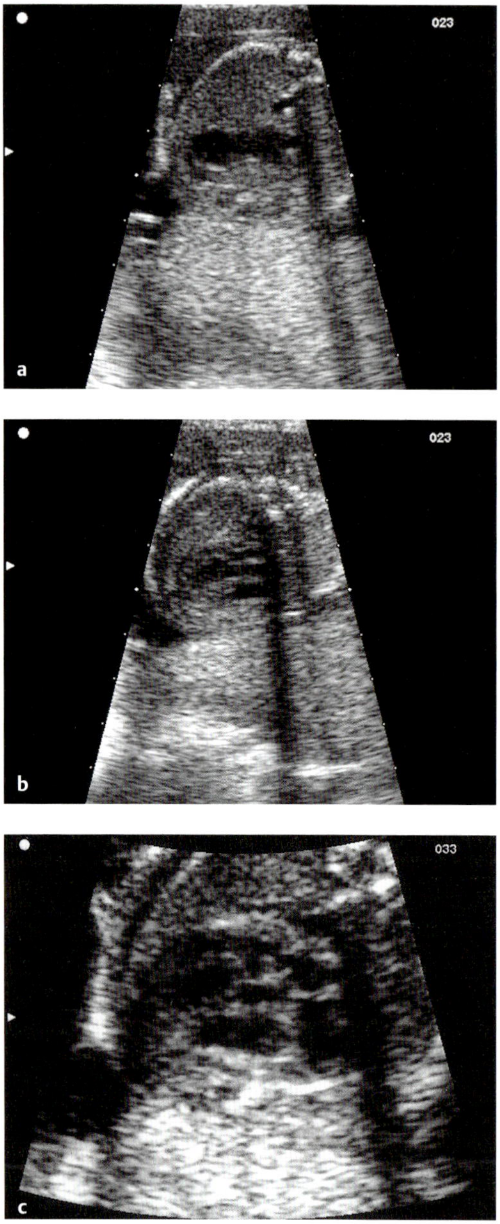

Abb. 21.**1 a – c** Auffälliger rechter Ventrikel und Ausflusstrakt. Ein regelrechter 4-Kammer-Blick lässt sich nicht einstellen.

Weitere Diagnostik

Ausführliche Erläuterung der sonographischen Auffälligkeiten. Eine invasive Diagnostik wird empfohlen. Eine Amniozentese ergibt einen unauffälligen weiblichen Karyotyp. TORCH-Serologie unauffällig. Bei Persistenz der Bradykardie Autoantikörperbestimmung, insbesondere Bestimmung von Anti-RO/SS-A und Anti-LA/SS-B zum Ausschluss eines maternalen Lupus. Die Ergebnisse sind unauffällig.

Pränataler Verlauf

Der fetale Wachstumsverlauf ist zufriedenstellend. Die fetalen Dopplersonographien sind unauffällig. Die fetale Herzfrequenz ist schließlich bis auf die beiden Erstvorstellungen immer unauffällig (Abb. 21.**2**).

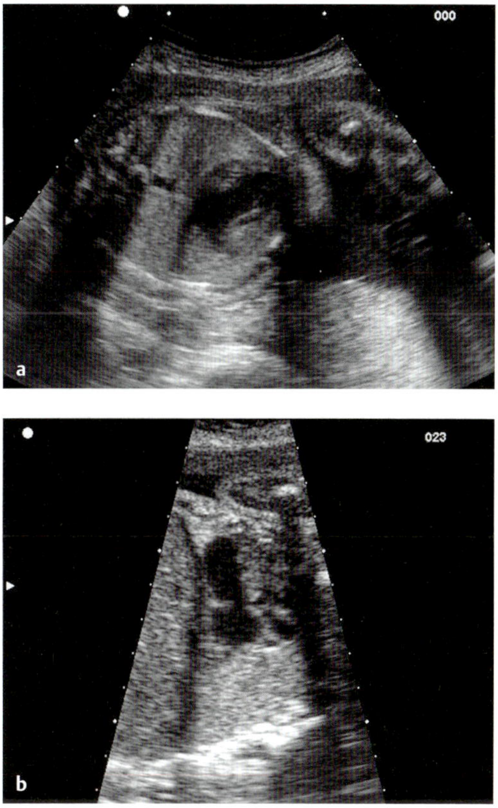

Abb. 21.**2 a, b** Verlaufskontrolle in der SSW 29 + 1.
a Weiterhin auffälliger 4-Kammer-Blick.
b Im Sagittalschnitt vergrößertes rechtes Herz.

Peri- und postnataler Verlauf

Perinataler Verlauf

Die Patientin wird in der SSW 38 + 2 mit Wehentätigkeit aufgenommen. Komplikationsloser Partus, Mädchen, 2540 g; APGAR: 9/10/10; NSpHa: 7,40.

Postnataler Verlauf

Nach der Spontangeburt ist die primäre Adaptation des Kindes unauffällig. Das Kind wird jedoch zur weiteren Beobachtung und Diagnostik stationär in die Kinderklinik aufgenommen. Eine Echokardiographie zeigt einen Ventrikelseptumdefekt, der von einem verlängerten septalen Trikuspidalsegel gedeckt wird. Es besteht eine Regurgitation über der Trikuspidalklappe mit einem geschätzten Druckgradienten von 40 mmHg. Der rechte Vorhof ist vergrößert. Somit muss man die pränatal gestellte Diagnose einer Ebstein-Anomalie revidieren und kann als wesentlichen Befund eine Dysplasie der Trikuspidalklappe feststellen.

Da das Kind in den nächsten beiden Tagen unauffällig ist, wird es in die ambulante Behandlung entlassen.

Postnatale Diagnose

Dysplasie der Trikuspidalklappe.

Prognose des Kindes

Lebenserwartung

Die Ebstein-Anomalie ist eine der selteneren Herzfehlbildungen (< 1 %) mit einer extrem variablen Ausprägung. Dementsprechend hängt die Prognose vom Ausmaß der Verlagerung der Trikuspidalklappe in den rechten Ventrikel und damit von dessen Reduktion ab. Es werden nach der anatomischen Klassifikation 4 Typen beschrieben, wobei beim Typ A lediglich eine Adhärenz des septalen und des posterioren Klappensegels vorliegt, ohne dass das Volumen des rechten Ventrikels wesentlich beeinträchtigt ist. Beim Typ D ist der rechte Ventrikel bis auf einen kleinen infundibulären Teil „atrialisiert". Der Gose-Score (Great Ormond Street Score) berücksichtigt echokardiographische Befunde und setzt die im 4-Kammer-Blick ausgemessenen Flächen des rechten Vorhofs und des atrialisierten rechten Ventrikelanteils in Relation zum rechten Restventrikel und zum linken Herz. Ist das Verhältnis kleiner als 0,5, überleben mehr als 90 % der Patienten. Bei einer Ratio von > 1,5 ist nicht mit einem Überleben zu rechnen. Die Mortalitätsraten der übrigen Klassen liegen dazwischen. Allerdings können Patienten mit einer milden Ebstein-Anomalie je nach Ausprägung der Fehlbildung ohne wesentliche Einschränkungen das Erwachsenenalter erreichen.

Klinische Aspekte

Ein anderes Kriterium der Prognoseabschätzung sind klinische Befunde. Eine Zyanose in der Neugeborenenzeit ist mit einer 50 %igen Mortalität assoziiert, während eine Kardiomegalie die Prognose zusätzlich verschlechtert. Mit zunehmendem Alter können Rhythmusstörungen als paroxysmale Tachykardien auftreten.

Eine chirurgische Behandlung orientiert sich sowohl beim Zeitplan als auch bezüglich der Technik an den anatomischen Gegebenheiten und an den klinischen Befunden.

Fazit zum Fall

Abschließende Diagnose: Dysplasie der Trikuspidalklappe.

Der auffällige 4-Kammer-Blick bei der pränatalen Sonographie mit kleinem rechten Ventrikel führte zur erweiterten fetalen Herzsonographie. Man musste sich bei der pränatalen Diagnose auf den hochgradigen Verdacht auf eine Ebstein-Anomalie beschränken, deren Nachweis zu diesem Zeitpunkt ausgesprochen schwierig sein kann und oft nur bei den schweren Formen sicher gelingt. Retrospektiv handelte es sich hier lediglich um eine Dysplasie der Trikuspidalklappe. Da die zusätzlich festgestellte Bradykardie des Feten ein untypisches Symptom der Ebstein-Anomalie ist, wurden in diesem Fall auch andere Gründe für eine fetale Bradykardie untersucht.

Praxistipp

Fetale Bradykardie

Die fetale Bradykardie ist eine eher seltene fetale Arrhythmieform (5 – 10 % aller Arrhythmien). Im 2. Trimenon kann es als Folge der Kompression durch den Schallkopf zu kurzzeitigen, völlig unbedenklichen Bradykardien kommen. Dieses vagale Phänomen muss von den pathologischen, persistierenden Rhythmusstörungen abgegrenzt werden. Auch die infolge eines schweren Sauerstoffmangels vorliegende Sinusbradykardie als präterminales Zeichen ist ein zeitlich begrenztes Ereignis.

Bei bekannten maternalen Autoantikörpern, z. B. bei systemischem Lupus erythemtodes oder Antiphospholipidsyndrom, kann es infolge der plazentagängigen Immunglobulin-G-Antikörper zum fetalen AV-Block dritten Grades kommen. Dieser entwickelt sich in der Regel zwischen der SSW 16 und der SSW 24 und ist irreversibel. Therapieversuche mit Kortison zur Abschwächung der begleitenden entzündlichen Reaktion können erwogen werden. Auch eine Plasmapherese kann zur Entfernung der Autoantikörper und der Immunkomlexe durchgeführt werden. Medikamentöse Therapien (z. B. mit Terbutalin) waren in vereinzelten Fallberichten erfolgreich. Im Fall einer persistierenden fetalen Bradykardie sollten regelmäßige sonographische Kontrollen erfolgen. Bei Frequenzen von 60 – 80/min kommt es erstaunlich selten zu einer Herzinsuffizienz. Postpartal benötigen wenigsten 50 % aller Kinder im Verlauf einen externen Schrittmacher. Das Antikörper-Screening sollte neben den bekannten Autoantikörpern unbedingt auch Anti-RO/SS-A und Anti-LA/SS-B umfassen, auch wenn ein Lupus bei der Schwangeren noch gar nicht klinisch manifest ist.

Selbstverständlich sollte bei einer fetalen Rhythmusstörung eine erweiterte sonographische Herzuntersuchung erfolgen.

Literatur

Cuneo BF, Zhao H, Strasburger JF, Ovadia M, Huhta JC, Wakai RT. Atrial and ventricular rate response and patterns of heart rate acceleration during maternal-fetal terbutaline treatment of fetal complete heart block. Am J Cardiol 2007; 100: 661 – 665.

Finkelstein Y, Adler Y, Harel L, Nussinovitch M, Youinou P. Anti-Ro (SSA) and anti-La (SSB) antibodies and complete congenital heart block. Ann Med Interne (Paris) 1997; 148: 205 – 208

Jaeggi ET, Hornberger LK, Smallhorn JF, Fouron JC. Prenatal diagnosis of complete atrioventricular block associated with structural heart disease: combined experience of two tertiary care centers and review of the literature. Ultrasound Obstet Gynecol 2005; 26: 16 – 21

McElhinney DB, Salvin JW, Colan SD et al. Improving outcomes in fetuses and neonates with congenital displacement (Ebstein's malformation) or dysplasia of the tricuspid valve. Am J Cardiol 2005; 96: 582 – 586

Paranon S, Acar P. Ebstein´s anomaly of the tricuspid valve: from fetus to adult. Heart 2008; 94: 237 – 243

Schreiber C, Cook A, Ho SY, Augustin N, Anderson RH. Morphologic spectrum of Ebstein's malformation: revisitation relative to surgical repair. J Thorac Cardiovasc Surg 1999; 117: 148 – 155

Fall 22 Fetale Tachykardie

Präsentation

Anamnese

26-jährige Frau; 2 G, 1 P. Vorstellung in unserer Schwangerenberatung in der SSW 32 + 4 mit Unwohlsein seit 2 Tagen. Sie berichtet von leichten Kreislaufbeschwerden sowie von Kopfschmerzen. Anamnestisch in dieser Schwangerschaft leichte vaginale Blutung in der SSW 29. Drei Jahre zuvor unkomplizierte erste Schwangerschaft und Spontangeburt. Leere Eigen- und Familienanamnese.

Sonographischer Befund

- zeitgerechte Gravidität
- Fruchtwasser normwertig
- fetale Dopplersonographie unauffällig
- Herz sonoanatomisch unauffällig

Besonderheiten

- fetale Tachykardie (220/min)

Pränatale Diagnose

Fetale Tachykardie (Abb. 22.**1**).

Weitere Diagnostik

Ausschluss einer Infektion; Schilddrüsenfunktion (TSH, fT 3, fT 4, Antikörper-Screening) unauffällig.

Pränataler Verlauf

Zunächst erfolgt die stationäre Aufnahme zur weiteren Diagnostik und zum Infektionsausschluss. Die Patientin hat kein Fieber. Ein Blasensprung kann ausgeschlossen werden (normwertiges Fruchtwasser im sonographischen Befund, negativer Amnicheck). Es werden mehrmals täglich CTG-Kontrollen durchgeführt (Abb. 22.**2**).

Eine Digoxinbehandlung erfolgt nach einer Echokardiographie und einer EKG-Befundung bei der Schwangeren mittels intravenöser Aufsättigung und nachfolgender peroraler Erhaltungstherapie. Zur Therapieüberwachung wird in den ersten Tagen täglich der Serumdigoxinspiegel bestimmt.

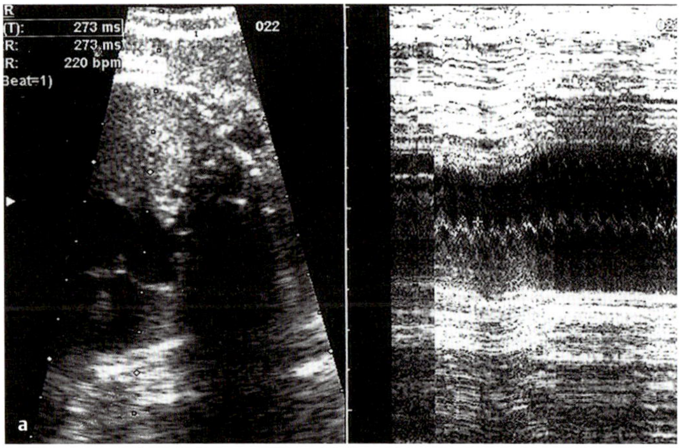

Abb. 22.**1 a, b** Fetale Sinustachykardie mit Frequenzen von 220 Schlägen/min. Keine Vorhof-Kammer-Dissoziation. Unauffälliger 4-Kammer-Blick ohne Perikarderguss.

Fortsetzung →

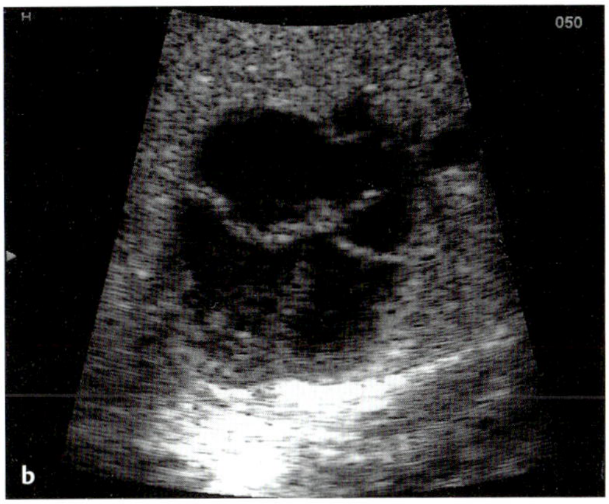

Abb. 22.**1** Fortsetzung

Im weiteren stationären Verlauf völlig unauffällige CTG-Ableitung mit normaler fetaler Herzfrequenz (Abb. 22.**3**). Entlassung nach einer Woche des stationären Aufenthalts unter Fortführung der oralen Therapie. Wöchentliche ambulante Verlaufskontrolle mit unauffälligen CTG-Registrierungen.

Peri- und postnataler Verlauf

Perinataler Verlauf

Partus in der SSW 39 + 4 nach rascher Eröffnungs- und Austreibungsperiode; Mädchen, 3830 g; APGAR: 9/10/10; NSpHa: 7,15. Übernahme in die Kinderklinik zur Überwachung.

Postnataler Verlauf

Nach der Geburt zeigte das Kind zunächst eine gute primäre Adaptation, entwickelte jedoch in den folgenden Stunden eine leicht stöhnende Atmung und passager einen Sauerstoffbedarf. Diese respiratorischen Symptome wurden jedoch als Folge einer Wet Lung Disease interpretiert und waren nach 12 Stunden verschwunden. Die Herzfrequenz war immer normal. Der Digitalisspiegel im Nabelschnurblut betrug 0,3 µg/l. Am zweiten Lebenstag zeigte das Neugeborene Pusteln auf der Haut, die als Staphylodermie interpretiert wurden. Dementsprechend wurde eine antibiotische Behandlung begonnen. Insgesamt war das Kind 6 Tage lang stationär und zeigte über die gesamte Zeit hinweg keine Rhythmusstörungen. Eine Langzeit-EKG-Registrierung war ebenfalls unauffällig. Bei der Ultraschalluntersuchung des Herzens konnte lediglich ein Vorhofaneurysma diagnostiziert werden, dem man keine Bedeutung zumaß.

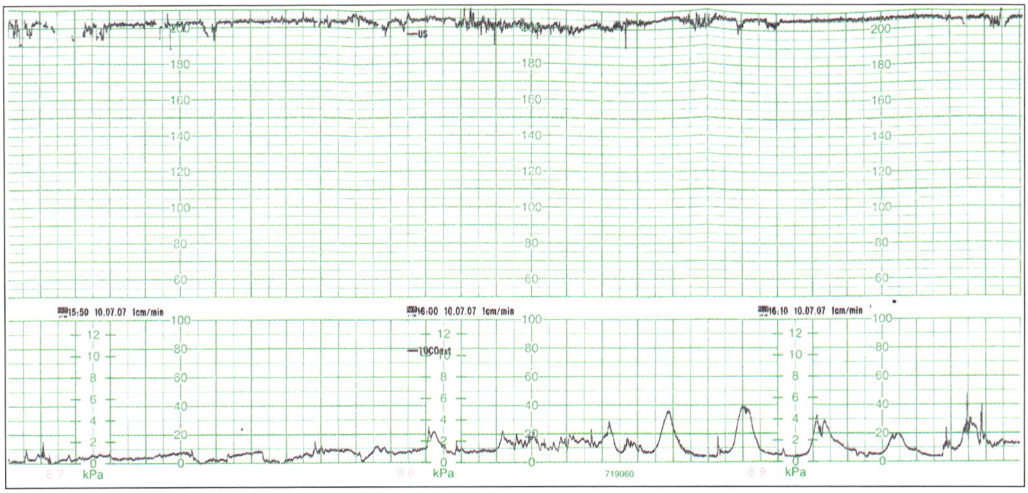

Abb. 22.**2** Kardiotokogramm bei Aufnahme in der SSW 32 + 4 mit Baseline von > 200 Schlägen/min; Oszillation eingeschränkt, keine relevante Wehentätigkeit verzeichnet.

4

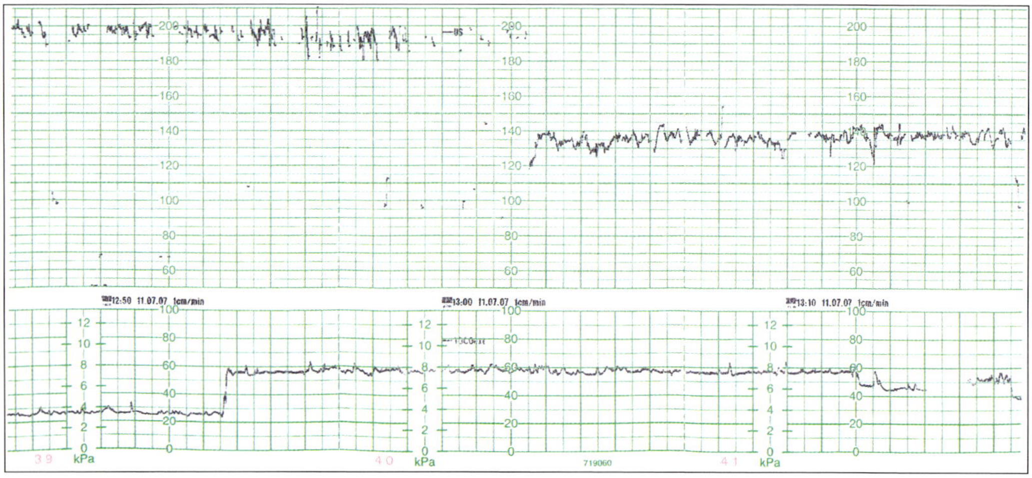

Abb. 22.**3** Zufällige Registrierung des „Umspringens" in die normale Herzfrequenz mit einer Baseline bei 145/min und unauffälliger Oszillation in der SSW 32 + 5 am 2. Behandlungstag mit Digoxin.

Auch bei den ambulanten Wiedervorstellungen ließen sich keine Tachykardien mehr feststellen.

Postnatale Diagnose

Z. n. fetaler Tachykardie.

Prognose des Kindes

Lebenserwartung

Tachykardien haben dann eine Relevanz, wenn sie über lange Zeit bestehen bleiben und zu einer Reduktion des Cardiac Output führen oder wenn die Herzfrequenz so schnell ist, dass kein Schlagvolumen ausgeworfen werden kann. Die Prognose quoad vitam von Neugeborenen, die pränatal eine Tachykardie hatten, hängt vor allem davon ab, ob sie herzinsuffizient wurden, was schließlich zur Ausbildung eines Hydrops führt. Fetale tachykarde Rhythmusstörungen sind – insbesondere, wenn sie mit einem Hydrops fetalis assoziiert sind – mit einer hohen Mortalität (> 30 %) verbunden.

Weiteres Vorgehen

Ungefähr die Hälfte der nichthydropischen Kinder, die intrauterin behandelt wurden, brauchten nach der Geburt und auch im weiteren Verlauf keine spezifische antiarrhythmische Therapie. Dennoch sind eine sorgfältige Diagnostik und eine Überwachung dieser Kinder dringend angezeigt.

Die häufigsten tachykarden Arrhythmien sind supraventrikuläre Tachykardien, die in der Regel gut auf eine medikamentöse Konversion und eine sich gegebenenfalls anschließende Behandlung ansprechen. Die Therapie kann in der Regel nach dem ersten Lebensjahr wieder beendet werden.

Fazit zum Fall

Abschließende Diagnose: Z. n. fetaler Tachykardie.

Die Behandlung von fetalen Tachykardien über die Mutter ist ein klassisches Beispiel für die „pränatale Therapie". Nach der Geburt sind unabhängig vom pränatalen Erfolg eine sorgfältige weitere Diagnostik und die Beobachtung des Kindes erforderlich, auch wenn in vielen Fällen keine weitere Therapie mehr notwendig ist.

Praxistipp

Fetale Tachykardien

Bei einer fetalen Rhythmusstörung sollte neben der erweiterten Echosonographie auch mit dem M-Mode eine dopplersonographische Untersuchung durchgeführt werden. Die zeitliche Relation zwischen Vorhof- und Kammerfrequenz lässt sich auf diese Weise darstellen. Der Cursor des M-Mode sollte durch den Vorhof und gleichzeitig durch die Herzkammer gelegt werden.

Eine fetale Tachykardie ist eine Herzfrequenz von > 180/min. Sie kann zu einer Herzinsuffizienz und somit zu einem Hydrops führen. Man unterscheidet:

- supraventrikuläre Tachykardie (erhaltene Vorhofkammerüberleitung, entsprechend einer 1:1-Überleitung) und Vorhofflattern (Vorhöfe schlagen mit einer höheren Frequenz von 325 – 500/min als die Ventrikel)
- Tachykardie durch akzessorische Bündel
- ventrikuläre Tachykardie

Die pränatale, transplazentare Therapie wird kontrovers beurteilt. Sie ist bei nichthydropischen Feten erfolgreicher (etwa 80 %) als bei solchen, die schon Zeichen der Herzinsuffizienz zeigen (etwa 60 %). Falls man eine medikamentöse Therapie pränatal initiiert, wird eine Monotherapie mit Digoxin am häufigsten eingesetzt. Auch eine Kombinationstherapie mit Verapamil, Flecainid, Adenosin, Procainid, Amiodaron und anderen Medikamenten ist beschrieben. Auch die direkte fetale Therapie ist in der Literatur dargestellt, z. B. Verabreichung von Antiarrhythmika über die Nabelschnur oder das Fruchtwasser.

Literatur

Hansmann M, Gembruch U, Bald R, Manz M, Redel DA. Fetal tachyarrhythmias: transplacental and direct treatment of the fetus-a report of 60 cases. Ultrasound Obstet Gynecol 1991; 1: 162 – 168

Kothari DS, Skinner JR. Neonatal tachycardias: an update. Arch Dis Child Fetal Neonatal Ed 2006;´91: F136 – F144

Krapp M, Kohl T, Simpson JM, Sharland GK, Katalinic A, Gembruch U. Review of diagnosis, treatment, and outcome of fetal atrial flutter compared with supraventricular tachycardia. Heart 2003; 89: 913 – 917

Simpson JM, Sharland GK. Fetal tachycardias: management and outcome of 127 consecutive cases. Heart 1998; 79: 576 – 581

Skinner JR, Sharland G. Detection and management of life threatening arrhythmias in the perinatal period. Early Hum Dev 2008; 84: 161 – 172

5 Darm und Bauchhöhle

Fall 23 Fetaler Dünndarmileus

Präsentation

Anamnese

21-jährige Frau; 2 G, 1 P. Vorstellung zum Fehlbildungsausschluss. Bei der Voruntersuchung außerhalb war zunächst der Verdacht auf eine Gastroschisis gestellt worden. Eine Karyotypisierung war erfolgt und unauffällig (46 XY). Die Patientin hat ein gesundes Kind, Spontanpartus 2 Jahre zuvor. Leere Eigen- und Familienanamnese.

Sonographischer Befund

- zeitgerecht entwickelter Fetus
- FW und Dopplersonographie unauffällig

Besonderheiten

- bei der Erstuntersuchung intraabdominelle Darstellung eines erweiterten Darms mit echodichter und verdickter Wand
- keine Bestätigung der außerhalb gestellten Verdachtsdiagnose einer Gastroschisis

Pränatale Diagnose

Verdacht auf Dünndarmileus/-atresie (Abb. 23.**1** und Abb. 23.**2**).

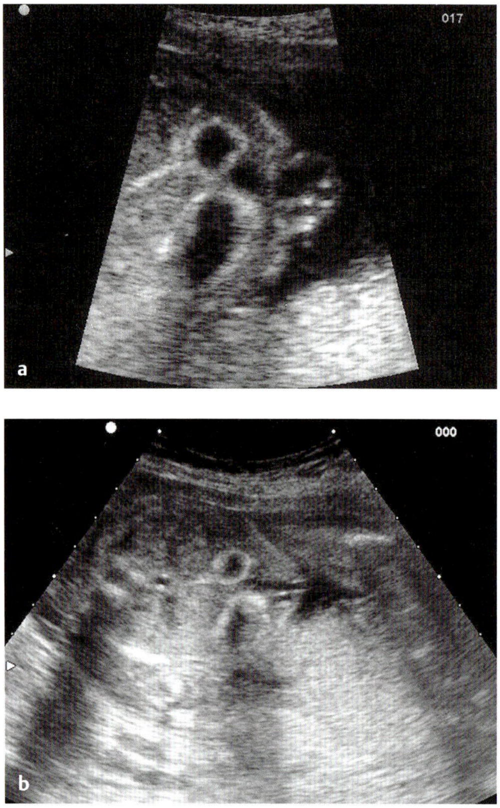

Abb. 23.**1 a, b** Darstellung des Nabelschnuransatzes mit den 3 Gefäßen. Dahinter liegend verdickte Darmschlingen, sodass der Verdacht auf eine Gastroschisis durchaus nahegelegen hätte.

Pränataler Verlauf

Die Patientin stellt sich engmaschig in unserer Klinik vor. Es zeigt sich kein Hinweis für andere Auffälligkeiten. Das Wachstum ist zeitgerecht. Bis zur SSW 30 stabiler Befund, dann zunehmend Dilatation des Darmes bis 2,6 cm. Es zeigt sich unauffälliger Flow im Mesenterialgefäßsystem und am Rand des Darms. Die Peristaltik in den dilatierten Darmabschnitten ist sonographisch gut darstellbar.

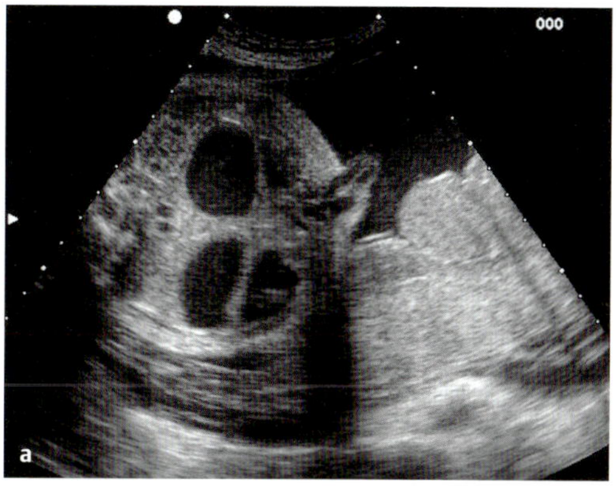

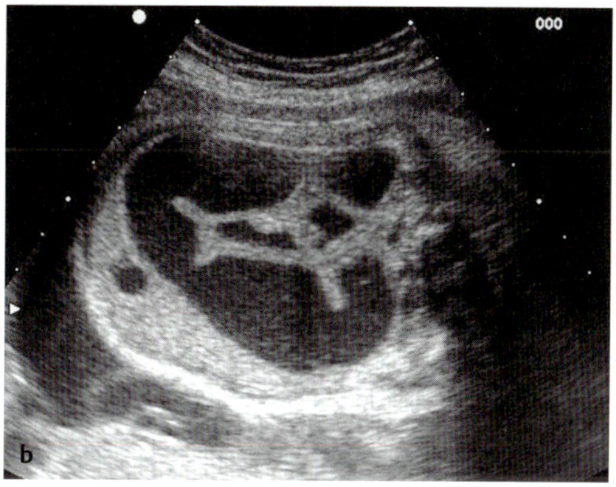

Abb. 23.**2 a, b** Verlaufskontrollen 2 (**a**) und 4 Monate (**b**) nach der Erstdiagnosestellung. Progress der Darmdilatation und Verdickung der Darmwand.

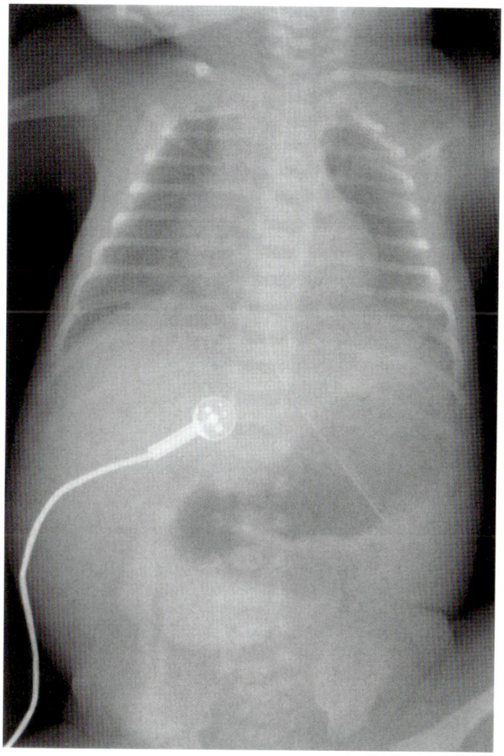

Abb. 23.**3** Röntgenabdomenübersichtsaufnahme etwa 2 Stunden postnatal. Dilatierte Darmschlinge im oberen Gastrointestinaltrakt, distal davon keine Luftverteilung. Im weiteren Verlauf kein Lufttransport in distale Darmabschnitte.

Peri- und postnataler Verlauf

Perinataler Verlauf

Wegen unaufhaltsamer Wehentätigkeit wurde die Frau stationär aufgenommen, erhielt eine RDS-Prophylaxe und musste schließlich in der SSW 33 + 4 entbunden werden (Junge, 1980 g; APGAR: 8/8/9; NSpHa: 7,39).

Postnataler Verlauf

Bei der ersten Röntgenuntersuchung des Abdomens zeigt sich lediglich Luft im Magen, im Duodenum und in einem kurzen Dünndarmanteil (Abb. 23.**3**). Der übrige Abdomenbereich ist luftleer. Aufgrund der Befunde des präpartalen Verlaufs wird das Kind am zweiten Lebenstag laparatomiert. Dabei findet sich eine Atresie des Jejunums. Der überwiegende Teil des Dünndarms fehlt, ebenso ein Teil des Dickdarms. Jejunum und Kolon werden als Enterostomien ausgeleitet.

Der weitere Verlauf ist durch ein Kurzdarmsyndrom geprägt. So entsteht im Verlauf der überwiegend parenteralen Ernährung eine Cholestase. Das Kind kann schließlich nur mit teilparenteraler Ernährung entlassen werden.

Postnatale Diagnose

Jejunumatresie.

Prognose des Kindes

Die pränatale Diagnosestellung einer intestinalen Obstruktion ist für die rasche postnatale Behandlung wichtig. Die chirurgische Intervention sollte nicht zu sehr verzögert werden, um einer Ischämie oder Perforation des Darms zuvorzukommen. Als Ursache einer Jejunalatresie wird ein intrauteriner Infarkt der Mesenterialgefäße diskutiert, der schon weit vor der Geburt zum Untergang fokaler oder multipler Darmabschnitte führt. Atresien des Jejunums und des Ileums sind häufiger als die des Duodenums und kommen bei einer von 1500 Geburten vor.

Lebenserwartung

Das Langzeitüberleben des Patienten hängt vor allem von der Länge des erhaltenen Darms ab. Das Jejunum eines reifen Neugeborenen ist etwa 75 cm lang. Wenn mehr als 60 % davon geschädigt sind, ist von einem Kurzdarmsyndrom auszugehen, das zur Malabsorption sowie zur Wachstums- und Entwicklungsstörung führt. Es ist deshalb wichtig, bei der Operation durch primäre Anastomosen möglichst viel Darm zu erhalten. Die in der Regel notwendige teil- oder totalparenterale Ernährung birgt das Risiko von rezidivierenden Infektion und einer Leberschädigung. Vor allem die Atresietypen IIIb – hier besteht eine große Lücke im Mesenterium, und der distale Darm ist „wie Apfelschalen" („Apple-Peel") um ein Mesenterialgefäß gewunden – und IV (es bestehen hintereinander mehrere atretische Darmabschnitte) sind prognostisch ungünstig und führen oft zu erheblichen Darmverlusten.

Assoziation mit anderen Fehlbildungen

Jejunalatresien sollen sehr viel häufiger mit anderen kongenitalen Anomalien assoziiert sein als Ileumatresien.

Fazit zum Fall

Abschließende Diagnose: Jejunalatresie.

Obstruktionen im Magen-Darm-Bereich sind anhand von indirekten sonographischen Zeichen darstellbar. Häufig führen sie auch zu einem Polyhydramnion, da sich durch den „Wegfall" der Resorption im Gastrointestinaltrakt Fruchtwasser anstaut.

Praxistipp

Diagnostik bei Ileus/Darmatresie

Je tiefer eine Obstruktion lokalisiert ist, desto seltener findet man ein Polyhydramnion. Eine Obstruktion im Darm ist pränatal fast nie dem Dickdarm zuzuordnen. Davon abzugrenzen sind die in den späten Schwangerschaftswochen oft mäßig aufgeweiteten Darmanteile, wobei es sich dann meist um das Kolon handelt. Dies hat keinen Krankheitswert.

Literatur

Haeusler MC, Berghold A, Stoll C, Barisic I, Clementi M. Prenatal ultrasonographic detection of gastrointestinal obstructions: results from 18 European congenital anomaly registries. Prenat Diagn 2002; 22: 616 – 623

Murshed R, Nicholls G, Spitz L. Intrinsic duodenal obstructions: Trends in management and outcome over 45 years (1951 – 19995) with relevance to prenatal counselling. Br J Obstet Gynaecol 1999; 106: 1197 – 1199

Nick AM, Bruner JP, Moses R, Yang EY, Scott TA. Second-trimester intra-abdominal bowel dilation in fetuses with Gastroschisis predicts neonatal bowel atresia. Ultrasound Obstet Gynecol 2006; 28: 821

Sato S, Nishijima E, Muraji T, Tsugawa C, Kimura K. Jejunoileal atresia: a 27-year experience. J Pediatr Surg 1998; 33: 1633 – 1635

Sweeney B, Surana R, Puri P. Jejunoileal atresia and associated malformations: correlation with the timing of in utero insult. J Pediatr Surg 2001; 36: 774 – 776

Waldhausen JH, Sawin RS. Improved loyng-term outcome for patients with jejunoileal apple peel atresia. J Pediatr Surg 1997; 32: 1307 – 1309

Ziegler MM, Azizkhan RG, Weber TR, eds. Operative pediatric surgery. New York: McGraw-Hill; 2003

Fall 24 Aszites

Präsentation

Anamnese

38-jährige Frau; 3 G, 2 P. Vorstellung in der SSW 35 + 2 bei isoliertem fetalen Aszites, der erst jetzt in der Schwangerschaft aufgetreten war. In den Jahren 1987 und 1995 hatte sie jeweils komplikationslos spontan gesunde Kinder entbunden. Leere Eigen- und Familienanamnese. Eine außerhalb durchgeführte Amniozentese aus „Altersindikation" zeigte einen unauffälligen männlichen Karyotyp. Blutgruppe der Patientin: B positiv; Antikörper-Screening unauffällig.

Sonographischer Befund

- Kopf und Femur zeitgerecht
- FW normal
- Schädellage
- Dopplersonographie der A. umbilicalis: RI von 52 %
- ACM: RI von 82 %
- Ductus venosus unauffällig

Besonderheiten

- Abdomen oberhalb der 95. Perzentile bei isoliertem Aszites
- ACM: V_{max} mit 76 cm/s leicht erhöht

Pränatale Diagnose

Fetaler Aszites (Abb. 24.**1**). Die erhöhte V_{max} in der ACM (Abb. 24.**2**) weist möglicherweise auf eine fetale Anämie hin (vgl. Fälle 52, 58 und 59). Die Wachstumskurve ist in Abb. 24.**3** dargestellt.

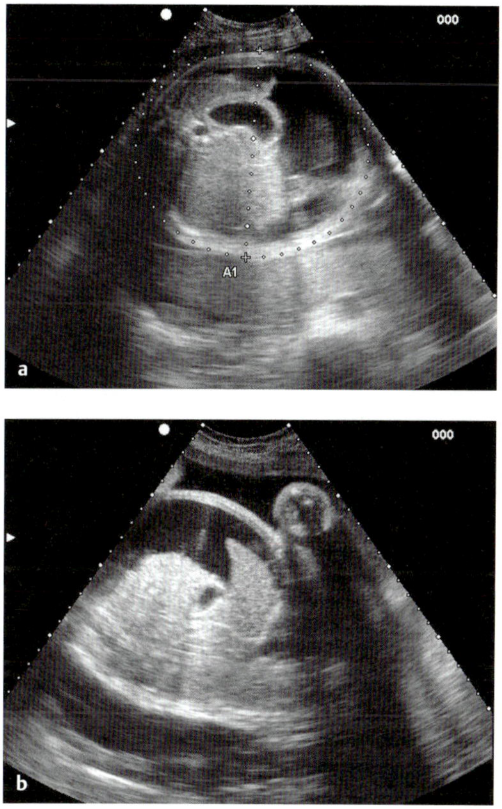

Abb. 24.**1 a, b** Biometrie des Abdomens. Aszites, Magen gefüllt.
a Querschnitt.
b Längsschnitt.

Weitere Diagnostik

Es wird eine TORCH-Serologie durchgeführt.

Pränataler Verlauf

Bei einer erhöhten V_{max} in der ACM wird als Arbeitshypothese eine fetale Anämie vermutet. Die Patientin wird für eine Chordozentese mit der Op-

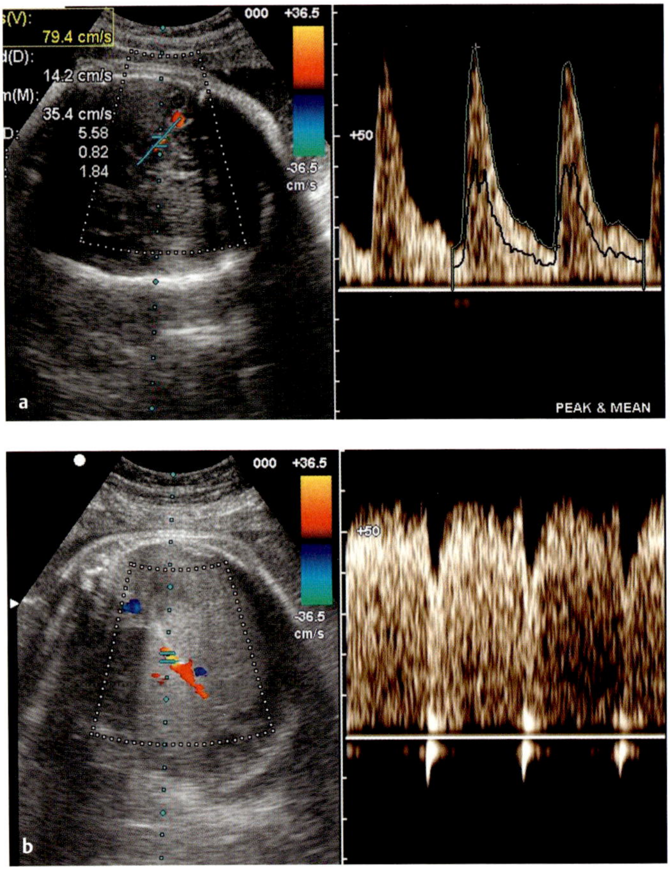

Abb. 24.**2 a, b**
a Dopplersonographie der A. cerebri media mit erhöhter maximaler Flussgeschwindigkeit.
b normales Flussprofil im Ductus venosus.

tion auf eine intrauterine Transfusion vorbereitet. Bei der Chordozentese ergibt sich ein fetaler Hämoglobinwert von 14 g/dl, was normal ist. Eine Bluttransfusion ist nicht indiziert. In derselben Sitzung wird der fetale Aszites punktiert, und es werden 50 ml gelblich-klare Flüssigkeit gewonnen.

Peri- und postnataler Verlauf

Perinataler Verlauf

Im Anschluss an die Chordozentese zeigt sich eine fetale Bradykardie ohne Erholungstendenz, sodass eine Not-Sectio caesarea durchgeführt wird (Junge, 3290 g; APGAR: 6/7/8; NSpHa: 7,45). Intraoperativ zeigt sich kein Hinweis für eine Nabelschnurkomplikation. Das Fruchtwasser ist nur blutig tingiert, wie es nach der Chordozentese zu erwarten ist.

Postnataler Verlauf

Das Kind musste nach der Geburt bei Bradykardie und fehlender Eigenatmung intubiert werden. Aufgrund der weiterhin bestehenden respiratorischen Störungen (Abb. 24.**4**) und der schwierig durchzuführenden maschinellen Beatmung wird der erhebliche Aszites punktiert. Dabei wird eiweißreiche Flüssigkeit gewonnen.

Bei der Sonographie des Abdomes fällt neben dem ausgeprägten Aszites eine echoreiche Struktur am Leberrand auf (Abb. 24.**5**).

Im Alter von 18 Stunden wird eine Laparotomie durchgeführt. Die Struktur unterhalb der Leber wird als abszessartiges Gebilde dargestellt. Sie entspricht Mekonium, das intrauterin aus einer Perforationsstelle am distalen Dünndarm ausgetreten war. Es finden sich außerdem eine Ileumatresie und ein Volvulus um 180 °. Bei schmalem Kolon wird eine Bishop-Koop-Anastomose hergestellt.

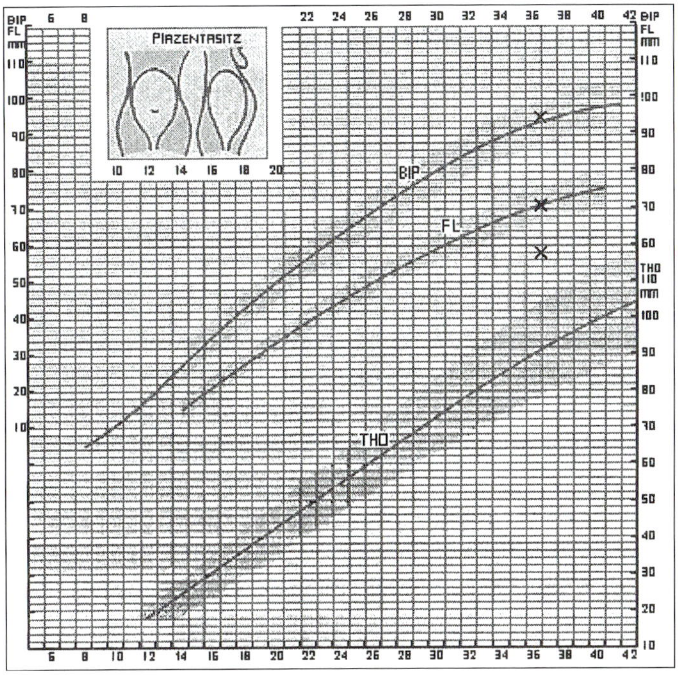

Abb. 24.**3** Fetale Wachstumskurve mit Abdomendurchmesser oberhalb der Norm.

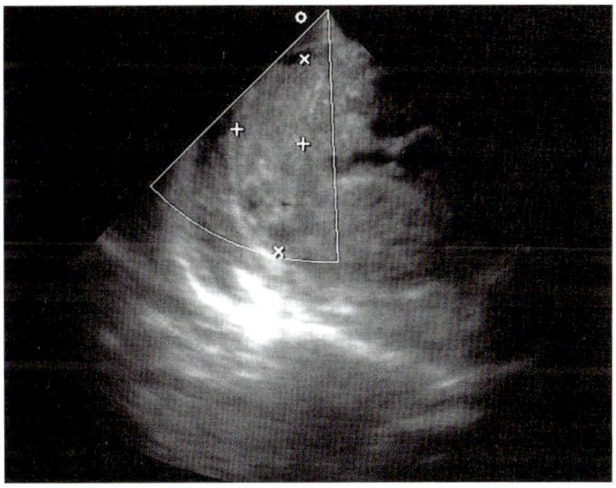

Abb. 24.**5** Sonographie des Abdomens am ersten Lebenstag: Inhomogene Struktur unterhalb des Zwerchfells rechts, keine Signalgebung in der Dopplersonographie

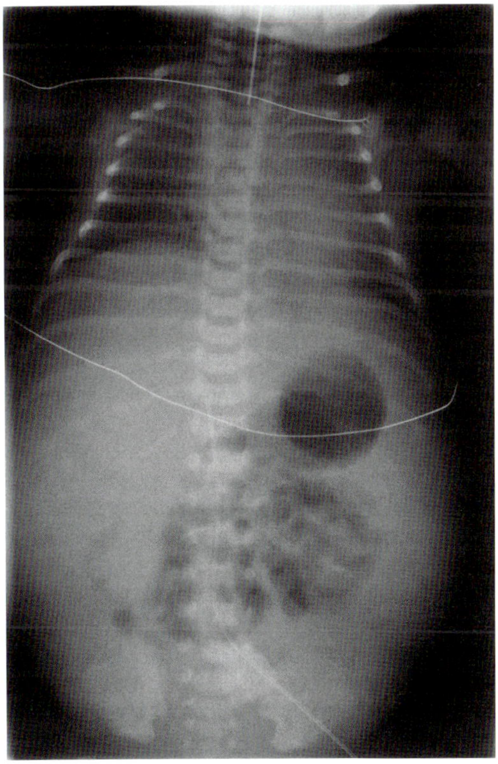

Abb. 24.**4** Röntgenaufnahme von Abdomen und Thorax am Aufnahmetag. Aszites und Abbruch der Luftverteilung; Fehlposition des Nabelvenenkatheters, der daraufhin gezogen wird.

Das Kind entwickelt sich im Weiteren regelrecht. Im Alter von einem halben Jahr muss das Kind mit einem Bridenileus aufgenommen werden. Im Rahmen einer erneuten Operation kann das Stoma jedoch zurückverlegt werden.

Postnatale Diagnose

Aszites, Ileus.

Prognose des Kindes

Eine intestinale Malrotation prädisponiert zu einem Volvulus, der sowohl intrauterin als auch nach der Geburt auftreten kann. Beim Neugeborenen führt die Erkrankung zu einem akuten Abdomen. Der postnatale Volvulus sollte in kurzer Zeit erkannt und sofort chirurgisch behandelt werden, da es sonst zu lebensbedrohlichen ausgedehnten Darmnekrosen und zur Perforation kommen kann. Hier ist die Sonographie des Abdomens hilfreich. Das sogenannte Whirlpool Sign ist dabei richtungweisend. Dabei lassen sich die Mesenterialgefäße mittels farbkodierter Dopplersonographie dabei darstellen, wie sie sich „im Kreis drehen".

Lebenserwartung

Der intrauterine Volvulus ist mit einer Dünndarmatresie assoziiert. Der Volvulus selbst liegt immer proximal der Atresie. Mehr als 50 % der Feten mit einem Volvulus versterben intrauterin.

Weiterer Verlauf

Die Prognose nach dem Überleben ist – wie auch in Fall 23 beschrieben – von der schließlich vorhandenen Darmlänge abhängig. Ein Kurzdarmsyndrom ist mit den erwähnten Risken assoziiert und hat eine Gesamtmortalität von 10 – 20 %.

Fazit zum Fall

Abschließende Diagnose: Z. n. Perforation, Ileumatresie, Volvulus.

Praxistipp

Fetaler Aszites

Ein fetaler Aszites kann im Rahmen sehr verschiedener Erkrankungen auftreten. Die daran anschließende Diagnostik sollte die Ursachen eines Hydrops fetalis berücksichtigen, der mit einem Aszites beginnen kann.

In dem dargestellten Fall konnte die Ursache pränatal nicht geklärt werden. Retrospektiv wurde der Aszites als subakute Folge einer Darmperforation bei intrauterinem Volvulus gedeutet.

Literatur

Crisera CA, Ginsburg HB, Gittes GK. Fetal midgut volvulus presenting at term. J Pediatr Surg 1999; 34: 1280 – 1281

Mari G, Adrignolo A, Abuhamad AZ et al. Diagnosis of fetal anemia with Doppler ultrasound in the pregnancy complicated by maternal blood group immunization. Ultrasound Obstet Gynecol 1995; 5: 400 – 405

Komuro H, Hori T, Amagai T et al. The etiologic role of intrauterine volvulus and intussusception in jejunoileal atresia. J Pediatr Surg 2004; 39: 1812 – 1814

Mari G. Opinion: middle cerebral artery peak systolic velocity for diagnosis of fetal anemia: the untold story. Ultrasound Obstet Gynecol 2005; 25: 323 – 330

Molvarec A, Babinszki A, Kovacs K, Toth F, Szalay J. Intrauterine intestinal obstruction due to fetal midgut volvulus: a report of two cases. Fetal Diagn Ther 2007; 22: 38 – 40

Yoo SJ, Park KW, Cho SY, Sim JS, Hhan KS. Definitive diagnosis of intestinale volvulus in utero. Ultrasound Obstet Gynecol 1999; 13: 200 – 203

Fall 25 Gastroschisis

Präsentation

Anamnese

22-jährige Frau; 1 G, 0 P. Vorstellung in der SSW 18 + 6 mit Verdacht auf fetale Gastroschisis. Unauffällige Eigen- und Familienanamnese.

Sonographischer Befund

- zeitgerechtes fetales Wachstum
- FW normal
- Schädellage

Besonderheiten

- Darstellung frei flottierender, etwas echodichter Darmschlingen mit positivem Flow
- Gastroschisis mit einer Bruchpforte von 14,8 mm

Pränatale Diagnose

Gastroschisis (Abb. 25.**1**).

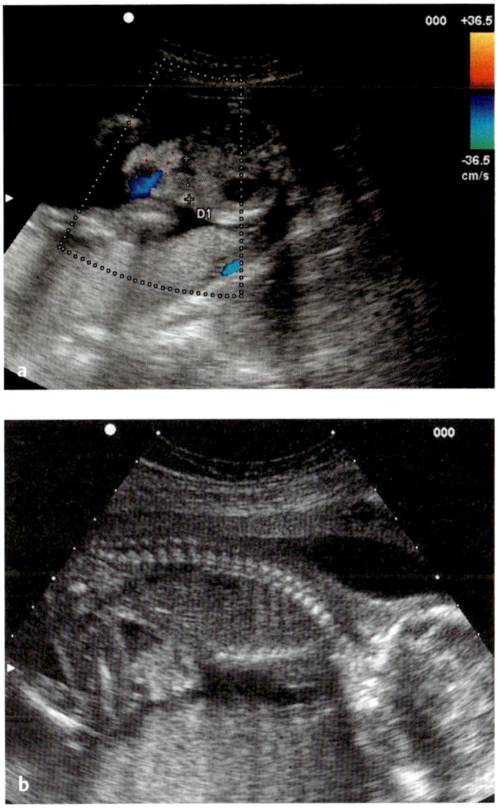

Abb. 25.**1 a, b** Darstellung der Gastroschisis mit nach links verdrängter Nabelschnur.
a Querschnitt.
b Längsschnitt mit echodichten Darmschlingen extraabdominell.

Pränataler Verlauf

Das Ehepaar wird ausführlich über die Diagnose beraten. Da das Risiko für eine Chromosomenanomalie bei isolierter Gastroschisis gering ist, wird im Einvernehmen mit dem Paar keine weitere invasive Diagnostik durchgeführt. Es werden engmaschige 14-tägige Verlaufskontrollen vereinbart.

In der SSW 28 + 6 können bei einer Routinevorstellung erstmals erweiterte Darmschlingen dargestellt werden (extraabdominell bis 22 mm, intraabdominell 14,3 mm; Abb. 25.**2**). Der Flow am Rand der Darmwand ist positiv. Wegen der progredienten Darmdilatation wird eine stationäre Aufnahme indiziert. Die Patientin wird über die Möglichkeit der vorzeitigen Entbindung aufgeklärt, und eine RDS-Prophylaxe wird durchgeführt.

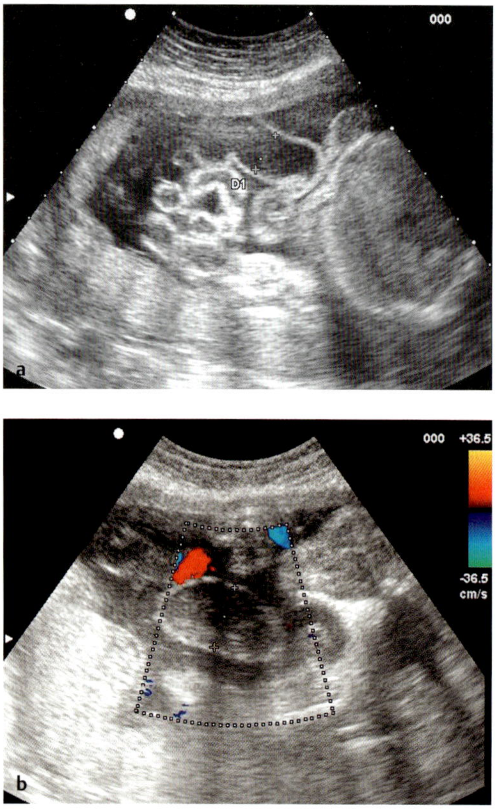

Abb. 25.**2 a, b** Verlaufskontrolle in der SSW 28 + 6. **a** Verändertes Bild mit frei im Fruchtwasser flottierenden, dilatierten Darmschlingen. **b** Ausschnitt aus a mit positivem Dopplersignal.

Peri- und postnataler Verlauf

Perinataler Verlauf

Engmaschige Dopplerkontrollen und sonographische Verlaufskontrollen zeigen eine deutliche Progression der Darmdilatation, sodass wegen der Gefahr einer Darmnekrose in der SSW 29 + 4 eine primäre Sectio caesarea durchgeführt wird (Mädchen, 1340 g; APGAR: 7/8/9; NSpHa: 7,24).

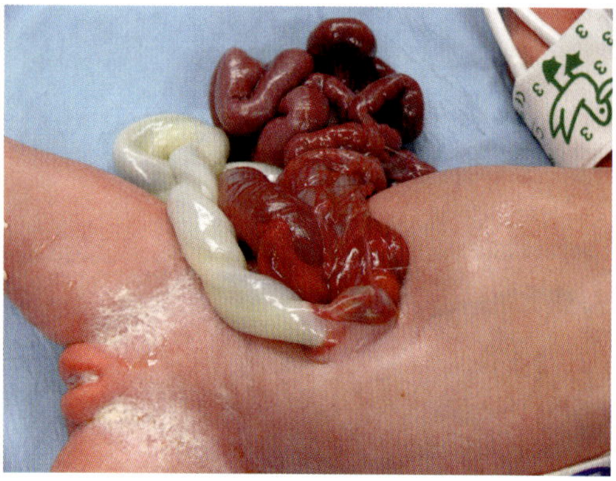

Abb. 25.**3** Aufnahme des Kindes unmittelbar nach Geburt. Deutlich verfärbte Darmschlingen mit verdickter Wand. Das Kind wird in Seitenlage verbracht.

Postnataler Verlauf

Klinisch bestätigt sich die Gastroschisis mit deutlich dunklen Darmanteilen und verdickten Wänden (Abb. 25.**3**). Ein Atemnotsyndrom, das wegen der Frühgeburtlichkeit erwartet werden könnte, tritt nicht auf, sodass der Darm während einer Operation am ersten Lebenstag komplikationslos nach intraabdominell zurückverlegt werden kann. Eine Resektion von Darm wird zwar zunächst noch erwogen, aber schließlich nicht durchgeführt. Es kommt zu keinen postoperativen Komplikationen, und das Kind kann nach 3 Tagen extubiert werden.

Erwartungsgemäß ist der Nahrungsaufbau verzögert, und erst nach 3 Wochen kann die parenterale Ernährung zugunsten der enteralen mit Muttermilch reduziert werden. Nach 3 Monaten muss das Kind wegen eines Bridenileus erneut laparatomiert werden.

Als weitere Komplikation tritt während der parenteralen Ernährung eine Cholestase auf. Die Erhöhung der Konzentration des direkten Bilirubins normalisiert sich erst nach etwa einem halben Jahr. Zu einer bleibenden Leberschädigung kommt es nicht.

Postnatale Diagnose

Gastroschisis.

Tabelle 25.**1** Vergleich zwischen Gastroschisis und Omphalozele.

Parameter	Gastroschisis	Omphalozele
Inzidenz	1:10000	1:4000 bis 1:10000
sonographisches Bild	ohne Bruchsack, rechts paraumbilikal	in der Regel mit Bruchsack, Nabelschnur einbezogen
chromosomale Anomalie und andere Assoziationen	in bis zu 15 % der Fälle mit Herzfehlern assoziiert	in bis zu 60 % der Fälle mit Chromosomenanomalien assoziiert
invasive Diagnostik	möglich	vorgeschrieben
Risikofaktoren	Rauchen, niedriges maternales Alter	

Prognose des Kindes

Lebenserwartung

Tritt die Gastroschisis isoliert auf – im Vergleich zur Omphalozele ist dies auch meistens der Fall (Tab. 25.**1**) –, so liegt die Überlebenswahrscheinlichkeit bei > 95 %.

Komplikationen

Die wesentlichen Komplikationen ergeben sich aus dem Ausmaß der ischämischen Darmschädigung, die zu einem funktionellen Kurzdarmsyndrom führen kann. Wird die Operation postnatal zu weit hinausgezögert, so kommt die Darmmotilität postoperativ erst sehr zögerlich in Gang, was eine längerfristige parenterale Ernährung zur Folge hat. Diese wiederum hat die bekannten Komplikationen von Infektionen, geringerer Kalorienzufuhr und Leberschädigung zur Folge. In unserem Fall war der Nahrungsaufbau verzögert, auch wenn die Operation wenige Stunden nach der Geburt durchgeführt worden war. Dabei muss aber die Tatsache berücksichtigt werden, dass der Darm schon intrauterin eine gewisse ischämische Schädigung erlitten hatte, was ja dann auch Grund für die Entbindung in einer frühen Woche war. Unabhängig von allen Faktoren gelingt die vollständige enterale Ernährung laut diverser Literaturstellen im Mittel erst mit 3 Wochen.

Fazit zum Fall

Abschließende Diagnose: Gastroschisis.

Die Ausbildung eines fetalen Ileus ist möglich und erfordert die vorzeitige Entbindung. Ein sicheres sonographisches Kriterium für den richtigen Entbindungszeitpunkt gibt es nicht. Man kann mit Hilfe der Farbdopplersonographie die Mesenterialgefäße und die Durchblutung des Darms nachweisen. Dabei sollte man auf eine veränderte Peristaltik und die Darmwanddicke achten.

Praxistipp

Vorgehen bei Gastroschisis

Die Gastroschisis ist ein Bauchwanddefekt. Chromosomale Aberrationen sind selten, aber weitere Fehlbildungen des Magen-Darm-Trakts sind mit bis zu 10 – 20 % häufig. Auch Herzvitien sollten ausgeschlossen werden. Die Diagnose einer Gastroschisis kann erst nach der 12. SSW sicher gestellt werden, da sie nicht sicher von einer physiologischen Nabelhernie unterschieden werden kann. Typischerweise ist der eventerierte Darmanteil im frühen 2. Trimenon eher echodicht darstellbar.

In der Regel ist die Entbindung per primärer Sectio caesarea ab der SSW 36 anzustreben. Der freie Darmanteil sollte so bald wie möglich durch eine sterile Verpackung vor Austrocknung und Kontamination geschützt werden. Das Kind soll in einer Seitenlagerung transportiert werden, damit ein Zug auf das Mesenterium eine Ischämie des Darms nicht verschlimmert.

Literatur

Chiriac A, Hartge D, Krapp M, Schwarze A, Germer U, Axt-Fliedner R. Eine intraabdominelle Darmdilatation in Feten mit Gastroschisis ist mit Darmatresie oder weiteren Darmkomplikationen assoziiert. Z Geburtshilfe Neonatol S 2 2007; 211

Logghe HL, Mason GC, Thornton JG, Stringer MD. A randomized controlled trial of elective preterm delivery of fetuses with gastroschisis. J Pediatr Surg. 2005; 40: 1726 – 1731

5

Piper HG, Jaksic T. The impact of prenatal bowel dilation on clinical outcomes in neonates with gastroschisis. J Pediatr Surg 2006; 41: 897 – 900

Puligandla PS, Janvier A, Flageole H, Bouchard S, Mok E, Laberge JM. The significance of intrauterine growth restriction is different from prematurity for the outcome of infants with gastroschisis. J Pediatr Surg 2004; 39: 1200 – 1204

Santiago-Munoz PC, McIntire DD, Barber RG, Megison SM, Twickler DM, Dashe JS. Outcomes of pregnancies with fetal gastroschisis. Obstet Gynecol 2007; 110: 663 – 668

Skarsgard ED, Claydon J, Bouchard S et al. Canadian Pediatric Surgical Network: a population-based pediatric surgery network and database for analyzing surgical birth defects. The first 100 cases of gastroschisis. J Pediatr Surg 2008; 43: 30 – 44

Strauss RA, Balu R, Kuller JA, McMahon MJ. Gastroschisis: the effect of labor and ruptured membranes on neonatal outcome. Am J Obstet Gyneacol 2003; 189: 1672 – 1678

Fall 26 Ösophagusatresie

Präsentation

Anamnese

28-jährige Frau; 1 G, 0 P. Aufnahme in der SSW 29 + 5 mit vorzeitiger Wehentätigkeit. Auswärts war die Verdachtsdiagnose „Ösophagusatresie" gestellt worden. Unauffällige Eigen- und Familienanamnese.

Sonographischer Befund

- Wachstumsretardierung um 2 Wochen
- Fruchtwasser stark vermehrt
- unauffällige fetale Dopplersonographie

Besonderheiten

- Polyhydramnion
- Magenblase nicht darstellbar

Pränatale Diagnose

Verdacht auf Ösophagusatresie (Abb. 26.**1**).

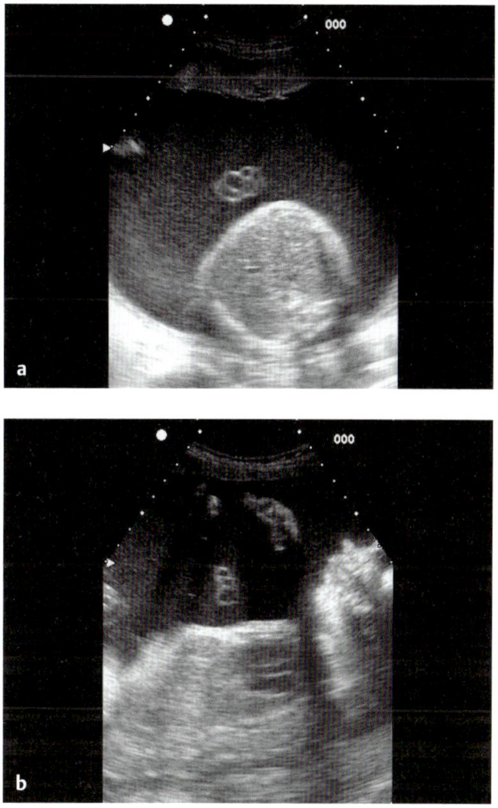

Abb. 26.**1 a, b** Magenblase an typischer Stelle nicht darstellbar.
a Querschnitt.
b Sagittalschnitt. Deutlich erkennbares Polyhydramnion.

Weitere Diagnostik

Eine Karyotypisierung wurde im Rahmen einer Entlastungspunktion veranlasst und ergab einen normalen weiblichen Chromosomensatz. Bei Polyhydramnion wurde auch ein oGTT zum Ausschluss eines Gestationsdiabetes durchgeführt, außerdem eine TORCH-Serologie. Beide Untersuchungen fielen unauffällig aus.

Pränataler Verlauf

Bei weiterhin deutlicher Wehentätigkeit wird bei Aufnahme eine Tokolyse mit Atosiban (Oxytocinantagonist) für 48 Stunden durchgeführt. Die Zervix ist bei Aufnahme unreif und geschlossen. Zunächst Stabilisierung und Entlastungspunktion 3 Tage nach Aufnahme bei erneuter Wehentätigkeit. Es werden komplikationslos 2000 ml klares Fruchtwasser abgelassen.

5

Wiederum 2 Tage später ist die Zervix bei der sonographischen Kontrolle nur noch 12 mm lang, mit großem Trichter. Unauffällige fetale Dopplersonographie zu diesem Zeitpunkt. In der SSW 32 + 1 dann Blasensprung und Muttermunderöffnung, Durchführung einer RDS-Prophylaxe und prophylaktische antibiotische Behandlung.

Peri- und postnataler Verlauf

Perinataler Verlauf

Zwei Tage später dann rasche Eröffnung und Spontanpartus; Mädchen, 1510 g; APGAR 8/9/9; NSpHa: 7,27.

Postnataler Verlauf

Die unmittelbare Adaptation nach der Geburt war gut und das Kind respiratorisch stabil. Es benötigte keine weitere Atemhilfe, und ein Atemnotsyndrom, das aufgrund der Frühgeburtlichkeit zu erwarten gewesen wäre, stellte sich nicht ein. Die erste postnatale Röntgenuntersuchung des Thorax und des Abdomens zeigte ein luftleeres Abdomen und einen Ösophagusstumpf, der von der eingelegten Magensonde nicht passiert werden konnte (Abb. 26.**2**). Demzufolge war das Vorliegen der häufigsten Ösophagusstenose Typ IIIb nach Voigt unwahrscheinlich.

Am zweiten Lebenstag wurde die operative Versorgung durchgeführt. Im Rahmen einer Thorakotomie konnte lediglich ein proximaler Ösophagusstumpf dargestellt werden, ohne tracheoösophageale Fistel. Die distale Speiseröhre war im Thorax nicht auffindbar. Deshalb wurde im Rahmen einer Laparatomie der Magen aufgesucht und dieser in den Thorax hineinverlagert und mit dem Ösophagusstumpf verbunden.

Somit handelt es sich in diesem Fall um eine Ösophagusatresie Typ II nach Voigt.

Der weitere Verlauf war durch verschiedene Komplikationen geprägt. Der Nahrungsaufbau war ausgesprochen schwierig. Hinzu kam ein Chylothorax, der sich erst nach einigen Wochen vollständig zurückbildete.

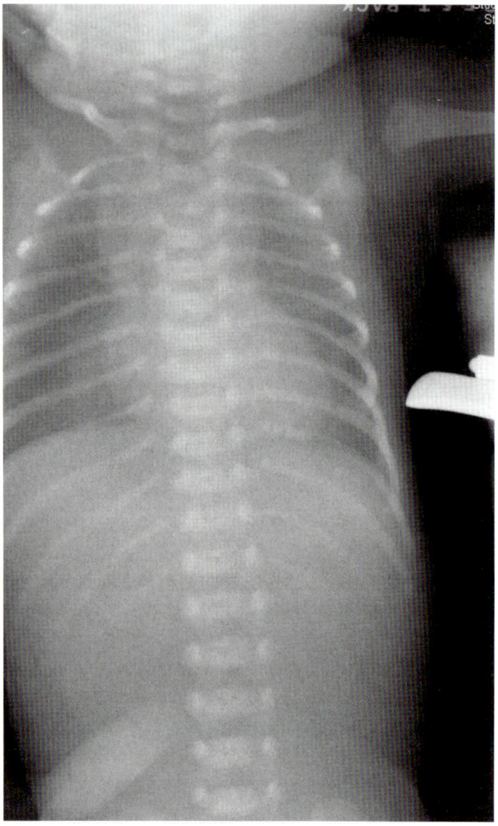

Abb. 26.**2** Oberer Ösophagus über die liegende Sonde mit Luft gefüllt. Magenblase nicht darstellbar, keine Luftfüllung des Darms.

Postnatale Diagnose

Ösophagusatresie Typ II nach Voigt.

Prognose des Kindes

Lebenserwartung

Die erste Risikoklassifikation, um die Überlebenswahrscheinlichkeit von Kindern mit Ösophagusatresie einzuschätzen, wurde 1962 von Waterston vorgeschlagen. Inzwischen wurden verschiedene weitere Systeme entworfen bzw. vorhandene modifiziert. Spitz berücksichtigt in seiner Klassifikation vor allem das Geburtsgewicht und das Vorhandensein von kardialen Anomalien. Er teilt 3 Risikogruppen ein:

- Neugeborene mit einem Geburtsgewicht von > 1500 g ohne größere kardiale Anomalien (Überlebensrate: 98 %)
- Neugeborene mit einem Geburtsgewicht von < 1500 g oder kardialen Anomalien (Überlebensrate: 82 %)
- Neugeborene mit einem Geburtsgewicht von < 1500 g und kardialen Anomalien (Überlebensrate: 50 %)

Diese Werte stammen aus einer Studie aus dem Jahre 2006 und korrigieren die wesentlich schlechteren aus der Originalarbeit von Spitz aus dem Jahre 1994.

Komplikationen

Über die Mortalität hinaus ist der Hinweis auf mögliche Komplikationen zu nennen, die vor allem aufgrund des Typs der Fehlbildung mehr oder weniger häufig sind. Frühe Komplikationen sind Insuffizienz der Anastomose, Strikturen im Bereich der Anastomose und Fistelrezidive, die zu pulmonalen Erkrankungen führen. Späte Komplikationen sind gastroösophagealer Reflux, Tracheomalazie und Motilitätsstörungen der Speiseröhre. Außerdem kann es zu Stenosen kommen, die durch mehrzeitige Bougierungen zu beheben sind.

Fazit zum Fall

Abschließende Diagnose: Ösophagusatresie Typ II nach Voigt.

Die pränatale Diagnostik von Ösophagusatresien kann schwierig sein, da nur ein Polyhydramnion ein Hinweis auf diese Fehlbildung ist. Beim häufigsten Fehlbildungstyp IIIb nach Voigt kann der Magen bei der pränatalen Sonographie in der Regel dargestellt werden, sodass eine Atresie nicht auszuschließen ist.

Praxistipp

Polyhydramnion/Vorgehen bei Verdacht auf Ösophagusatresie

Siehe hierzu auch Fall 48.

Pränatal

Sonographisch sollte in Fällen eines Polyhydramnions immer auch die Halsregion nach Tumoren abgesucht werden. Falls diese auszuschließen sind, sollte im Folgenden der Magen aufgesucht werden. Im Fall der initialen Nichtdarstellbarkeit sind oft mehrere und länger andauernde Untersuchungen erforderlich. Ein weiteres Merkmal, welches untersucht werden sollte, sind die Bewegungen des Kindes (biophysikalisches Profil nach Manning), da der Magen auch bei neuromuskulären Erkrankungen oft nicht gefüllt ist und somit nicht dargestellt werden kann. Mittels der Farbdopplersonographie lässt sich das Schlucken des Kindes im Rahmen einer dynamischen Untersuchung einfangen. In Einzelfällen kann man sonographisch den blind endenden Ösophagus darstellen (Pouch Sign).

Postnatal

In allen Fällen, in denen vor der Geburt ein Polyhydramnion festgestellt wurde, sollte beim Neugeborenen bei der Erstuntersuchung eine Sondierung der Speiseröhre vorgenommen werden. Falls sie nicht passierbar ist, sollte man ein Röntgenbild mit liegender Sonde anfertigen, das als Beweis für eine Atresie herangezogen werden kann. Eine Kontrastmitteldarstellung ist nicht erforderlich.

Hilfe für Betroffene

www.keks. org

Literatur

Kalache KD, Wauer R, Mau H, Chaoui R, Bollmann R. Prognostic significance of the pouch sign in fetuses with prenatally diagnosed esophageal atresia. Am J Obstet Gynecol 2000; 182: 978 – 981

Lopez PJ, Keys C, Pierro A et al. Oesophageal atresia: improved outcome in high-risk groups? J Pediatr Surg 2006; 41: 331 – 334

Manning FA, Morrison IR, Harmn CR, Menticoglou SM. The abnormal fetal biophysical profil score. V. Predictive accuracy according to score composition. Am J Obstet Gynecol 1990; 162: 918 – 927

Sinha CK, Haider N, Marri RR, Rajimwale A, Fisher R, Nour S. Modified prognostic criteria for oesophageal atresia and tracheo-oesophageal fistula. Eur J Pediatr Surg 2007; 17: 153 – 157

Sparey C, Robson SC. Oesophageal atresia. Prenat Diagn 2000; 20: 251 – 253

Spitz L, Kiely EM, Morecroft JA, Drake DP. Oesophageal atresia: at-risk groups for the 1990 s. J Pediatr Surg 1994; 29: 723 – 725

Spitz L. Oesophageal atresia. Orphanet J Rare Dis 2007; 2: 24 – 29

Teich S, Barton DP, Ginn-Pease ME, King DR. Prognostic classification for esophageal atresia and tracheoesophageal fistula: Waterston versus Montreal. J Pediatr Surg 1997; 32: 1075 – 1079

Fall 27 Omphalozele

Präsentation

Anamnese

24-jährige Frau; 3 G, 0 P. Vorstellung in der SSW 16 + 1 mit der Verdachtsdiagnose einer Omphalozele. Eine Amniozentese war schon extern durchgeführt worden und ergab einen unauffälligen männlichen Karyotyp. Zweimaliger Frühabort, sonst leere Eigen- und Familienanamnese.

Sonographischer Befund

- zeitgerechte Gravidität
- FW normal

Besonderheiten

- große Omphalozele (31,4 mm × 27,5 mm × 25,5 mm) mit Leber, Magen und Darmanteilen

Pränatale Diagnose

Omphalozele (Abb. 27.**1** und Abb. 27.**2**).

Weitere Diagnostik

Eine Amniozentese wird bei Omphalozele immer durchgeführt, da häufig eine Assoziation mit chromosomalen Anomalien besteht.

Die Wachstumskurve ist in Abb. 27.**3** dargestellt.

Pränataler Verlauf

Da der Befund der Omphalozele in diesem konkreten Fall sehr massiv war, mit einer fast kompletten Verlagerung des Bauchinhalts nach außen und einem sehr schmalen Thorax, wurde die Prognose als ungünstig eingeschätzt. Dies wurde dem Paar in mehreren Gesprächen erklärt. Die Eltern entschlossen sich dennoch für eine Fortführung der Schwangerschaft.

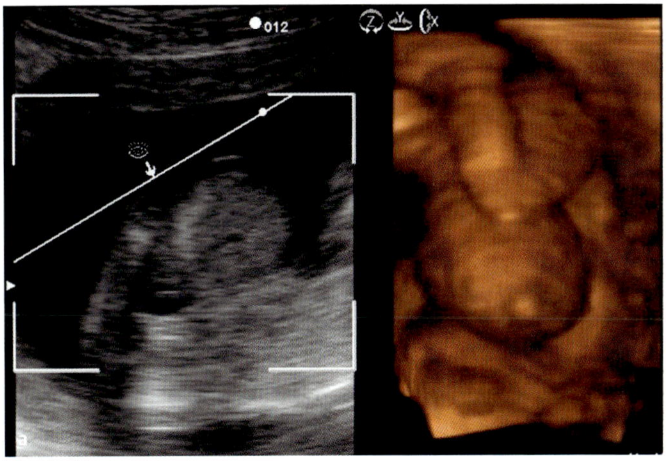

Abb. 27.**1 a – c** Aufnahmen aus der SSW 16 + 1. Darstellung der Omphalozele im 3 D-Modus im Längs- und Querschnitt mit Darstellung des Ductus venosus als Zeichen der vollständig eventerierten Leber.

Fortsetzung →

5

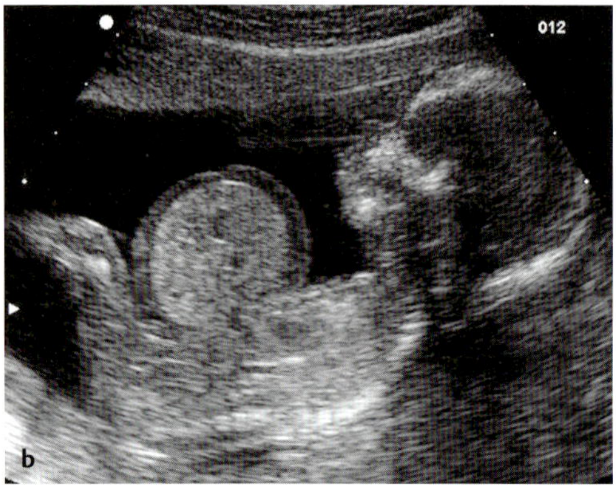

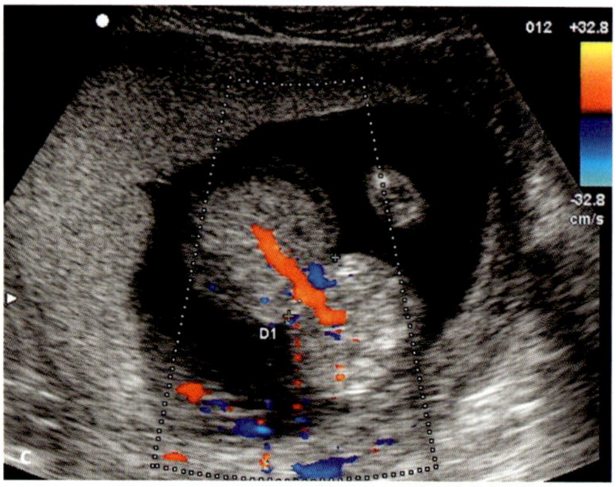

Abb. 27.**1** Fortsetzung

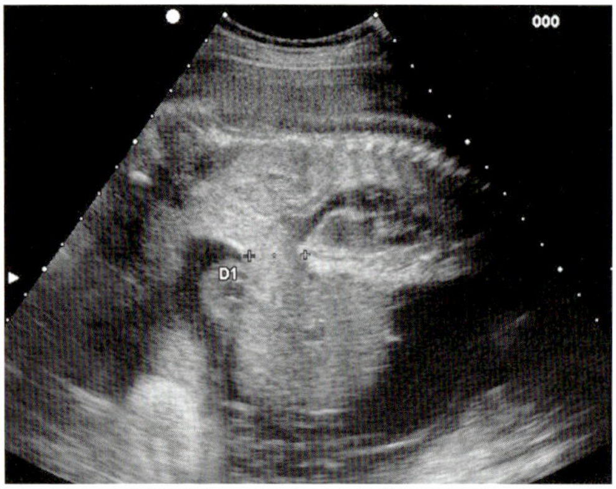

Abb. 27.**2** Verlaufskontrolle in der Woche 28 + 2 mit schon deutlich schmalem und elongiertem Thorax und der vorgelagerten großen Omphalozele. Die Bruchpforte hat eine Weite von 18,5 mm.

Peri- und postnataler Verlauf

Perinataler Verlauf

In der SSW 34 + 5 Aufnahme wegen Wehentätigkeit und offenem Muttermund. Entschluss zur primären Sectio caesarea; Junge, 2000 g; APGAR: 9/9/9; NSpHa: 7,31.

Postnataler Verlauf

Aufgrund einer respiratorischen Insuffizienz und des Ausmaßes der Omphalozele wird das Neugeborene primär intubiert. Die Bauchhöhle ist kaum angelegt (Abb. 27.**4**), und die gesamten Eingeweide sind durch den Zelensack sichtbar. In einer ersten Operation können die Organe deshalb nicht primär zurückverlagert werden, sondern werden mit einer Schuster-Plastik versorgt. Hierzu wird ein Plastikbeutel an die Bauchhaut genäht, und die Eingeweide werden darin verbracht (Abb. 27.**5**). Dieser Beutel wird nach oben gerichtet aufgehängt, sodass die Organe durch die Schwerkraft in die Bauchhöhle gleiten können. Durch mehrere Operationen und über die Einlage eines Goretex-Patches gelingt es schließlich, die Bauchdecke zu verschließen.

Aufgrund der begleitenden Deformität des Thorax und der Unmöglichkeit einer regelrechten Zwerchfellatmung kann das Kind über Wochen nicht extubiert werden, und man muss es schließlich tracheotomieren und dauerbeatmen.

Postnatale Diagnose

Omphalozele.

Prognose des Kindes

Die Prognose von Omphalozelen hängt nicht nur von begleitenden Chromosomenanomalien und Fehlbildungen ab, die hier häufiger sind als bei anderen Bauchwanddefekten, sondern auch von ihrem Ausmaß. Deshalb lässt sich der Verlauf im Einzelfall manchmal nur postnatal genauer abschätzen. Wegen der assoziierten Syndrome ist die Mortalität von Kindern mit Omphalozele 3-

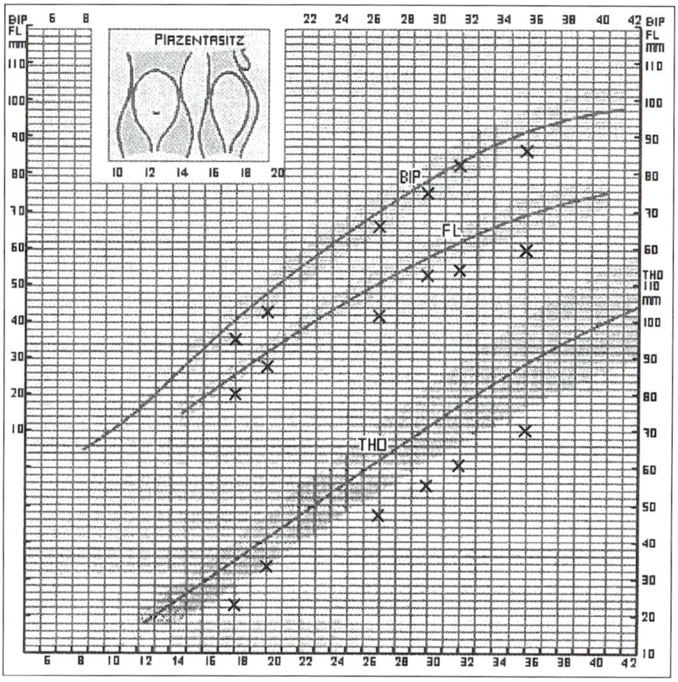

Abb. 27.**3** Deutliche Wachstumsdiskrepanz mit Abdomenquerschnitt unterhalb der 5. Perzentile, aber positivem Wachstum im Verlauf.

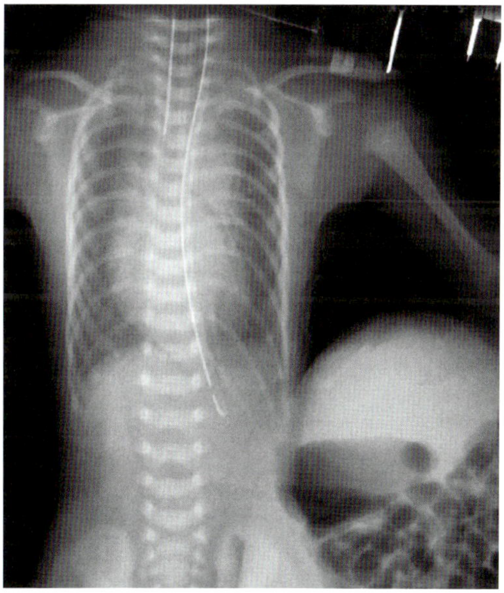

Abb. 27.**4** Röntgenaufnahme von Thorax und Abdomen nach Aufnahme des Kindes auf der neonatologischen Intensivstation. Extrem schmaler Thorax und ballartiger Weichteilschatten neben dem Abdomen, der der Omphalozele entspricht.

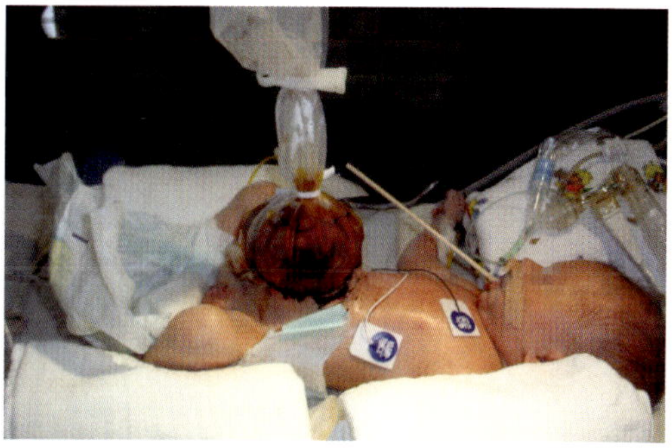

Abb. 27.**5** Plastikbeutel mit den darin liegenden Eingeweiden.

mal so hoch wie bei jenen mit Gastroschisis. Wird die Neugeborenenperiode überlebt, so sind die häufigsten Komplikationen eine reduzierte Lungenfunktion (in unserem Fall stand sie besonders im Vordergrund) und ein gastroösophagealer Reflux.

Fazit zum Fall

Abschließende Diagnose: Omphalozele.

Ein wesentlicher prognostischer Faktor bei der Omphalozele ist nicht nur die Assoziation mit anderen Syndromen oder Chromosomenabberationen, sondern auch das Ausmaß des Defekts und der Verlagerung von Abdomeninhalt, sodass keine regelrechte Bauchhöhle entstehen kann. In diesem Fall war auch die Auswirkung der Omphalozele auf die Lungenfunktion deutlich.

Praxistipp

Vorgehen bei Omphalozele
Siehe hierzu Praxistipp bei Fall 25.

Literatur

AWMF-Leitlinie. Omphalozele – Nabelschnurbruch; Laparoschisis – Bauchwandspalte. http://www.uni-duesseldorf.de/AWMF/ll-na/006-042.htm, 2002

Benacerraf BR, Saltzman DH, Estroff JA, Frigoletto FD Jr. Abnormal karyotype of fetuses with omphalocele: prediction based on omphalocele contents. Obstet Gynecol 1990; 75: 317 – 319

Brantberg A, Blaas HGK, Haugen SE, Eik-Nes SH. Characteristics and outcome of 90 cases of fetal omphalocele. Ultrasound Obstet Gynaecol 2005; 26: 527 – 537

Heider AL, Strauss RA, Kuller JA. Omphalocele: clinical outcome in cases with normal karyotype. Am J Obstet Gynae 2004; 190: 135 – 141

McNair C, Hawes J, Urquhart H. Caring for the newborn with an omphalocele. Neonatal Netw 2006; 25: 319 – 327

Schuster SR. A new method for the staged repair of large omphaloceles. Surg Gynecol Obstet 1967; 125: 837 – 850

Stovroff MA, Teague WG. Omphalocele and gastroschisis. In: Ziegler MM, Azizkhan RG, Weber TR, eds. Operative surgery. McGraw-Hill, New York; 2003

Fall 28 Mekoniumileus

Präsentation

Anamnese

34-jährige Frau; 2 G, 1 P. Vorstellung in der SSW 36 + 0 zur Geburtsplanung. Das Kind liegt in Beckenendlage. Sonographisch Verdacht auf Uterus subseptus. Vorangegangener Spontanpartus eines gesunden Jungen. Die Schwangerschaftsvorsorge war bis zur jetzigen Vorstellung unauffällig gewesen. Keine relevanten eigenen Erkrankungen, leere Familienanamnese.

Sonographischer Befund

- zeitgerechte Gravidität
- reine Steiß-Fuß-Lage
- Uterus subseptus
- FW in oberer Norm
- Magen und Harnblase gefüllt

Besonderheiten

- dilatierte Darmschlingen mit guter Peristaltik, aber echodichterer Wand (auf maximal 31 mm dilatiert)
- positiver Flow in der Darmwand

Pränatale Diagnose

Verdacht auf Dünndarm-/Mekoniumileus (Abb. 28.**1** und Abb. 28.**2**).

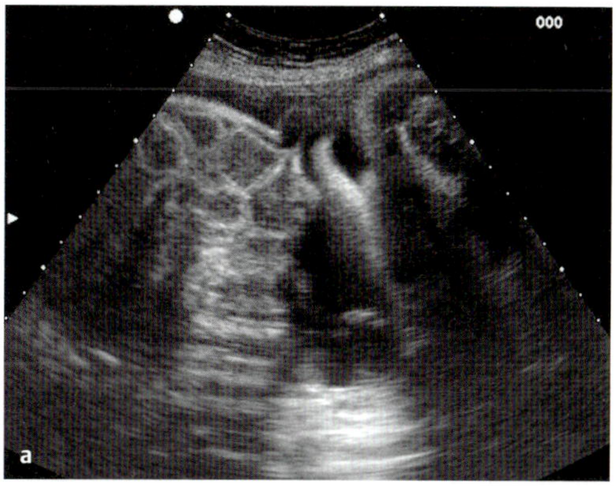

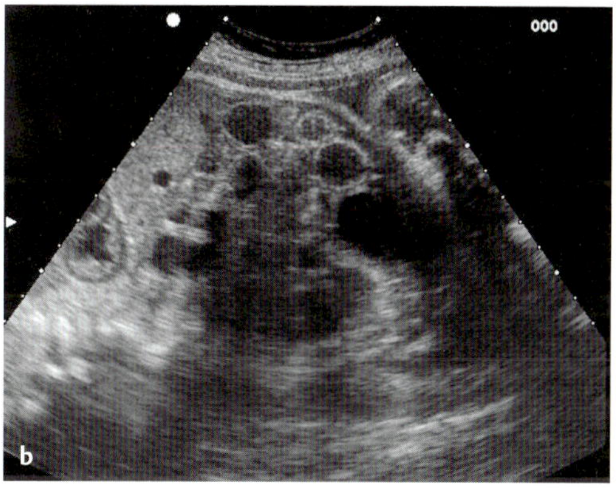

Abb. 28.**1 a, b** Erweiterte Darmschlingen mit echodichter Wand.
a Querschnitt.
b Längsschnitt.

Peri- und postnataler Verlauf

Perinataler Verlauf

Aufnahme in der SSW 40 + 3 mit Wehen. Muttermund rasch eröffnet. Reine Steiß-Fuß-Lage, nach Blasensprung Fußvorfall. Sekundäre Sectio caesarea; Mädchen, 3710 g; APGAR: 6/8/9; NSpHa: 7,14.

Postnataler Verlauf

Auf dem ersten Röntgenbild nach der Geburt finden sich die dilatierten Darmschlingen und ein Abbrechen der Luftfüllung, die im Ileumbereich vermutet werden kann. Am ehesten kommt ein

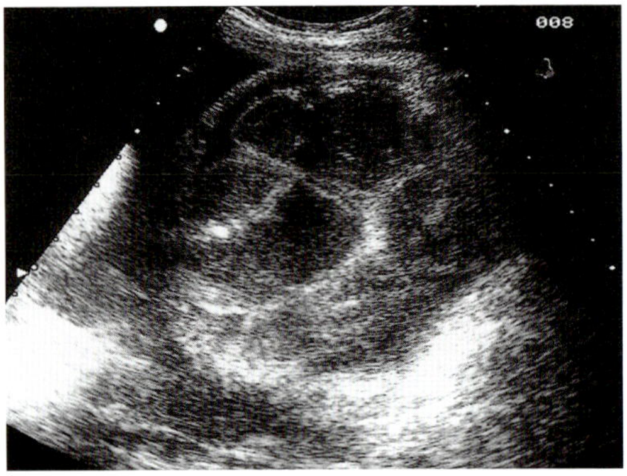

Abb. 28.**2** Verlaufskontrolle in der SSW 40. Zunahme der Dilatation.

Mekoniumileus infrage. Am zweiten Lebenstag wird das Kind laparatomiert. Der klinische Zustand sprach gegen einen konservativen Behandlungsversuch durch einen Einlauf. Intraoperativ bestätigt sich die Verdachtsdiagnose. Es zeigt sich im Wesentlichen ein Ileum, das zum Teil dilatiert ist, sich aber dann im Lumen verjüngt und von knötchenförmigem Stuhl obliteriert ist. Das Kolon ist unbenutzt und leer. Zusätzlich findet sich noch eine Malrotation Grad II. Der Darm wird als doppelläufiges Ileostoma perkutan ausgeleitet. Der weitere Verlauf ist komplikationslos.

Folgerichtig wird im Weiteren eine Diagnostik auf eine zystische Fibrose veranlasst, welche schließlich auch durch einen Schweißtest und die Feststellung der Genmutation bestätigt wird.

Postnatale Diagnose

Mekoniumileus.

Prognose des Kindes

Ungefähr 10 – 15 % aller Fälle von zystischer Fibrose haben als Erstmanifestation einen Mekoniumileus, dessen perioperative Mortalität gering ist. Andererseits kann diese Erkrankung auch auftreten, ohne dass eine zystische Fibrose vorliegt. Bei Frühgeborenen kann es auch aus anderen Gründen zu einer Stase von Mekonium kommen, was schließlich zu einer chirurgischen Intervention führt.

Begleitende Anomalien wie Atresien, Perforationen oder Volvulus sind fast zur Hälfte mit einem Mekoniumileus assoziiert. Ein konservativer Versuch, den Ileus mit Gastrografin oder N-Acetylcystein zu behandeln, ist je nach klinischem Zustand gerechtfertigt, aber nur in etwa 50 % der Fälle erfolgreich.

Es gibt keine Korrelation eines Mekoniumileus mit der Schwere der späteren Pankreasinsuffizienz oder der pulmonalen Schädigung bei Vorliegen einer zystischen Fibrose.

Die Diagnose einer zystischen Fibrose ist für die betroffene Familie weitreichend, da bis heute keine kausale Therapie zur Verfügung steht und die Lebenserwartung sowie die Lebensqualität durch frühzeitige und konsequente symptomatische Behandlung zwar wesentlich gebessert, aber immer noch fatal sind. Es sollte deshalb sehr früh der Kontakt der Familie mit einem Zentrum hergestellt werden, da dort auch die notwendige psychosoziale Begleitung begonnen werden kann.

Fazit zum Fall

Abschließende Diagnose: Mekoniumileus bei zystischer Fibrose.

Bei der pränatalen Sonographie führt die Feststellung von echodichtem Darm im 2. Trimenon zur Differenzialdiagnose eines Mekoniumileus und damit auch zum Ausschluss einer zystischen Fibrose. Eine entsprechende pränatale Diagnostik (Amniozentese, gegebenenfalls molekulargenetische Untersuchung der Eltern) schließt sich an.

In diesem Fall war die Schwangerschaft schon so weit fortgeschritten, dass die Diagnostik vor der Geburt nicht erzwungen wurde, zumal es keinen Indexfall einer zystischen Fibrose in der Familie gab.

Merkmale der zystischen Fibrose sind in Tab. 28.**1** dargestellt.

Praxistipp

Vorgehen bei Verdacht auf zystische Fibrose

Die zystische Fibrose ist die häufigste autosomal-rezessiv vererbte Erkrankung in der weißen Bevölkerung. Die Heterozygotenfrequenz ist mit 1:20 bis 1:25 hoch. Daher sollte eine genetische Beratung angeboten werden.

Tabelle 28.1 Merkmale der zystischen Fibrose

Parameter	Merkmale
Organmanifestation	vor allem pulmonal und gastrointestinal
Häufigkeit	1:2000 bis 1:2500 Neugeborene
pränatale Diagnostik	CFTR-Gen (CFTR: Cystic Fibrosis Transmembrane Regulator) auf dem langen Arm von Chromosom 7 in Position δF 508; zahlreiche Mutationen
Pathogenese	Produktion von hochviskösem Schleim in allen exogen sekretorischen Drüsen
Wiederholungswahrscheinlichkeit	25 %, wenn beide Elternteile Träger sind

Hilfe für Betroffene

www.muko.info

Literatur

AWMF-Leitlinie. Mukoviscidose. www.uni-duesseldorf.de/awmf/ll-na/070-004.htm, 2002

Murshed R, Spitz L, Kiely E, Drake D. Meconium ileus: a ten-year review of thirty-six patients. Eur J Pediatr Surg 1997; 7: 275 – 257

Mushtaq I, Wright VM, Drake DP, Mearns MB, Wood CB. Meconium ileus secondary to cystic fibrosis. The East London experience. Pediatr Surg Int 1998; 13: 365 – 369

Tariverdian G, Buselmaier W, Hrsg. Humangentik, 3. Aufl. Heidelberg: Springer; 2004

Trachsel D, Heinimann K, Bösch N, Hammer J. Cystic fibrosis and intrauterine death. J Perinatol 2007; 27: 181 – 182

6 Ableitende Harnwege und Genitale

Fall 29 Hydronephrose

Präsentation

Anamnese

19-jährige Frau; 1 G, 0 P. Vorstellung in der SSW 20 + 6 zum Organ-Screening. Leere Eigen- und Familienanamnese.

Sonographischer Befund

- Biometrie zeitgerecht
- männlicher Fetus
- Fruchtwasser im Bereich der oberen Norm

Besonderheiten

- linke Niere mit deutlich aufgeweitetem Kelchsystem, Ureter nur im Nierenabgangsbereich darstellbar und aufgeweitet
- rechte Niere unauffällig
- Aa. renales beiderseits unauffällig darstellbar

Pränatale Diagnose

Hydronephrose links (Abb. 29.**1** und Abb. 29.**2**).

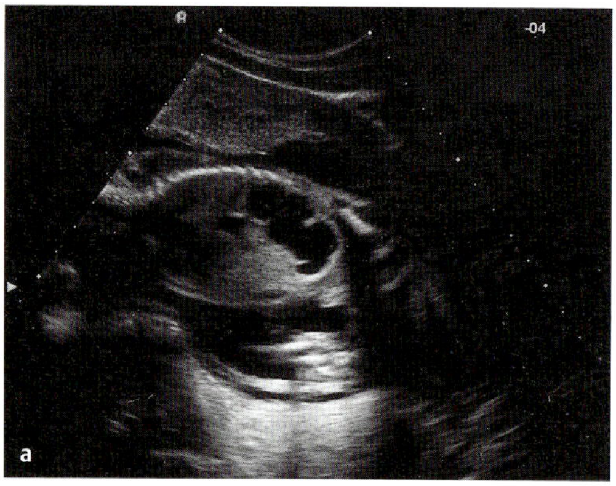

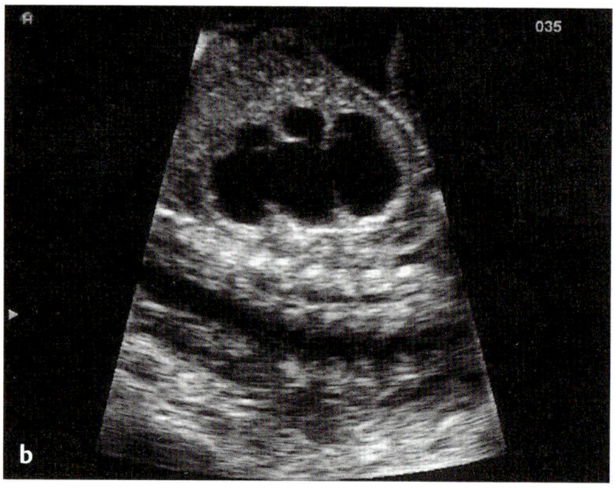

Abb. 29.**1 a, b** Linke Niere mit echodichtem, randständigem Parenchym und aufgeweitetem Kelchsystem (SSW 20 + 6).
a Übersicht.
b Vergrößerte Darstellung.

Weitere Diagnostik

Bei isolierter Hydronephrose ist nach Aufklärung über mögliche Ursachen aus medizinischer Sicht keine invasive Diagnostik erforderlich. Bei vermehrtem Fruchtwasser wird in der SSW 24 ein oGTT durchgeführt (unauffälliger Befund).

Pränataler Verlauf

Es werden zunächst 4-wöchige sonographische Verlaufskontrollen durchgeführt. Es zeigen sich ein unauffälliges fetales Wachstum und ein unauffälliger fetaler Dopplersonographiebefund. Das Fruchtwasser ist etwas vermehrt. Die rechte Niere ist unauffällig, die linke Niere zeigt sich wie in Abb. 29.**2** dargestellt. Zur Abstimmung des postpartalen Vorgehens wird die Patientin in der Pränatalkonferenz vorgestellt.

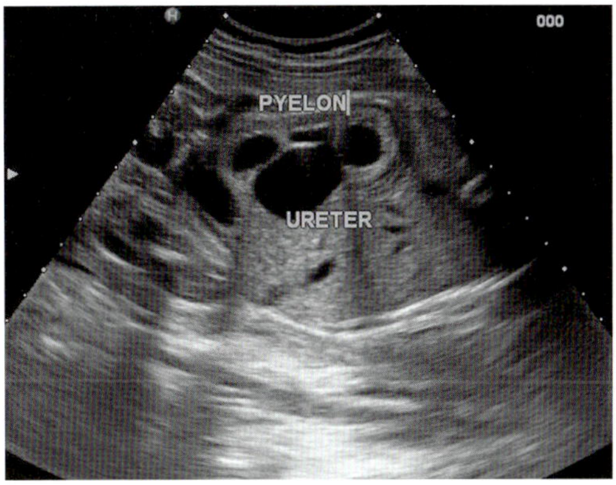

Abb. 29.**2** Verlauf der Hydronephrose links mit Aufweitung des Nierenbeckens am Übergang zum Ureter in der SSW 31 + 2.

Peri- und postnataler Verlauf

Perinataler Verlauf

Aufnahme der Patientin in der SSW 41 + 2 mit Wehen und Blasensprung. Spontanpartus eines Jungen, 3370 g; APGAR: 9/10/10; NSpHa: 7,20.

Postnataler Verlauf

Das Kind verbleibt zunächst bei der Mutter und wird am ersten und 3. Lebenstag sonographisch untersucht. Dabei findet sich ein Harnstau in der linken Niere. Der Harnleiter kann in der Nähe der Blase nicht nachgewiesen werden. Das Nierenbecken hat eine maximale Weite von 3,4 cm, die Parenchymdicke beträgt minimal 0,8 cm. Im weiteren Verlauf nehmen die Abmessungen leicht zu, bleiben dann aber stabil. Im Alter von 5 Wochen wird eine Nierenszintigraphie durchgeführt, bei der die linke Niere eine 10 %ige Funktion bei normwertiger Gesamt-Clearence zeigt. Daraufhin wird vorübergehend eine perkutane Ableitung des linken Nierenbeckens durchgeführt. Eine Pyeloplastik erfolgt schließlich im Alter von 9 Monaten.

Postnatale Diagnose

Hydronephrose.

Prognose des Kindes

Ureteropelvine Stenosen sind die häufigsten Ursachen angeborener Harnwegserweiterungen. Eine Dilatation des Nierenbeckens von > 10 mm (bzw. von > 12 mm im Kelchsystem) weist auf eine deutliche Abflussbehinderung hin und muss nach der Geburt intensiv abgeklärt und in der Regel behandelt werden. Die Diagnostik wird nach einem standardisierten Ablauf durchgeführt und beinhaltet neben der sonographischen Verlaufskontrolle eine Nierenszintigraphie im Alter zwischen 4 und 6 Wochen. Beträgt der Anteil der betroffenen Niere bei dieser Untersuchung < 15 % der Gesamtnierenfunktion, kann die Hydronephrose passager durch eine perkutane Ableitung entlastet werden. Vor einer Pyeloplastik sollte eine Miktionszysturographie durchgeführt werden, um begleitende Fehlbildungen im Sinne eines vesikoureteralen Refluxes zu erkennen. Nach einer Pyeloplastik ist in mehr als 80 % der Fälle mit einem guten Abfluss des Harns aus der operierten Niere zu rechnen.

Fazit zum Fall

Abschließende Diagnose: Hydronephrose.

Obstruktive Ureteropathien sind häufig. Durch die pränatale Diagnostik kann das postpartale Vorgehen abgestimmt und können frühzeitig die entsprechenden diagnostischen und therapeutischen Schritte eingeleitet werden.

Praxistipp

Vorgehen bei Pyelektasie bzw. Hydronephrose
Die Diagnose einer beidseitigen Pyelektasie sollte zu einer erweiterten sonographischen Fehlbildungsdiagnostik führen. Der Befund wird sonographisch im streng anterior-posterioren Abdomenquerschnitt vermessen. Werte zwischen 5 und 10 mm werden als „mild“ bezeichnet und gelten als Soft Marker. Falls weitere sonographische Auffälligkeiten vorliegen, sollte eine invasive Diagnostik zum Ausschluss chromosomaler Anomalien erfolgen. Ein „verplumptes“ Nierenbecken (< 5 mm) wird sehr häufig gesehen und auch als physiologisch betrachtet. Falls das Nierenbecken größer ist als 10 mm, erfolgt eine sonographische Verlaufskontrolle. Häufiger ist diese sonographische Auffälligkeit bei männlichen Feten zu sehen.

Neben der beschriebenen Form muss die Hydronephrose abgegrenzt werden. Ursachen der einseitigen Hydronephrose sind am häufigsten Stenosen im Bereich des Ureterabgangs (etwa 60 %), gefolgt von Uretermündungsstenosen und vesikoureteralem Reflux mit auch beidseitiger Hydronephrose. Urethralklappen führen zu Megablase, in der Regel beidseitigen Megauretern und beidseitigen Hydronephrosen.
Bei nur einseitig betroffener Niere kann man sich auf sonographische Verlaufskontrollen des Befundes sowie die Mitbetrachtung der Größe und Füllung der Harnblase sowie der Fruchtwassermenge beschränken. Eine Indikation zur intrauterinen Therapie liegt selten vor.
Urogenitale Fehlbildungen sind häufig und können in > 95 % der Fälle pränatal entdeckt werden. Die Funktionseinheit aus Niere, Harnleiter, Harnblase und Fruchtwasser lässt sich sonographisch gut darstellen. Die meisten Störungen gehören in die Gruppe der obstruktiven Uropathien. Die Darstellung der fetalen Nieren gelingt neben der direkten sonographischen Darstellung zudem über die Farbdopplerdarstellung der Aa. renales, die im 90 °-Winkel von der Aorta abgehen. Die sichere Darstellung der fetalen Blase gelingt durch das Aufsuchen der beiderseits in der Wand gelegenen A. umbilicalis. So kann beispielsweise eine Ovarialzyste von der Blase abgegrenzt werden. Auch die sonographische Darstellung des Genitale gehört zur Untersuchung dazu.

Literatur

Beetz R, Bökenkamp A, Brandis M et al. Diagnostik bei konnatalen Dilatationen der Harnwege. Monatsschr Kinderheilk 2002; 150: 76 – 84

Clark TJ, Martin WL, Divakaran TG, Whittle MJ, Kilby MD, Khan KS. Prenatal bladder drainage in the management of fetal lower urinary tract obstruction: a systematic review and meta-analysis. Obstet Gynecol 2003; 102: 367 – 382

Eckholdt F, Woderich R, Smith RD, Heling KS. Antenatal diagnostic aspects of unilateral multicystic kidney dysplasia – sensitivity, specificity, predictive values, differential diagnosis, associated malformations and consequences. Fetal Diag Ther 2004; 19: 163 – 169

Guariglia L, Rosati P. Isolated mild fetal pyelectasis detected by transvaginal sonography in advanced maternal age. Obstet Gynecol 1998; 92: 833 – 836

Psooy K, Pike JG, Leonard MP. Long-term followup of pediatric dismembered pyeloplasty: How long is long enough? J Urol 2003; 169: 1809 – 1812

Fall 30 Megablase

Präsentation

Anamnese

22-jährige Frau; 1 G, 0 P. Vorstellung in der SSW 22 + 0 zum Organ-Screening. Leere Eigen- und Familienanamnese.

Sonographischer Befund

- zeitgerechte Gravidität
- unauffälliges fetales Bewegungsprofil

Besonderheiten

- große fetale Harnblase (3,9 cm × 2,5 cm × 2,6 cm)
- beiderseits milde Pyelektasie bei sonographisch sicher weiblichem Genitale
- Fruchtwassermenge in der oberen Norm (AFI: 18,9)

Pränatale Diagnose

Megablase (Abb. 30.**1**).

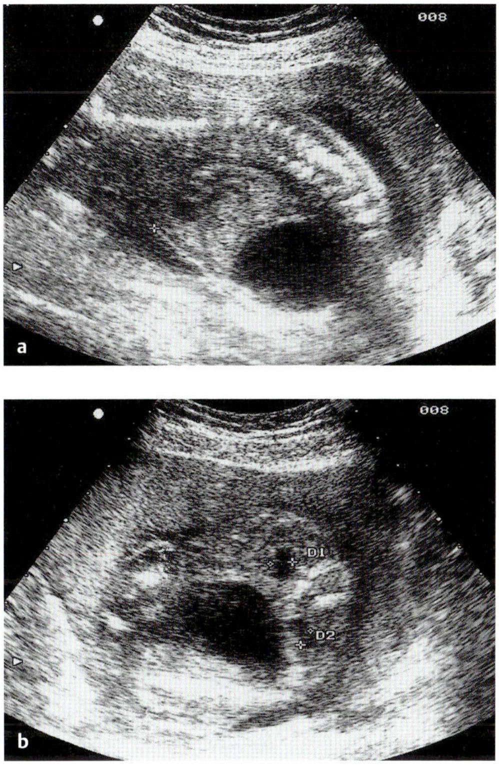

Abb. 30.**1 a, b** Fetale Megablase im Längs- (**a**) und Querschnitt (**b**) in der SSW 22. Im Querschnitt auch milde Pyelektasie beiderseits darstellbar.

Weitere Diagnostik

Es wird nach ausführlicher Beratung eine Amniozentese durchgeführt. Es zeigt sich ein unauffälliger weiblicher Karyotyp.

Pränataler Verlauf

Wiedervorstellung in der SSW 23 + 1. Erneute Darstellung der Megablase (5,5 cm × 5,5 cm × 4,7 cm), weiterhin milde bilaterale Pyelektasie (4,7 mm und 7,1 mm). Die Fruchtwassermenge ist jetzt eher im unteren Normbereich. Deshalb wird eine Einmalpunktion der fetalen Blase durchgeführt, bei der 50 ml Flüssigkeit entnommen werden (Kreatininkonzentration: 1,2 mg/dl).

Wiedervorstellung in der SSW 24 + 5. Erneut progrediente Megablase darstellbar (5,9 cm × 5,9 cm × 6,2 cm), Fruchtwassermenge weiter in der unteren Norm (Abb. 30.**2**). Weiterhin auch beiderseitige Pyelektasie.

Kontrolle in der SSW 25 + 2. Megazystis (6,6 cm × 6,3 cm × 6,5 cm). Es wird eine erneute Punktion durchgeführt, da durch den Zwerchfellhochstand auch eine sekundäre Lungenbeein-

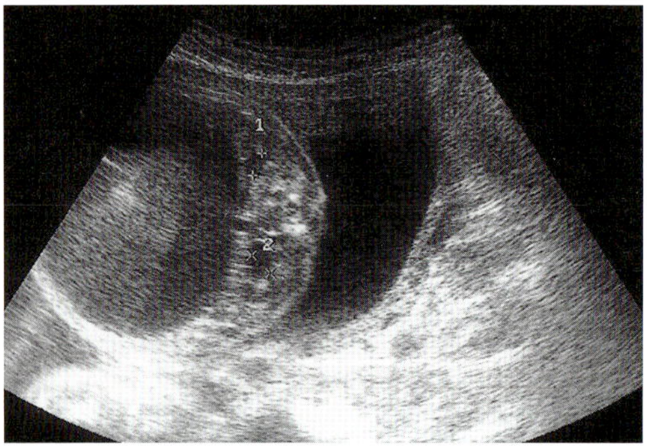

Abb. 30.**2** Befund in der SSW 24 + 5. Deutliche Megablase, die das gesamte fetale Abdomen auszufüllen scheint. Fruchtwasserdepot im linken Bildabschnitt dargestellt.

trächtigung befürchtet wird. Insgesamt immer unauffälliges fetales Bewegungsmuster. Erstmals wird auch eine Shunt-Anlage erwogen (Abb. 30.**3**). Seltene Differenzialdiagnosen wie z. B. das Megazystis-Mikrokolon-Intestinal-Hypoperistalsis-Syndrom (MMIHS) werden, da sie typischerweise bei weiblichen Feten vorkommen, erwogen. Eine fetale Darmauffälligkeit, die hier beschrieben wird, ließ sich pränatal jedoch nicht verifizieren.

Neben der Analyse des fetalen Urins erfolgt zur weiteren Diagnostik bei unerwartet normalem Fruchtwasser auch eine TORCH-Serologie (unauffällig). Ein durchgeführter oGTT ist ebenfalls unauffällig.

Peri- und postnataler Verlauf

Perinataler Verlauf

In der SWW 32 + 2 rasche Eröffnung des Muttermundes und Partus aus Vorderhauptslage; Mädchen, 2235 g; APGAR: 7/8/9; NSpHa: 7,32.

Postnataler Verlauf

Die postnatale Adaptation des Kindes ist zufriedenstellend. Nach einigen Minuten zeigt es jedoch leichte respiratorische Störungen, die durch die Anlage eines Nasen-CPAP erfolgreich behandelt werden können.

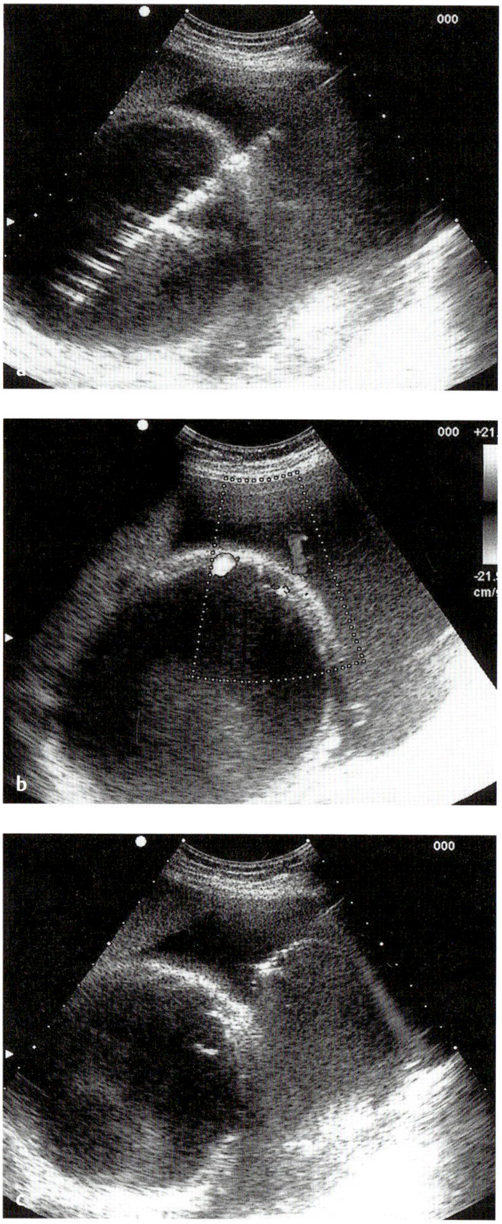

Abb. 30.**3 a – c** In der SSW 32 + 1 komplikationslose Shunt-Anlage unter einer Analgosedierung mit Remifentanil (vgl. Fall 13).
a Platzierung des Mandrins.
b Platzierung des Pigtail-Katheters.
c Darstellung des Pigtails-Katheters in regelrechter Lage.

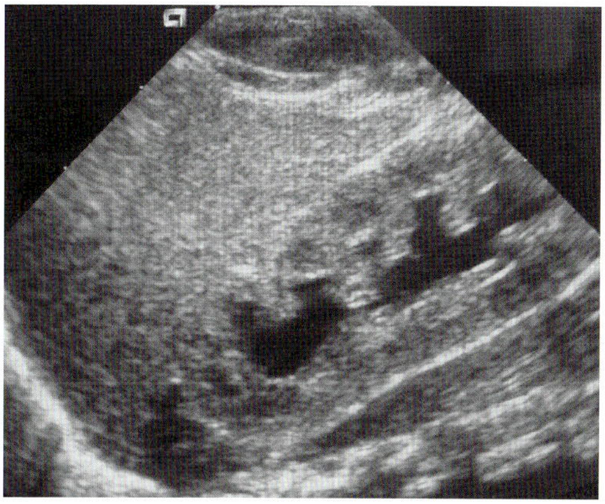

Abb. 30.**4** Aufgeweitetes Nierenbecken rechts bei voller Harnblase. Nach Entleerung der Harnblase Besserung des Befundes.

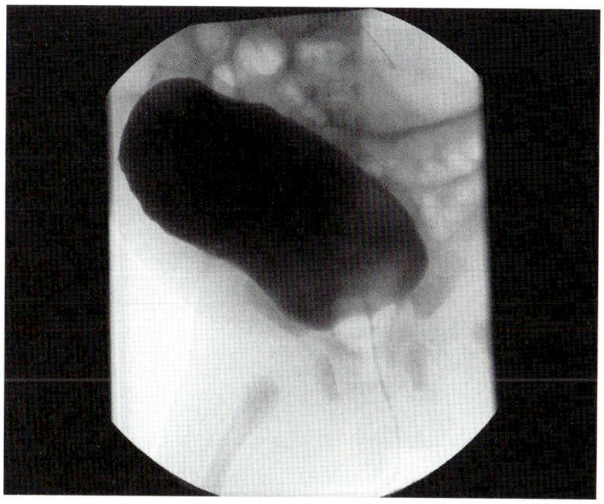

Abb. 30.**5** Miktionszysturographie über einen Harnblasenkatheter am 2. Lebenstag: große, schlaffe Harnblase ohne Trabekularisierung.

Auffällig sind der stark ausladende Bauch und die nicht nur tast-, sondern auch sichtbar vorgewölbte Harnblase. Sie lässt sich bis etwa 1 cm unter dem Rippenbogen tasten. Als Sofortmaßnahme wird ein Blasenkatheter gelegt. Die Nierenbecken sind beiderseits aufgeweitet (Abb. 30.**4**). Am Folgetag wird ein Miktionszysturogramm angefertigt, das allerdings keinen Aufstau des Harns in die Ureteren zeigt (Abb. 30.**5**). Die Wand der Harnblase ist ausgedünnt und schlaff.

Eine klinisch-neurologische und eine sonographische Untersuchung des Spinalkanals fallen normal aus. Die Darmmotilität ist sonographisch ebenfalls normal und die Stuhlentleerung unauffällig.

Es wird immer wieder versucht festzustellen, ob eine normale und vollständige Entleerung der Harnblase auch ohne Katheter möglich ist, was jedoch nicht der Fall ist. Die Blase füllt sich immer bis zum Erreichen des Rippenbogens. Deshalb wird nach 10 Tagen ein suprapubischer Katheter gelegt und das Kind mit diesem Katheter und einer antibiotischen Dauerprophylaxe im Alter von 39 Wochen post menstruationem nach Hause entlassen. Nachdem der Katheter immer wieder über Tag zeitweise verschlossen wurde und die Harnblase sonographisch besser konfiguriert war, wurde die suprapubische Ableitung nach 6 Monaten ganz entfernt. Bei den Kontrolluntersuchungen war die Harnblase jetzt immer komplett entleerbar, normal in der Füllung und normal groß. Die Nierenbecken waren nicht mehr aufgestaut.

6

Postnatale Diagnose

Megazystis.

Prognose des Kindes

Hier handelt es sich um einen seltenen Fall einer idiopathischen Megazystis, die von anderen komplexeren Syndromen abgegrenzt werden muss. Vermutlich handelt es sich um eine Reifungsstörung der Innervierung der Harnblase und nicht um eine Obstruktion des subvesikalen Harnwegs. Sie betrifft im Gegensatz zum Prune-Belly-Syndrom gewöhnlich Mädchen und hat eine gute Prognose. In der Regel ist der vesikoureterale Reflux sehr viel deutlicher ausgeprägt, sodass man dann auch von einem Megazystis-Megaureter spricht.

Das MMIHS zeigt eine ähnliche Blasenwandbeschaffenheit und kommt ebenfalls häufiger bei Mädchen vor. Das Kolon ist bei diesen Patienten klein und der Dünndarm wegen des relativen Hindernisses dilatiert. Die Erkrankung des Darms ist auch die Hauptursache für den in der Mehrzahl der Fälle letalen Ausgang innerhalb des ersten Lebensjahres.

Fazit zum Fall

Abschließende Diagnose: idiopathische Megazystis.

Der Fall einer Megazystis beim Mädchen ist sicherlich sehr selten, sodass er insbesondere in Hinblick auf das pränatale Vorgehen diskussionswürdig ist. Bei der massiven Erweiterung der Harnblase war eine Verdrängung der fetalen Lunge zu befürchten. Deshalb war eine Reduktion der Größe indiziert. Durch die Einmalpunktionen konnte keine dauerhafte Blasenentleerung erreicht werden. Die Anlage eines Blasen-Shunts sollte weitere Punktionen vermeiden.

Praxistipp

Vorgehen bei Megazystis

Die pränatale Biometrie der Harnblase hat sich im klinischen Alltag nicht durchgesetzt. Die sonographische Diagnose „Megazystis" hat sich erst in Verbindung mit Syndromen wie z. B. Prune-Belly-Syndrom etablieren können. Zur Beurteilung der dynamischen Blasenfüllung sollte die Untersuchung im Zweifelsfall wiederholt werden, um eine Füllung und eine Entleerung darzustellen. Eine „große" fetale Blase und ein Polyhydramnion sollten an eine Polyurie des Feten denken lassen, wie sie z. B. beim Gestationsdiabetes oder beim Bartter-Syndrom vorkommt.

Befunde bei Prune-Belly-Potter-Sequenz (PBPS)

In der Regel schon im ersten Trimenon darstellbar, handelt es sich um ein heterogenes Krankheitsbild. Sonographisch zeigen sich eine große fetale Blase, beiderseitige Nierenveränderungen und ein progredientes Oligo- bis Anhydramnion. Durch das fehlende Fruchtwasser kommt es in der Folge zur Lungenhypoplasie und zu Gelenkfehlstellungen. Durch die große fetale Blase kann es zu typischen Bauchdeckenveränderungen (Verdünnung der Bauchmuskulatur) kommen. Ohne Therapie wie z. B. Blasenpunktion oder auch Shunt-Einlage ist die Prognose besonders wegen der Lungenhypoplasie als extrem ungünstig bis infaust einzuschätzen. Ursächlich ist möglicherweise eine Stenose im harnableitenden System wie eine Urethralklappe. Allerdings ist die Ätiologie noch nicht vollständig gesichert. Eine primäre Agenesie der Bauchwandmuskeln und/oder neurogene Ursachen werden ebenfalls als Ursache für das PBPS diskutiert.

Erfassung der fetalen Nierenfunktion

Wenn eine intrauterine Therapie bei pathologischen Aufweitungen der Harnwege erwogen wird, kann auch eine Analyse des fetalen Urins erfolgen, um die Nierenfunktion einschätzen zu können. Naturgemäß ist eine seitengetrennte Untersuchung der Nieren pränatal nicht möglich. Die fetale Urinuntersuchung sollte die Konzentrationen der Elektrolyte (Natrium, Kalium, Kalzium) und des Kreatinins umfassen. Die fetale Harnsäurekonzentration verändert sich im Verlauf der Schwangerschaft nicht und ist deshalb zur Verlaufskontrolle nicht geeignet. Die Konzentration des β2-Mikroglobulins ist ein geeigneter Nierenfunktionsparameter; ein diaplazentarer Austausch des β2-Mikroglobulins findet nicht statt. Eine sichere Prognose der Nierenfunktion ist durch die Analyse nicht möglich. Wichtigere Faktoren der Einschätzung sind der sonographische Verlauf und Begleitfehlbildungen.

Literatur

Belman AB, King LR, Kramer SA, eds. Clinical Pediatric Urology, 4th edn. Taylor Francis, London; 2001

Berdon WE, Baker DH, Blanc WA, Gay B, Santulli TV, Donovan C. Megacystis-microcolon-intestinal hypoperistalsis syndrome: a new case of intestinal obstruction in the newborn: report of radiologic findings in five newborn girls. Am J Roentgen 1976; 126: 957 – 964

Biard JM, Johnson MP, Carr MC et al. Long-term outcomes in children treated by prenatal vesicoamniotic shunting for lower urinary tract obstruction. Obstet Gynecol 2005; 106: 503 – 508

Blaicher W, Häusler M, Gembruch U et al. Feto-amniotic shunting – experience of six centres. Ultraschall Med 2005; 26: 134 – 141

Clark TJ, Martin WL, Divakaran TG, Whittle MJ, Kilby MD, Khan KS. Prenatal bladder drainage in the management of fetal lower urinary tract obstruction: a systematic review and meta-analysis. Obstet Gynecol 2003; 102: 367 – 382

Freedman AL, Bukowski TP, Smith CA et al. Use of β2Microglobulin to predict severe renal damage in fetal obstructive uropathy. Fetal Diagn Ther 1997; 12: 1 – 6

Pluto Collaborative Study Group, Kilby M, Khan K et al. PLUTO trial protocol: percutaneous shunting for lower urinary tract obstruction randomised controlled trial. BJOG 2007; 114: 904 – 905

White SM, Chamberlain P, Hitchcock R, Sullivan PB, Boyd PA. Megacystis-microcolon-intestinal hypoperistalsis syndrome: the difficulties with antenatal diagnosis. Case report and review of the literature. Prenat Diagn 2000; 20: 697 – 700

Fall 31 Unilaterale zystische Niere

Präsentation

Anamnese

39-jährige Frau; 2 G, 1 P. Vorstellung in der SSW 23 + 0 zum Organ-Screening. Unauffällige Vorgeschichte. Leere Familien- und Eigenanamnese.

Sonographischer Befund

- zeitgerechte Gravidität
- Fruchtwassermenge unauffällig

Besonderheiten

- linke fetale Niere regelrecht (14 mm × 18 mm), rechte Niere multizystisch und vergrößert (26 mm × 41 mm)
- Blase normal gefüllt, beidseits unauffällige Nierenarterien

Pränatale Diagnose

Verdacht auf Zystenniere rechts (Abb. 31.**1**), fraglich Potter IIa (vgl. unten, Tab. 31.**1**).

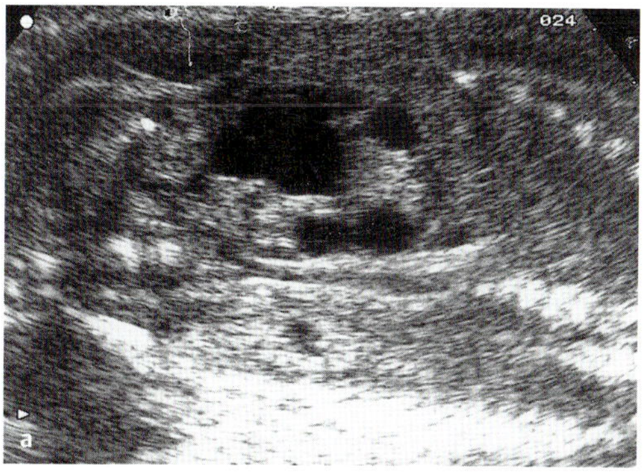

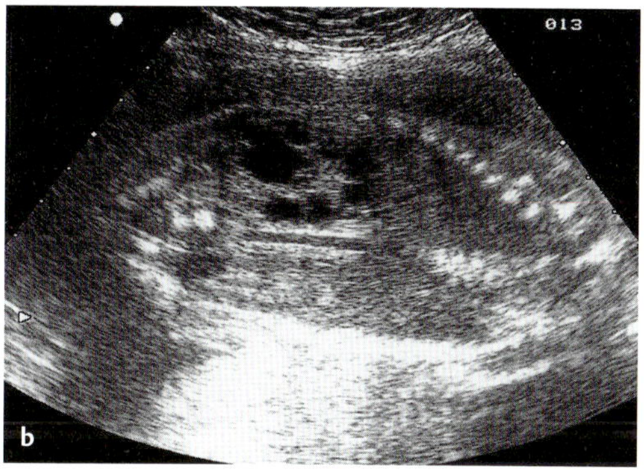

Abb. 31.**1 a, b** Längsschnitt mit Darstellung der vergrößerten und zystisch veränderten rechten Niere schallkopfnah. Linke Niere unauffällig.

Weitere Diagnostik

Bei unilateralem Nierenbefund besteht in der Regel keine Notwendigkeit der Karyotypisierung.

Pränataler Verlauf

Zunächst Kontrolle nach 14 Tagen, dann 4-wöchentliche Verlaufskontrollen ohne Progredienz der Befunde. Es zeigte sich immer ausreichend Fruchtwasser. Unauffällige fetale Entwicklung.

Peri- und postnataler Verlauf

Perinataler Verlauf

Vorstellung in der SSW 39 + 1 zur Geburt. Rasche Muttermunderöffnung und Spontanpartus; Mädchen, 3670 g; APGAR: 9/10/10; NSpHa: 7,37.

Postnataler Verlauf

Das Kind verbleibt bei der Mutter. Auch die postnatale Sonographie zeigt das Bild einer multizys-

Tabelle 31.1 Einteilung der Fehlbildungen des Urogenitaltrakts nach Potter.

Einteilung	Merkmale	Ursache
Potter I, polyzystisch	• bilateral auftretend • stark vergrößerte Nieren • echodichte Nieren (durch sehr kleinen Zysten und dadurch bedingte Impedanzsprünge) • Oligo- bis Anhydramnion	autosomal-rezessive Vererbung
Potter IIa, multizystisch-dysplastisch	• vergrößerte Niere • in 80 % einseitig auftretend • verschieden große Zysten • Fruchtwassermenge normal	meist nicht erblich; Ausschluss von Syndromen erforderlich
Potter IIb, multizystisch-dysplastisch	• verkleinerte Niere • oft einseitig auftretend • Fruchtwassermenge normal	meist nicht erblich; Ausschluss von Syndromen erforderlich
Potter III, adult-polyzystisch	• adulte Form der Nierendysplasie • in der Regel keine pränatale Diagnosestellung möglich	autosomal-dominante Vererbung
Potter IV	• am häufigsten vorkommend • obstruktive Uropathien	vielfältige Ursachen

tisch-dysplastischen Niere. Das Kind wird zu ambulanten Nachkontrollen entlassen. Bis jetzt zeigt sich die dysplastische Niere weitgehend unverändert. Die regelmäßigen Blutdruckkontrollen beim Kind sind unauffällig.

Postnatale Diagnose

Multizystisch-dysplastische Niere.

Prognose des Kindes

Multizystisch-dysplastische Nieren machen die häufigsten zystischen Nierenerkrankungen beim Kind aus. In der Regel bleiben sie asymptomatisch, sodass man sich darauf beschränken kann, sie sonographisch zu kontrollieren. Falls sich sonographisch eine Hydronephrose aufgrund einer subpelvinen Stenose nicht eindeutig abgrenzen lässt, kann eine Szintigraphie durchgeführt werden. Nur in wenigen Fällen werden multizystisch-dysplastische Nieren größer und führen dabei zur Zunahme des Bauchumfangs und zu Schmerzen. In diesen und in Fällen mit arterieller Hypertension kann eine Nephrektomie diskutiert werden. In einem Viertel der Fälle kommt es jedoch zu einer völligen Involution oder zumindest zur Schrumpfung der betroffenen Niere. In vereinzelten Berichten wurden Assoziationen mit Wilms-Tumoren beschrieben.

Fazit zum Fall

Abschließende Diagnose: multizystisch-dysplastische Niere.

Das pränatal häufige Bild der einseitigen zystischen Nierenveränderung mit unauffälligem Fruchtwasser und unauffälliger Harnblasenfüllung erfordert lediglich pränatale Kontrollen. Nach der Geburt reichen in der Regel ebenfalls sonographische Verlaufsuntersuchungen aus.

Praxistipp

Vorgehen bei Fehlbildungen des Urogenitaltrakts
Anlehnend an die Einteilung des Pathologen Potter erfolgt in der Pränatalmedizin die in Tab. 31.1 dargestellte Einteilung der Fehlbildungen des Urogenitaltrakts. Die zystischen Nierenerkrankungen werden auch nach der bei Fall 32 aufgeführten Klassifikation beschrieben. Letztgenannte Einteilung orientiert sich an der Pathogenese der zystischen Nierenerkrankungen. Die Einteilung nach Potter ist deskriptiv, sodass verschiedene Krankheitsbilder in der gleichen Potter-Einteilung subsumiert sind.
Unter der Potter-Sequenz wird ein Symptomenkomplex verstanden, der aufgrund einer Nierenage-

nesie zum Oligo- bzw. Anhydramnion führt, was eine Lungenhypoplasie nach sich zieht, die letal ist. Außerdem bestehen die typische Potter-Facies und Gelenkfehlstellungen, die auf die Bewegungseinschränkung des Feten durch die Anhydramnie zurückzuführen sind. In der pränatalen Beratung ist deshalb eine mögliche Konfusion der Betroffenen zu vermeiden.

Im 1. Trimenon stellt das Fruchtwasser noch ein Filtrat aus mütterlichem Plasma mit Sekretion über die Eihäute, die Plazenta und die Nabelschnur dar. In den beiden späteren Trimena wird das Fruchtwasser durch den fetalen Urin gebildet, das heißt dass im ersten Trimenon allein aufgrund des fehlenden Fruchtwassers nicht auf eine funktionslose Niere geschlossen werden kann.

Literatur

Joseph VT. The management of renal conditions in the perinatal period. Early Hum Dev 2006; 82: 313 – 324

Osathanondh V, Potter E. Pathogenesis of polycystic kidneys. Arch Pathol 1964; 77: 459

Potter E. Bilateral renal agenesis. J Pediat 1946; 29: 68 – 76

Fall 32 Vergrößerte, echodichte Nieren

Präsentation

Anamnese

20-jährige Frau; 2 G, 1 P. Vorstellung in der SSW 30 + 3. Ein gesundes Kind aus der ersten Ehe, bekannte maternale behandelte Hypothyreose. In der Familie des Kindsvaters sind Nierenerkrankungen bekannt, genauere Information lassen sich aber nicht eruieren.

Sonographischer Befund

- zeitgerecht entwickelter männlicher Fetus
- Fruchtwassermenge in der oberen Norm
- unauffällige fetale Dopplersonographie

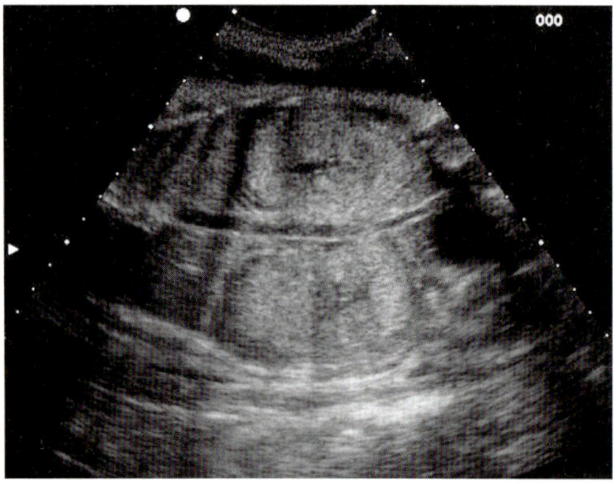

Abb. 32.**1** Beide Nieren im modifizierten Längsschnitt mit Darstellung der gefüllten Harnblase. Die Nieren messen 5,4 cm × 3,1 cm und 5,5 cm × 3,1 cm.

Besonderheiten

- beiderseits deutlich vergrößerte, echodichte fetale Nieren
- Aa. renales darstellbar
- Harnblase und Magen gefüllt

Pränatale Diagnose

Polyzystische Nieren beidseits (Abb. 32.**1**).

Weitere Diagnostik

Wegen einer fetalen Makrosomie wird ein oGTT durchgeführt, der unauffällige Werte ergibt.

Pränataler Verlauf

Bei der Verlaufskontrolle 4 Wochen später unverändertes Bild, Biometriewerte deutlich im Bereich der oberen Norm (Abb. 32.**2**). Das Fruchtwasser war normal darstellbar.

Peri- und postnataler Verlauf

Perinataler Verlauf

Aufnahme in der SSW 39 + 5, unauffällige Eröffnungs- und Austreibungsphase. Geburt aus Schädellage, makrosomes Neugeborenes; Junge, 4110 g; APGAR: 9/9/10; NSpHa: 7,23.

Postnataler Verlauf

Die primäre Adaptation des Kindes verläuft völlig unauffällig. Die körperliche Untersuchung zeigt keine Stigmata und fällt insgesamt normal aus. Bei der Sonographie stellen sich die Nieren – wie auch schon intrauterin – vergrößert und echoreich dar, wobei eine Differenzierung des Marks und der Rinde kaum möglich ist. Die linke Niere misst 7,0 cm × 4,8 cm × 4,4 cm, die rechte 6,8 cm × 5,4 cm × 3,8 cm. Die Werte für das Serumkreatinin stiegen zunächst leicht an, bleiben aber dann im Normalbereich. Die Urinausscheidung ist ebenfalls normal. Im Rahmen der weiteren ambulanten Betreuung zeigt sich im Verlauf eine normale Nieren-

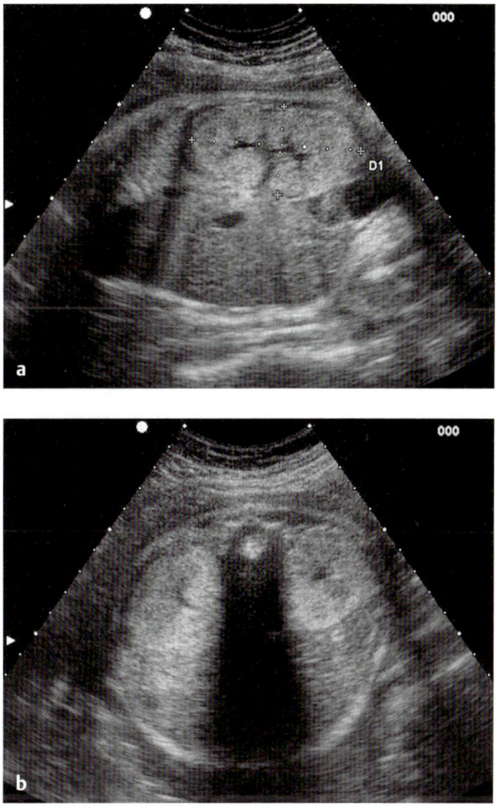

Abb. 32.**2** Beide Nieren sind in den vorangegangenen 4 Wochen wieder um 2 cm gewachsen und nach wie vor echodicht.
a Modifizierter Längsschnitt.
b Querschnitt.

funktion. Die Blutdruckwerte sind ebenfalls normal. Das Kind wird ambulant weiterbetreut. Dabei entwickelt der Junge nach etwa 3 Monaten einen Bluthochdruck, der medikamentös eingestellt werden muss. Die Gesamtentwicklung ist zufriedenstellend, die Nierenfunktion normal. Bei der Ultraschalluntersuchung der Nieren ist festzustellen, dass die Zysten größer und vereinzelter werden. In anderen Organen sind keine Zysten zu finden.

Wegen des Erbgangs (verschiedene Angehörige des Vaters hatten „Nierenerkrankungen") musste in diesem Fall die autosomal-dominant vererbte polyzystische Nierenerkrankung angenommen werden, auch wenn diese Form eher erst im Erwachsenenalter auffällt. Es sind jedoch auch Fälle bekannt, die bereits sehr früh (intrauterin) auffallen. Eine molekulargenetische Untersuchung wurde bislang von der Mutter abgelehnt.

Postnatale Diagnose

Polyzystische Nierenerkrankung.

Prognose des Kindes

Die wesentliche Differenzialdiagnostik bestand in diesem Fall in der Unterscheidung zwischen der autosomal-rezessiv (Autosomal recessive polycystic Kidney Disease, ARPKD) und der autosomal-dominant vererbten Form (Autosomal dominant polycystic Kidney Disease, ADPKD) der polyzystischen Nierenerkrankung, wobei Letztere hier aufgrund des vorliegenden Erbgangs und der sonst fehlenden Symptome für ein ARPKD angenommen wurde.

Die ARPKD ist mit einer portalen Leberfibrose assoziiert (je schwerer die Nieren-, desto leichter die Leberbeteiligung und umgekehrt). Die Hälfte der Patienten mit dieser Erkrankung sterben im Neugeborenenalter. Die Kinder leiden zunehmend an einer arteriellen Hypertension und schließlich auch an einem Nierenversagen sowie – je nach Leberbeteiligung – auch an den Folgen einer portalen Hypertension.

Bei der ADPKD handelt es sich um eine Erkrankung, die in der Regel erst im frühen Erwachsenenalter auffällt. Die Patienten leiden unter Hämaturie, abdominellen Schmerzen (wegen der zunehmenden Nierenvergrößerung), arterieller Hypertension und extrarenalen Komplikationen, besonders möglichen intrazerebralen Aneurysmen, die zu einer plötzlichen Hirnblutung führen können.

Die ADPKD kann – wie in diesem Fall – auch sehr früh auffallen. Bei früher Manifestation sind arterielle Hypertonie und rasche Nierenvergrößerung häufiger als bei der späteren. Es scheint aber, dass man aufgrund von Beobachtungsstudien einen früheren Verlust der Nierenfunktion nicht befürchten muss.

Fazit zum Fall

Abschließende Diagnose: polyzystische Nierenerkrankung.

Das pränatale Bild der echodichten Nieren ließ zunächst an eine zystische Nierendegeneration wie bei Potter I denken (vgl. Fall 31, Tab. 31.**1**). Die ausreichende Fruchtwassermenge und die gute Füllung der Harnblase sprachen jedoch gegen diese Diagnose und für eine ausreichende Funktion der veränderten Nieren. In diesem ungewöhnlichen Fall wiesen die Familienanamnese und die übrigen sonographischen Befunde auf eine autosomal-dominant vererbte polyzystische Nierenerkrankung hin.

Praxistipp

Einteilung der zystischen Nierenerkrankungen im Kindesalter

Während die zystischen Erkrankungen der Nieren in der Pränatalmedizin nach der Potter-Klassifikation (vgl. Fall 31, Tab. 31.**1**) eingeteilt werden, klassifiziert man die im Kindesalter vorkommenden zystischen Nierenerkrankungen nach dem Vorschlag der Section of Urology of the American Academy of Pediatrics aus dem Jahre 1987. Hier werden die genetisch bedingten (in der Regel bilateral vorkommenden) von den nichtgenetischen Formen (die in der Regel unilateral auftreten) unterschieden:

- genetische Erkrankungen:
  - autosomal-rezessive polyzystische Nierenerkrankung (ARPKD)
  - autosomal-dominante polyzystische Nierenerkrankung (ADPKD)
  - juvenile Nephronophthise
  - kongenitale Nephronophthise
  - Zysten im Rahmen von Syndromen
- nichtgenetische Erkrankungen:
  - multizystisch-dysplastische Niere
  - zystisches Nephrom
  - solitäre Nierenzyste
  - Markschwammniere
  - Acquired cystic Disease
  - Kelchzyste

Literatur

Abdollah Shamshirsaz A, Reza Bekheirnia M, Kamgar M et al. Autosomal-dominant polycystic kidney disease in infancy and childhood: progression and outcome. Kidney Int 2005; 68: 2218 – 2224

Ceccherini I, Lituania M, Cordone MS et al. Autosomal dominant polycystic kidney disease: prenatal diagnosis by DNA analysis and sonography at 14 weeks. Prenatal Diag 1989; 9: 751 – 758

Friedmann W, Vogel M, Dimer JS, Luttkus A, Büscher U, Dudenhausen JW. Perinatal differential diagnosis of cystic kidney disease and urinary tract obstruction: anatomic pathologic, ultrasonographic and genetic findings. Eur J Obstet Gynecol Reprod Biol 2000; 89: 127 – 133

Joseph VT. The management of renal conditions in the perinatal period. Early Hum Dev 2006; 82: 313 – 324

Pretorius DH, Lee ME, Manco-Johnson ML, Weingast GR, Sedman AB, Gabow PA. Diagnosis of autosomal dominant polycystic kidney disease in utero and in the young infant. J Ultrasound Med 1987; 6: 249 – 255

Turco AE, Padovani EM, Chiaffoni GP et al. Molecular genetic diagnosis of autosomal dominant polycystic kidney disease in a newborn with bilateral cystic kidneys detected prenatally and multiple skeletal malformations. J Med Genet 1993; 30: 419 – 422

Winyard P, Chitty L. Dysplastic and polycystic kidneys: diagnosis, associations and management. Prenat Diagn 2001; 21: 924 – 935

Zieger B. Bildgebung bei Nierenerkrankungen im Kindesalter. Teil 2. Monatsschr Kinderheilk 2000; 148: 1042 – 1059

Fall 33 Einseitig aufgeweitetes Nierenbecken als einziges Symptom eines komplexen Syndroms

Präsentation

Anamnese

24-jährige Frau; 1 G, 0 P. Vorstellung in der SSW 18 + 6 zum Organ-Screening. Die Patientin hat eine linksseitige Schrumpfniere, bisher ohne weitere Beeinträchtigung. Als Kind habe sie eine „Harnleiteroperation" gehabt; darüber liegen keine Unterlagen mehr vor. Zwei Jahre vor der Schwangerschaft hatte sie eine Nierensteinoperation.

Sonographischer Befund

- unauffälliger, zeitgerecht entwickelter Fetus
- Fruchtwasser normal
- männliches Genitale
- Harnblase gefüllt

Besonderheiten

- Niere links: einzelnes zystisches großes Nierenbecken (1,9 cm × 2,6 cm × 2,9 cm)
- Niere rechts: Pyelektasie (anterior-posteriorer Durchmesser: 8,3 mm)
- Durchblutung in den Aa. renales unauffällig

Pränatale Diagnose

Hydronephrose links (Abb. 33.**1**), milde Pyelektasie rechts.

Weitere Diagnostik

Da zunächst keine weiteren sonographischen Auffälligkeiten („Soft Marker") vorlagen, wurde aus medizinischer Sicht keine Karyotypisierung durchgeführt. Eine Verlaufskontrolle wurde vereinbart.

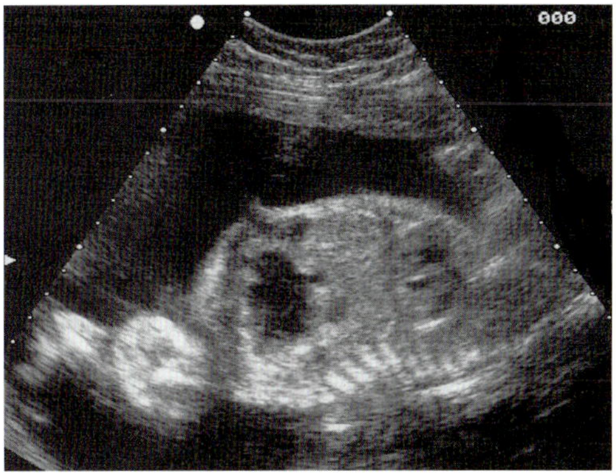

Abb. 33.**1** Aufgeweitetes Nierenbecken links.

Pränataler Verlauf

Wiedervorstellung in der SSW 24 + 6. Fetales Wachstum normal, Fruchtwassermenge im oberen Normbereich. Zyste im Bereich des Nierenbeckens deutlich gewachsen (6,3 cm × 6,7 cm), deshalb Punktion der Zyste (164 ml klare, gelbliche Flüssigkeit). Chromosomenanalyse aus der Flüssigkeit (normaler männlicher Chromosomensatz). Zunächst abwartendes Verhalten, dann jedoch bei vorzeitiger Wehentätigkeit in der SSW 30 und zunehmendem Polyhydramnion Fruchtwasserpunktion (1400 ml). Ein oGGT fällt unauffällig aus.

Peri- und postnataler Verlauf

Perinataler Verlauf

Blasensprung und Muttermunderöffnung regelrecht mit Spontanpartus in der SSW 34 + 4; Junge, 2190 g; APGAR 7/8/8; NSpHa: 7,26.

6

Postnataler Verlauf

Nach einer primären Maskenbeatmung bei unzureichender Spontanatmung ist die postpartale Adaptation des Kindes zufriedenstellend und bleibt auch im weiteren Verlauf stabil.

Bei der Erstuntersuchung werden folgende Stigmata diagnostiziert:

- Mikropenis,
- Retentio testis beidseits
- Kniekontraktur und -luxation,
- sehr kleine Patella

Bei der weiterführenden Diagnostik zeigt sich bei der Ultraschalluntersuchung des Gehirns außerdem eine Balkenagenesie (Abb. 33.**2**). Um assoziierte zentralnervöse Fehlbildungen auszuschließen, wird eine MRT des Schädels durchgeführt, welche die Balkenagenesie bestätigt und zusätzlich eine Pachygyrie zeigt.

Aufgrund der vorliegenden Symptome handelt es sich am ehesten um das seltene genitopatellare Syndrom.

Die minimale Erweiterung des Nierenbeckens rechts nimmt im Verlauf nicht zu, links jedoch ist der Harnabfluss aus dem Nierenbecken gestört (Abb. 33.**3**), sodass hier eine perkutane Ableitung angelegt wird. Das Kind erhält eine antibiotische Dauertherapie zur Harnwegsinfektionsprophylaxe. Später wird der Harnabfluss durch eine nierenbeckenplastische Operation definitiv wiederhergestellt.

Prognose des Kindes

Die postnatal erst klar diagnostizierbaren Symptome des Patienten wiesen auf ein genitopatellares Syndrom hin (OMIM 606170). Bei den wenigen beschriebenen Fällen stand außer den bei der Geburt erkennbaren Fehlbildungen der Nieren, der Gelenke, des Gehirns und des Herzens vor allem die mentale Retardierung im Verlauf im Vordergrund.

Die Behandlung der Nierenfehlbildung folgt den standardisierten Abläufen, wie sie bei Fall 29 beschrieben sind.

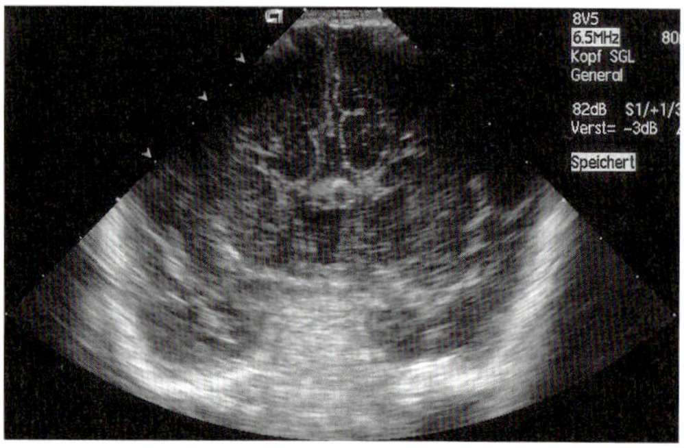

Abb. 33.**2** Sonogramm des Schädels. Typisches Stierkopfphänomen als Zeichen einer Balkenagenesie.

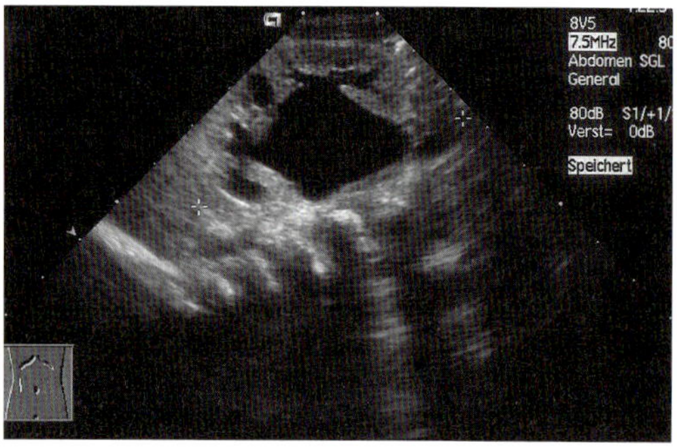

Abb. 33.**3** Hydronephrose der linken Niere am ersten Lebenstag.

Fazit zum Fall

Abschließende Diagnose: genitopatellares Syndrom.

Die frühe pränatale Diagnosestellung und die intrauterine Therapie konnten die Schwangerschaft sicher prolongieren. Der Fall zeigt, dass man bei einem auffälligen Befund auch nach anderen Auffälligkeiten suchen muss. Allerdings konnten die postnatal diagnostizierten Auffälligkeiten des sehr seltenen Syndroms wie Balkenagenesie, Mikropenis und Patellahypoplasie pränatal nicht gesichert werden. Bei Polyhydramnion kommt es insbesondere bei ausgeprägten Befunden durch die limitierte Eindringtiefe zu einem beträchtlichen Informationsverlust. Andererseits erleichtert das Fruchtwasser einige Untersuchungen wie z. B. 3 D- und 4 D-Untersuchungen.

Praxistipp

Genitopatellares Syndrom

Es handelt sich um ein erstmals im Jahre 2000 beschriebenes Syndrom mit Patellahypo- oder -aplasie, Hodenhypoplasie, Nierenfehlbildung, Gesichtsdysmorphien und mentaler Retardierung. Es wird ein autosomal-rezessiver Erbgang vermutet. Eine genetische Zuordnung hat bisher noch nicht stattgefunden.

Erst im 3. Lebensjahr bildet sich der Knochenkern der Patella aus. Pränatal kann in der Regel erst im späten 2., besser im 3. Trimenon im Bereich der Patella eine Strukturverdichtung gesehen werden. Dies ist häufig die Sehne des M. quadriceps femoris und/oder die Patellaanlage.

Literatur

Cormier-Daire V, Chauvet ML, Lyonnet S, Briard ML, Munnich A, Merrer M. Genitopatellar syndrome: a new condition comprising absent patellae, scrotal hypoplasia, renal anomalies, facila dysmorphism and mental retardation. J Med Genet 2000; 37: 520 – 524

Goldblatt J, Wallis C, Zieff. A syndrome of hypoplastic patellae, mental retardation, skeletal and genitourinary anomalies with normal chromosomes. Dysmorph Clin Genet 1988; 2: 91 – 93

Fall 34 Megablase

Präsentation

Anamnese

28-jährige Frau; 1 G, 0 P. Überweisung in der SSW 23 + 1 wegen Oligohydramnion und fetaler Megablase. Leere Eigen- und Familienanamnese.

Sonographischer Befund

- zeitgerechte Gravidität
- männlicher Fetus
- Oligohydramnion

Besonderheiten

- Blase gut gefüllt mit Aussackung im Bereich der Urethra
- beiderseitige Pyelektasie (6,3 mm und 6,7 mm)

Pränatale Diagnose

Urethralklappe bzw. Urethralstenose/-atresie (Abb. 34.**1** und Abb. 34.**2**).

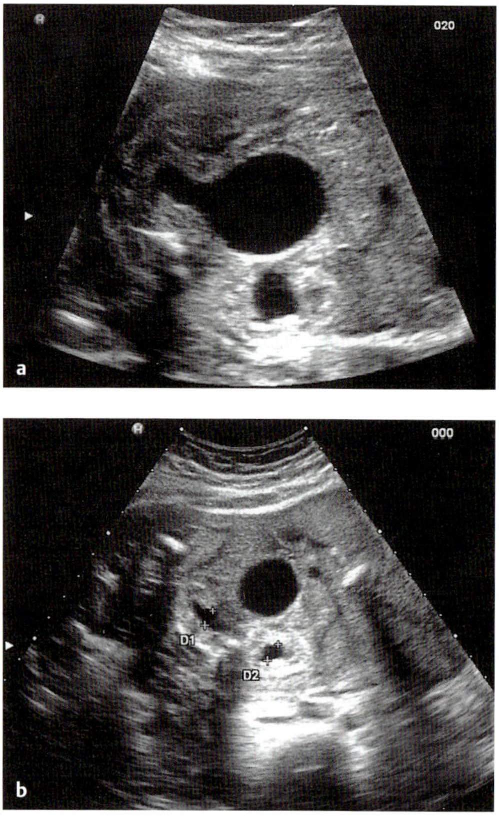

Abb. 34.**1 a, b**
a Gefüllte fetale Blase mit Aussackung am Übergang zur Urethra.
b Beiderseitige Pyelektasie bei Oligo- bis Anhydramnion in der SSW 23 + 1.

Weitere Diagnostik

Bei nur kleinem Restdepot des Fruchtwassers Einmalpunktion der fetalen Blase und Karyotypisierung aus dem fetalen Urin (unauffälliger männlicher Karyotyp).

Pränataler Verlauf

Das Ehepaar wird über die Verdachtsdiagnose aufgeklärt. Es werden weitere sonographische Kontrollen vereinbart. Das sonographische Bild der fetalen Harnblase und der Nieren bleibt bis zur Geburt unverändert, nur das Fruchtwasser wird weniger, bis zum Anhydramnion. Auf die Folgen des Anhydramnions wie z. B. Lungenhypoplasie wird das Ehepaar vorbereitet. Die fetale Blase bleibt immer gut gefüllt darstellbar (maximal 4,1 cm × 2,8 cm × 2,8 cm). Sie wird jedoch nicht wie erwartet von Untersuchung zu Untersuchung größer. So kann auf weitere invasive Maßnahmen

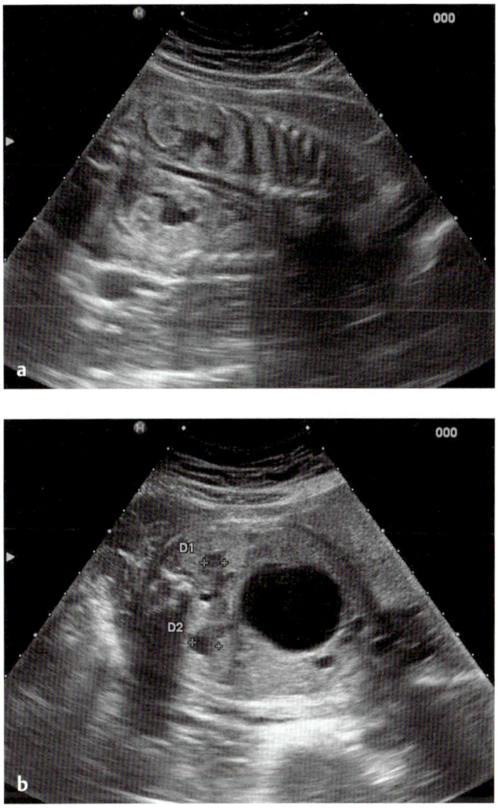

Abb. 34.**2 a, b** Verlaufskontrolle in der SSW 27 + 1. Beiderseitige Pyelektasie mit echodichten Nieren.
a Längsschnitt.
b Querschnitt.

verzichtet werden. Fetales Wachstum und fetale Dopplerwerte im Verlauf unauffällig.

Peri- und postnataler Verlauf

Perinataler Verlauf

Aufnahme in der SSW 36 + 6 mit Wehentätigkeit. Unauffällige Eröffnungs- und Austreibungsperiode. Spontanpartus, Junge, 3140 g; APGAR: 6/7/8; NSpHa: 7,20.

Postnataler Verlauf

Zunächst atmet das Kind spontan, muss dann jedoch wegen zunehmender Atemnot und ansteigendem Sauerstoffbedarf intubiert werden. Die maschinelle Beatmung gestaltet sich in den nächsten Stunden immer schwieriger, sodass eine intermittierende Beatmung mit positivem Druck durch eine hochfrequente Oszillationsbeatmung abgelöst werden muss. Wegen anhaltender Oxygenierungsschwierigkeiten wird für 2 Tage inhalatives NO eingesetzt. Die respiratorische Situation entspannt sich schließlich, und das Kind kann von der Beatmung entwöhnt sowie nach 7 Tagen extubiert werden. Es bleibt aber noch weitere 2 Wochen von zusätzlichem Sauerstoff abhängig.

Wegen des pränatal angenommenen subvesikalen Abflusshindernisses wird am ersten Lebenstag ein suprapubischer Katheter angelegt. Die Urinausscheidung ist jedoch in den nächsten beiden Tagen mit < 2 ml/kg KG/h spärlich. Im Verlauf steigt die Serumkreatininkonzentration bis auf maximal 3,4 mg/dl an, um schließlich bis auf Werte um 1,5 mg/dl zu fallen. Die Wasserausscheidung kommt schließlich in Gang und bleibt auch ohne Diuretika befriedigend.

Erst nach 10 Tagen (nach Stabilisierung des Kindes) kann durch ein Miktionszysturogramm eine Urethralklappe nachgewiesen werden (Abb. 34.**3**). Außerdem besteht ein massiver vesikoureteraler Reflux (Abb. 34.**3** und Abb. 34.**4**).

Postnatale Diagnose

Megablase bei Urethralklappe.

Prognose des Kindes

Die häufigste Ursache eines subvesikalen Abflusshindernisses ist die Urethralklappe.

Die Prognose von Urethralklappen ist sehr unterschiedlich – je nachdem wie stark die Obstruktion ist, die sie verursachen. So werden sie bisweilen erst im Kleinkindesalter oder nach Fallberichten sogar später gefunden.

In dem geschilderten Fall kam es schon vorgeburtlich zu einer Nierenschädigung. Die Oligo- bis Anhydramnie hatte außerdem offensichtlich zu einer gewissen Lungenhypoplasie geführt, die postnatal zu den erheblichen Problemen beim Gasaustausch der Lungen geführt hatte.

Nach den akuten respiratorischen Problemen direkt nach der Geburt ist die Niereninsuffizienz auf längere Sicht das wichtigste Problem. Ungefähr

6

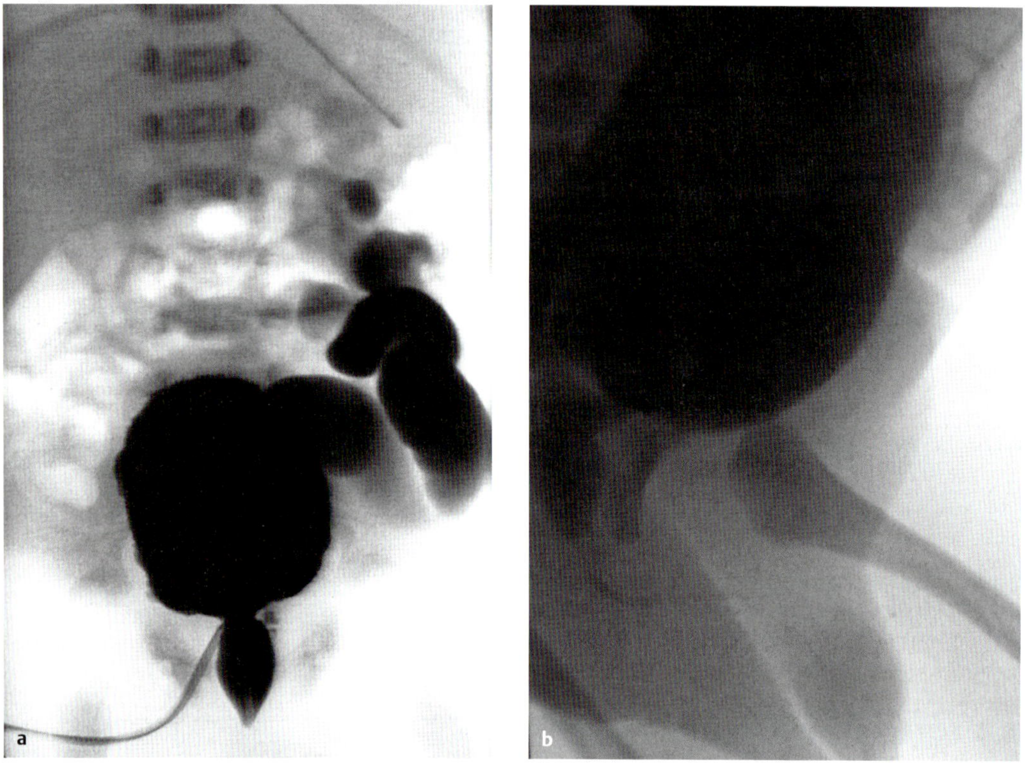

Abb. 34.**3 a, b** Miktionszysturogramm in 2 Ebenen. Prostatische Aufweitung und Stenosierung der Harnröhre sowie Nachweis eines vesikoureteralen Refluxes.

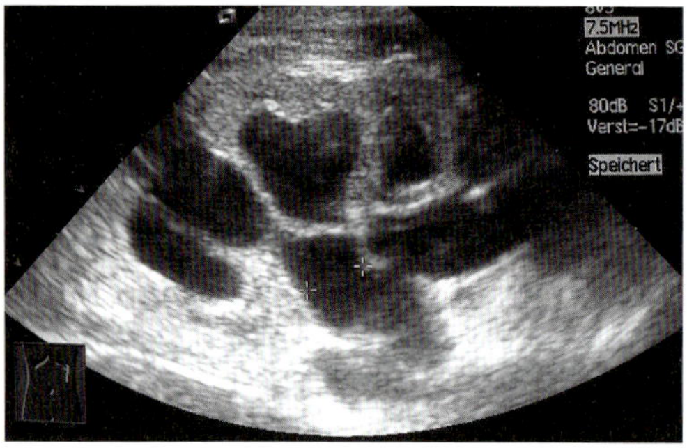

Abb. 34.**4** Linke Niere mit echodichterem Parenchym und aufgeweitetem Nierenbecken bis in die Kelche hinein.

ein Drittel aller Jungen mit Urethralklappe geraten schließlich in ein terminales Nierenversagen, und umgekehrt weisen 10 – 15 % aller Empfänger von Nierentransplantaten im Kindesalter eine Urethralklappe als Ursache auf.

Die Urethralklappe wird endoskopisch-chirurgisch beseitigt, und zwar dann, wenn technisch am wenigstens Komplikationen durch diesen Eingriff zu erwarten sind.

Fazit zum Fall

Abschließende Diagnose: Megablase bei Urethralklappe.

Die pränatale Diagnose erweiterter unterer Harnwege (Lower urinary Tract Obstruction, LUTO) ist sonographisch zu stellen. Die Ursachen sind vielfältig. So sind Stenosen und eine Refluxerkrankung sowie neurogene und muskuläre Ursachen möglich. In der Literatur gibt es Fallberichte darüber, dass es durchaus zur Ruptur der gestauten Harnblase kommen kann. In diesem Fall war keine pränatale Dynamik zu erkennen. Deshalb wurde auf ein invasives Vorgehen verzichtet.

Praxistipp

Vorgehen bei Megazystis
Siehe hierzu Praxistipp bei Fall 30.

Literatur

Ansari MS, Singh P, Mandhani A et al. Delayed presentation in posterior urethral valve: long-term implications and outcome. Urology 2008; 71: 230 – 234

Lacher M, Stehr M, Schiessl B, Dietz HG. Fetal urinary bladder rupture and urinary ascites secondary to posterior urethral valves. A case report. Eur J Pediatr Surg 2007; 17: 217 – 220

Lepercq J, Beaudoin S, Bargy F. Outcome of 116 moderate renal pelvis dilatations at prenatal ultrasonography. Fetal Diagn Ther 1998; 13: 79

Osathanondh V, Potter E. Pathogenesis of polycystic kidneys. Arch Pathol 1964; 77: 459

Pinette MG, Blackstone J, Wax JR, Cartin A. Enlarged fetal bladder: Differential diagnosis and outcomes. J Clin Ultrasound 2003; 31: 328 – 334

Robyr R, Benachi A, Daikha-Dahmane F, Martinovich J, Dumez Y, Ville Y. Correlation between ultrasound and anatomical findings in fetuses with lower urinary tract obstruction in the first half of pregnancy. Ultrasound Obstet Gynecol 2005; 25: 478 – 482

Sarhan O, Zaccaria I, Macher MA et al. Long-term outcome of prenatally detected posterior urethral valves: single center study of 65 cases managed by primary valve ablation. J Urol 2008; 179: 307 – 312

6

7 Extremitäten und Wirbelsäule

Fall 35 Steißbeinteratom

Präsentation

Anamnese

25-jährige Frau; 1 G, 0 P. Vorstellung in der SSW 31 + 6 mit ausgeprägtem Polyhydramnion. Bis dato unauffällige Schwangerschaft. Leere Eigen- und Familienanamnese.

Sonographischer Befund

- zeitgerecht entwickelter Fetus
- Polyhydramnion
- Dopplersonographie der A. umbilicalis: RI von 68 %

Besonderheiten

- mindestens 13,7 cm × 12,7 cm großer, teils zystischer, teils solider Befund am Steißbein
- auch intrapelvine Anteile des Befundes darstellbar
- ausgeprägte Perfusion in den soliden Anteilen des Befundes

Pränatale Diagnose

Steißbeinteratom (Abb. 35.**1**).

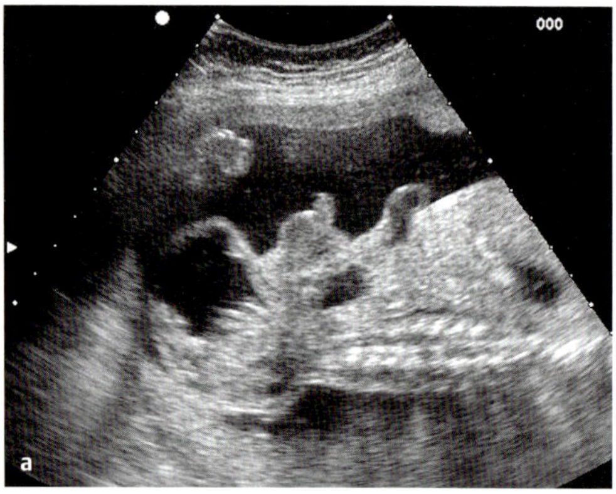

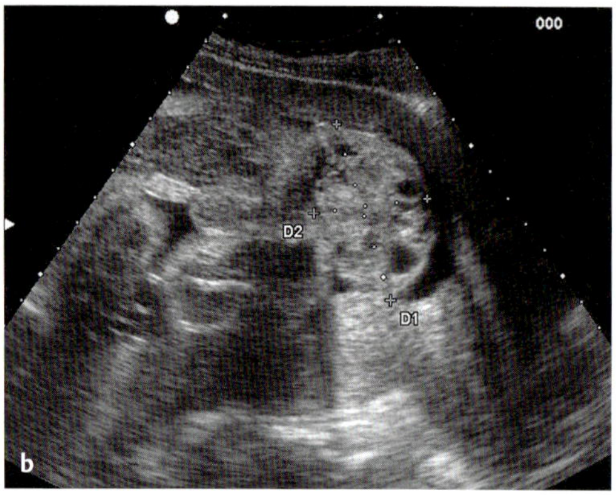

Abb. 35.**1 a, b** Großer, zystischer, sakrokokzygealer Tumor mit soliden Anteilen im Randbereich.
a Längsschnitt.
b Querschnitt.

Pränataler Verlauf

Die Patientin wird bei vorzeitiger Wehentätigkeit zur Durchführung einer RDS-Prophylaxe stationär aufgenommen. Eine Tokolyse wird begonnen. Der Muttermund ist allerdings schon 2 cm weit geöffnet. Die Patientin wird ausführlich beraten, und eine primäre Sectio caesarea zum Schutz des Steißbeinbefundes wird vereinbart.

Peri- und postnataler Verlauf

Perinataler Verlauf

Nach abgeschlossener Lungenreifebehandlung und nicht hemmbarer Wehentätigkeit wird 2 Tage nach der Erstvorstellung die Sectio caesarea durchgeführt; Mädchen, 3110 g (2070 g nach Operation); APGAR: 8/9/10; NSpHa: 7,3.

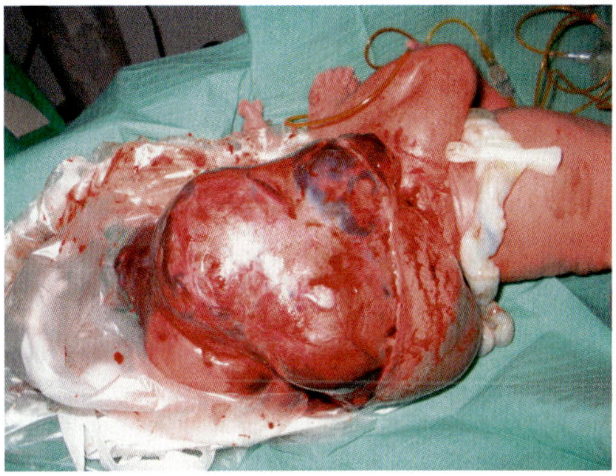

Abb. 35.**2** Steißbeinteratom unmittelbar nach der Geburt und vor dem „sterilen Verpacken“. Die Haut ist penetriert, und der Tumor blutet spontan.

Postnataler Verlauf

Das Kind hatte nach der Geburt keine respiratorischen Störungen. Der Tumor hatte die Haut perforiert und war knollenartig weitergewachsen. Trotz der schonenden Entwicklung des Kindes bei der Schnittentbindung war es zu mehreren Blutungen aus dem äußerst vulnerablen Gewebe gekommen (Abb. 35.**2**). Das Kind wurde deshalb noch am gleichen Tag operiert. Dabei ließ sich der gesamte Tumor entfernen, ohne dass das Rektum und die (deutlich hypotrophe) Beckenbodenmuskulatur verletzt wurden. Das Steißbein wurde reseziert. Der postoperative Verlauf war erfreulicherweise zufriedenstellend. Bei der histologischen Untersuchung fanden sich Anteile eines Dottersacktumors.

Ambulante Kontrollen dienten dem rechtzeitigen Erkennen eines Tumorrezidivs. Dabei wurden vor allem regelmäßige Sonographien des Abdomens durchgeführt. Als laborchemischer Parameter diente das α-Fetoprotein.

Postnatale Diagnose

Steißbeinteratom.

Prognose des Kindes

Lebenserwartung

Die direkte perioperative Mortalität hängt vor allem vom Gestationsalter und von der Größe des Tumors ab. Frühgeborene mit einem Alter von < 30 SSW haben ein höheres Risiko, die Neonatalzeit nicht zu überleben, und große Teratome können schnell zu einer Herzinsuffizienz führen. Lassen sich Steißbeinteratome radikal entfernen, ist ihre Prognose gut. Die Rezidivrate hängt auch vom histologischen Befund ab, insbesondere vom Anteil von Dottersacktumorzellen.

Postoperatives Ergebnis

Das postoperative Ergebnis ist auch bei großen Tumoren in der Regel gut. Die Kontinenz kann in fast allen Fällen erhalten bleiben.

Fazit zum Fall

Abschließende Diagnose: Steißbeinteratom.

Die Versorgung eines Steißbeinteratoms erfordert eine gut organisierte interdisziplinäre Zusammenarbeit. Der Entbindungsmodus ist bei einem großen externen Anteil des Teratoms die Sectio caesarea. Dabei ist die vorsichtige Manipulation des Tumors sowohl während der Entwicklung als auch bei der Erstversorgung des Kindes essenziell.

Praxistipp

Vorgehen bei Teratomen

Die meisten Teratome – abgesehen von den pränatal diagnostizierten – können in der Regel klinisch erkannt werden, da sie meist nach außen wachsen. Eine frühzeitige Entfernung ist angeraten, da die Entartungstendenz mit zunehmendem Alter ansteigt.

Es ist dringend darauf zu achten, dass Manipulationen der Tumormasse unterbleiben, da die Volumenschwankungen zu einem Schock oder zu einer Volumenüberladung führen können.

7

Teratome

Pränatal diagnostizierte Teratome sind zu 80% im Steißbereich lokalisiert, gefolgt von Tumoren im Halsbereich. Mädchen sind häufiger betroffen.

Teratome werden in der Pränataldiagnostik bezüglich der Lokalisation nach Altmann klassifiziert (Tab. 35.**1**).

Teratome enthalten alle 3 Keimblätter und können aus teils zystisch und teils soliden Anteilen bestehen. Verkalkungen sind ebenfalls möglich. Sonographisch stellt sich häufig ein deutlich positiver Flow dar.

Differenzialdiagnosen sind Hämangiome und Lymphangiome. Im Rückenbereich muss auch an eine lumbosakrale Spina bifida gedacht werden. Deshalb verlangt die Darstellung eines Steißbeintumors auch immer die sorgfältige Untersuchung und Darstellung des fetalen Gehirns (insbesondere Kleinhirn und Ventrikelräume) sowie des Rückens und der Fußstellung.

Die starke Vaskularisation des Tumors kann prä- und postnatal zu Kreislaufproblemen und/oder Blutungskomplikationen führen.

Pränatal kann es zu einem Polyhydramnion kommen. Dieses kann ein direktes Transsudat des Tumors darstellen, oder es bildet sich aufgrund der hyperdynamen Kreislaufsituation (bei arteriovenösen Shunts) aus. Im Extremfall kann sich ein Hydrops fetalis mit ungünstiger Prognose entwickeln. Sonographische Kontrollen sollten deshalb häufig stattfinden.

In der Literatur sind als fetalchirurgische Eingriffe ablative Therapien beschrieben, die allerdings nur in Einzelfällen erfolgreich waren. Zur Bildgebung kann möglicherweise zur bessern Abschätzung des intraabdominalen Anteils auch eine fetale MRT sinnvoll sein. Für die Darstellung des extraabdominalen Anteils ist die konventionelle 2 D-Sonographie ausreichend.

Literatur

Altmann RP, Randolph JG, Lilly JR. Sacrococcygeal teratoma: American Academy of Pediatric Surgical Section Survey. J Pediat Surg 1974; 9: 389 – 398

AWMF Leitlinien. Pädiatrische Onkologie und Hämatologie, Keimzelltumore. www.uni-duesseldorf.de/awmf/ll/025-010.htm, 2005

Chiba T, Albanese CT, Jennings RW, Filly RA, Farrell JA, Harrison MR. In utero repair of rectal atresia after complete resection of a sacrococcygeal teratoma. Fetal Diagn Ther 2000; 15: 187 – 190

Goebel U, Calaminus G, Schneider DT, Koch S, Teske C, Harms D. The malignant potential of teratoma in infancy and childhood: the MAKEI experiences in non-testicular teratoma and implications for a new protocol. Klin Pädiatr 2006; 218: 309 – 314

Hecher K, Hackeloer BJ. Intrauterine endoscopic laser surgery for fetal sacrococcygeal teratoma. Lancet 1996; 347: 470

Holly LH, Flake AW, Crombleholme TM et al. Sacrococcygeal teratoma: prenatal assessment, fetal intervention, and outcome. J Ped Surg 2004; 39:430 – 438

Kamil D, Tepelmann J, Berg C et al. Spectrum and outcome of prenatally diagnosed fetal tumors. Ultrasound Obstet Gynecol 2008; 31: 296 – 302

Tabelle 35.**1** Klassifikation der Teratome nach Altmann.

Typ	Merkmale	Häufigkeit (%)
1	Hauptanteil des Gewebes extern	etwa 50
2	Hauptanteil extern, aber mit intrapelvinen Anteilen	etwa 35
3	Hautpanteil intraabdominal, reicht über die Kreuzbeinhöhle hinaus; Tumor von extern aber deutlich erkennbar	etwa 10
4	ausschließlich intraabdominales Gewebe	etwa 5

Fall 36 Spina bifida, Hydrozephalus

Präsentation

Anamnese

31-jährige Frau; 1 G, 0 P. Vorstellung in der SSW 32 + 0 zur Geburtsanmeldung. Bisher war die Schwangerschaft unauffällig. Eine Folsäureeinnahme erfolgte seit Bekanntwerden der Schwangerschaft. Leere Eigen- und Familienanamnese.

Sonographischer Befund

- BIP: 75,2 mm
- KU: 29,7 mm
- deutlich dolichozephaler Kopf
- zeitgerechte Gravidität
- FW normal
- Beckenendlage

Besonderheiten

- beidseitige Klumpfußstellung
- Zerebellum nur sehr schwer einstellbar, zeigt dann auch ein angedeutetes „Banana Sign"
- milder Hydrozephalus internus (Seitenventrikelweite: 15,7 mm)
- im Lumbalbereich bei L4/L5 Verdacht auf eine Meningomyelozele
- sonographische Darstellung von Bewegungen der Füße und der Zehen

Pränatale Diagnose

Meningomyelozele in Höhe L2–L4, Arnold-Chiari-Komplex (s. auch Fall 3; Abb. 36.**1** bis Abb. 36.**3**).

Weitere Diagnostik

Es wird keine weitere Diagnostik durchgeführt.

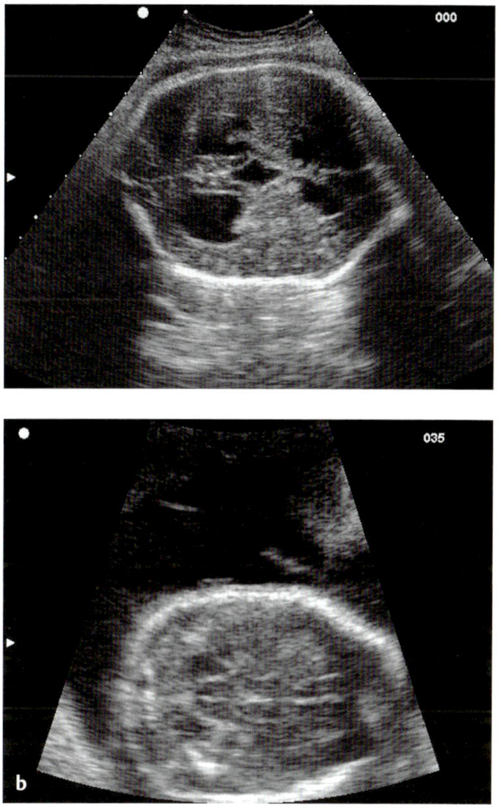

Abb. 36.**1 a, b**
a Darstellung der erweiterten Seitenventrikel im Planum frontooccipitale (Ventrikelweite: 15,7 mm).
b Typisches „bananenförmiges" Zerebellum.

Pränataler Verlauf

Die Patientin wird über die Verdachtsdiagnose aufgeklärt und bleibt zunächst in weiterer ambulanter Betreuung. Es erfolgt eine Vorstellung in der Pränatalkonferenz. Bei Meningomyelozele und Beckenendlage wird eine pimäre Sectio caesarea geplant.

7

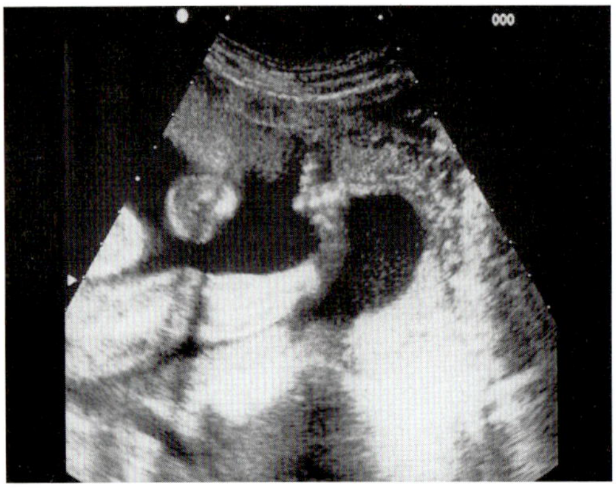

Abb. 36.**2** Fuß in Klumpfußstellung.

In der SSW 34 + 4 wird die Patientin mit vorzeitiger Wehentätigkeit stationär aufgenommen. Im Verlauf des Aufenthalts kommt es immer wieder zu vorzeitiger Wehentätigkeit mit Muttermunderöffnung.

Peri- und postnataler Verlauf

Perinataler Verlauf

Die Sectio caesarea wird in der SSW 35 + 1 komplikationslos durchgeführt; Mädchen, 2610 g; APGAR: 9/10/10; NSpHa: 7,25.

Postnataler Verlauf

Direkt post partum wird die untere Körperhälfte des Neugeborenen mit einem sterilen Plastikbeutel geschützt. Die primäre Adaptation ist gut, sodass lediglich ein kurzes Absaugen von klarem Fruchtwasser als Maßnahme der Erstversorgung genügt.

Auf der Station wird das Kind sorgfältig untersucht. Die Myelomeningozele ist etwa 3 cm lang und 2,5 cm breit. Sie liegt in Höhe von L 2 und ist geschlossen (Abb. 36.**4**). Der Kopfumfang liegt mit 36 cm auf der 97. Perzentile für das Gestationsalter. Die Hüften sind luxiert. Die Beine sind nach kranial umgeschlagen und im Kniegelenk passiv beweglich. Beiderseits hat das Kind Klumpfüße. Eine aktive Bewegung der Beine ist nicht möglich, und die Fußgreifreflexe sind nicht auslösbar.

Die Ultraschalluntersuchung durch die Fontanelle zeigt die typischen Befunde einer Arnold-Chiari-Fehlbildung Typ 2 (vgl. Fall 3) mit tiefstehendem Kleinhirn, steilem Hirnstamm und deutlich sichtbarer Massa intermedia (Abb. 36.**5**). Die Ventrikel sind mäßig stark erweitert.

Die Zele kann am nächsten Tag ohne Komplikation primär gedeckt werden. Auch bei dem relativ großen Defekt mit einer leichten Spannung der Haut verläuft die Heilung ohne Komplikationen.

Nach etwa 8 Tagen kommt es zu einer Zunahme des Kopfumfangs und zu einer progredienten Aufweitung der Seitenventrikel, sodass nach 14 Tagen ein ventrikuloperitonealer Shunt angelegt wird.

Eine Blasenentleerungsstörung kann durch Ausdrücken der Blase reguliert werden, sodass das Kind kaum Restharn hat. Die Klumpfüße werden mit redressierenden Verbänden behandelt.

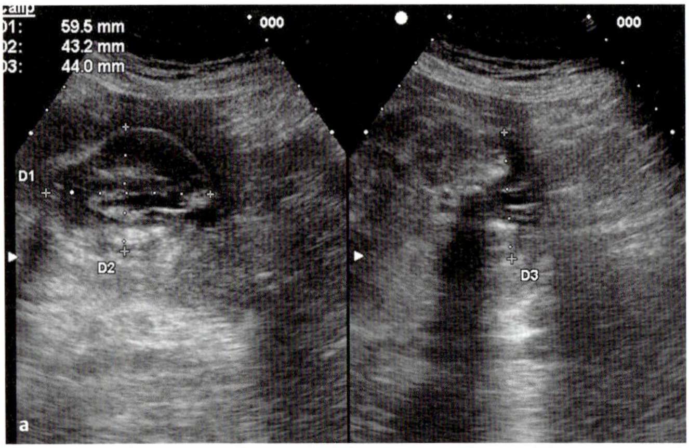

Abb. 36.**3 a, b**
a Großer Defekt im unteren Lendenwirbelsäulenbereich (Querschnitt/Längsschnitt).

Fortsetzung →

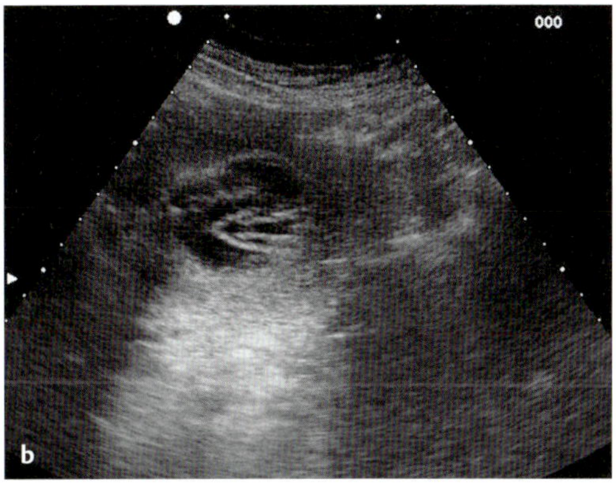

Abb. 36.**3** Fortsetzung
b Vergrößerung der betroffenen Region.

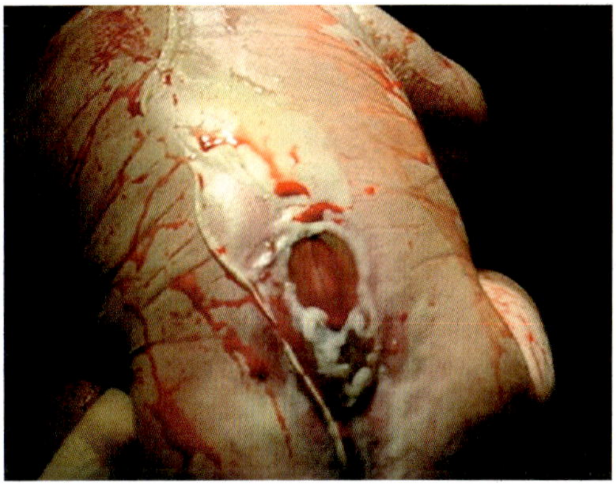

Abb. 36.**4** Spina bifida im Lumbalbereich unmittelbar nach der Geburt.

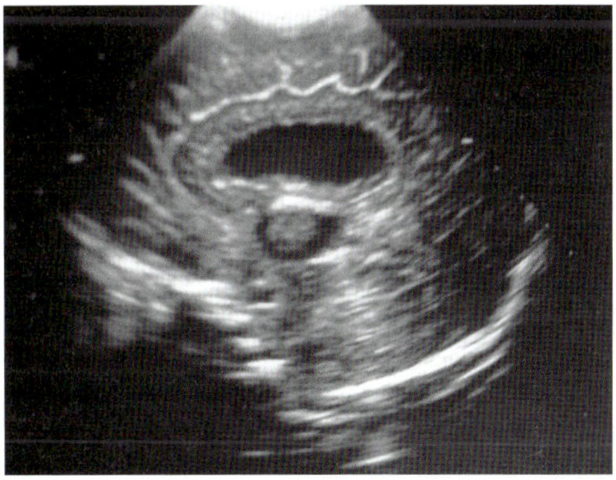

Abb. 36.**5** Arnold-Chiari-Fehlbildung Typ 2 bei der transfontanellen Ultraschalluntersuchung. Tiefstehendes Kleinhirn ohne Nachweis einer Cisterna magna; große Massa intermedia.

Postnatale Diagnose

Meningomyelozele.

Prognose des Kindes

Die Prognose einer Spina bifida hängt neben der Beteiligung der verschiedenen nervalen Strukturen und den assoziierten Fehlbildungen im Rahmen von Syndromen vor allem von der Höhe des Defekts ab. Deshalb ist die sorgfältige Erhebung des neurologischen Status nach der Geburt und vor der operativen Deckung wichtig. Der pränatale Nachweis von Bewegungen der Beine hat keinen sicheren prognostischen Wert, da diese Bewegungen aus der Hüfte erfolgen können und keine Rückschlüsse auf das Niveau der Querschnittläsion zulassen.

Das Zerebrum ist zwar in den meisten Fällen ebenfalls fehlgebildet (Arnold-Chiari-Fehlbildung Typ 2 in etwa 90 % aller Fälle von Meningomyelozelen), die intellektuelle Entwicklung der Kinder ist in der Regel jedoch normal. Eine MRT kann dazu beitragen, auch seltenere Fehlbildungen wie Heterotopien zu entdecken, die im normalen Sonogramm des Gehirns durch die vordere Fontanelle nicht zu erkennen sind.

Bei der weiteren Betreuung nach der Entlassung aus der Klinik und den primären Eingriffen steht die interdisziplinäre Zusammenarbeit zwischen Neuropädiatern, Neurochirurgen, Orthopäden und Urologen sowie psychosozialen Fachleuten ganz im Vordergrund. In der ersten Zeit ist besonders auf Symptome zu achten, die auf eine Affektion des Hirnstamms hindeuten. So können Stridor, Dysphagie, rezidivierende Apnoen, progressiver Nystagmus und Strabismus Ausdruck einer Kompression des Hirnstamms sein und eine chirurgische Dekompression erforderlich machen.

Neben vielen anderen urologischen und orthopädischen Problemen im weiteren Verlauf stellt die fehlende Mobilität der unteren Extremitäten durch eine Querschnittlähmung die größte Einschränkung der Lebensqualität für die Kinder und ihre Familien dar. Eine Hilfe sind orthetische Apparate, die eine gewisse Selbstständigkeit ermöglichen.

Fazit zum Fall

Abschließende Diagnose: Meningomyelozele.

An diesem Fall zeigt sich, dass eine schwerwiegende Fehlbildung auch zufällig bei einer Ultraschalluntersuchung festgestellt werden kann. In unserem Fall entstand beim Einstellen des BIP der Verdacht auf einen Hydrozephalus, woraufhin sich eine ausführlichere Untersuchung anschloss. Bei Beckenendlage sollte immer nach Tumoren und Auffälligkeiten im Lumbal- und Sakralbereich gesucht werden, da der Fetus oft „auf seiner Fehlbildung sitzt".

Praxistipp

Vorgehen bei Neuralrohrdefekten

Ein Neuralrohrdefekt gehört zu den dorsalen Schlussstörungen und ist mit einer Inzidenz von 1:1000 häufig. Die systematische, schon präkonzeptionelle Folsäureeinnahme hat zu einem dramatischen Rückgang der Schlussstörungen geführt. Oft fällt der Neuralrohrdefekt durch indirekte Zeichen auf. Dazu gehört sowohl die Ventrikelerweiterung als auch die typische Kopfform („Lemon Sign"). Außerdem kann eine Arnold-Chiari-Malformation (s. auch Fall 3) mit typischem „Banana Sign" oder eine Fußfehlstellung dargestellt werden.

Die sonographische Untersuchung des fetalen Rückens sollte immer die gesamte Wirbelsäule umfassen, zunächst im Querschnitt. Ein besonderes Augenmerk ist auf die dreieckig imponierenden Wirbelkörper und deren Fortsätze zu richten. Die Untersuchung sollte ähnlich wie bei einem Daumenkino mittels eines gleichmäßigen Auf- und Abfahrens der Wirbelsäule erfolgen. Bei einer ausschließlichen Untersuchung im Längsschnitt besteht die Gefahr „an dem Befund vorbeizuschallen".

Bei jeder Ultraschalluntersuchung mit der Frage nach einer Spina bifida sollte auch die Darstellung eines normalen Zerebellums dokumentiert werden.

Die intrauterine chirurgische Therapie ist seit Mitte der 1990er Jahre beschrieben, wird allerdings immer noch kontrovers beurteilt. Sie scheint die Notwendigkeit der postnatalen Shunt-Anlage zu reduzieren und wird weltweit in wenigen Zentren durchgeführt. Zurzeit untersucht eine klinische Studie in den USA den Stellenwert einer pränatalen operativen Versorgung der Meningomyelozele (www.spinabifidamoms.com). Es sollen die Fragen beantwortet werden, ob durch den fetalchirurgischen Eingriff die Bewegungsfähigkeit der unteren Extremitäten verbessert werden kann und ob seltener ein Hydrozephalus entsteht.

Hilfe für Betroffene

www.asbh.de

Literatur

AWMF. Leitlinie Spina bifida, Meningozele, Myelomeningozele. www.uni-duesseldorf.de/awmf/II-na/006-122.htm; 2002

Bruner JP, Tulipan N, Paschall RL et al. Fetal surgery for myelomeningocele and the incidence of shunt-dependent hydrocephalus. JAMA 1999; 282: 1819 – 1825

Bruner JP, Tulipan N, Reed G et al. Intrauterine repair of spina bifida: preoperative predictors of shunt-dependent hydrocephalus. Am J Obstet Gynecol 2004; 190: 1305 – 1312

Johnson MP, Gerdes M, Rintoul N et al. Maternal-fetal surgery for myelomeningocele: neurodevelopmental outcomes at 2 years of age. Am J Obstet Gynecol 2006; 194: 1145 – 1150

Preisler B, Forster G, Bollinger M, Jacobi G. Der Parawalker: eine reziproke Gehorthese für querschnittgelähmte Kinder, Jugendliche und Erwachsene. Orthopädie-Technik 1996; 8: 599 – 604

Sutton LN. Fetal surgery for neural tube defects. Best Pract Res Clin Obstet Gynaecol 2008; 22: 175 – 188

Fall 37 Kurze Extremitäten

Präsentation

Anamnese

31-jährige Frau; G 1, P 0. Vorstellung in der SSW 22 + 5 zur Einholung einer Zweitmeinung. Beim niedergelassenen Kollegen waren beim Organ-Screening kurze fetale untere Extremitäten entdeckt worden. Die Patientin hatte ein unauffälliges Ersttrimester-Screening. Auffällige Familienanamnese mit Kleinwuchs beim Vater und bei der Schwester der Patientin. Die Patientin selbst ist 155 cm groß.

Sonographischer Befund

- Kopf und Abdomen zeitgerecht entwickelt
- Fruchtwasser normal

Besonderheiten

- Biometrie der langen Röhrenknochen: Retardierung um 4 Wochen
- keine Frakturen
- Thorax normal
- Befunde der Längenmessungen:
  - Humerus: 27 mm
  - Ulna: 26 mm
  - Radius: 23 mm
  - Femur: 28 mm

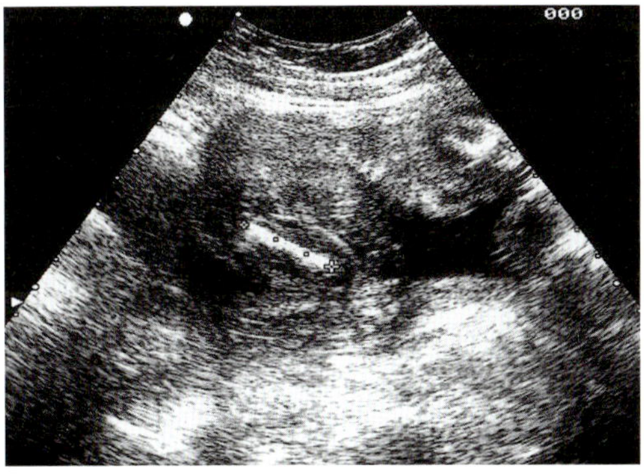

Abb. 37.1 Sonographische Darstellung des Femurs in der SSW 22 + 5. Deutlich kurzer, aber in der Form unauffälliger Femur mit einer Länge von 28 mm (entsprechend der SSW 18 + 0).

Pränatale Diagnose

Verdacht auf Osteochondrodysplasie (Abb. 37.**1** bis Abb. 37.**3**).

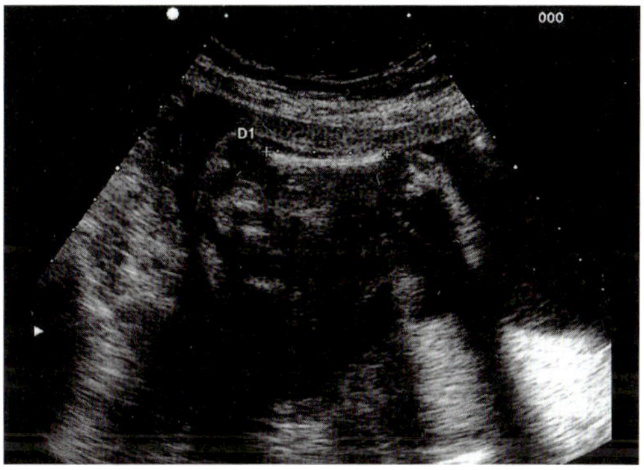

Abb. 37.**2** Verlaufskontrolle in der SSW 26 + 4. Femurlänge: 33,1 mm (entspricht der SSW 20 + 0).

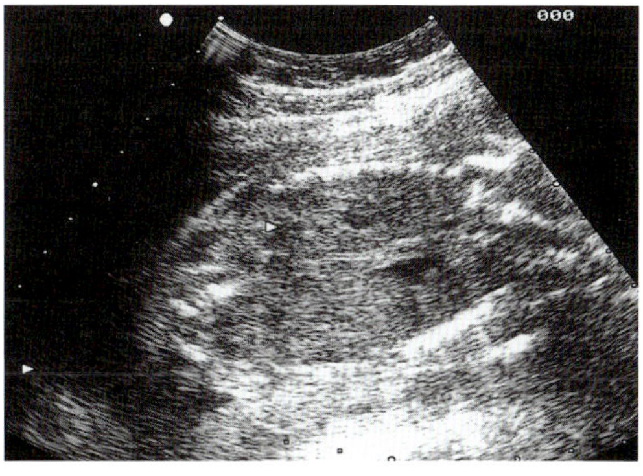

Abb. 37.**3** Unauffällige Thoraxform und unauffällige Darstellung der fetalen Rippen. Keine Abdomen-Thorax-Differenz.

Weitere Diagnostik

Auf Wunsch des Ehepaars findet zunächst keine weitere Diagnostik statt. Der Verlauf soll abgewartet werden. Postpartal kann bei genauerer Diagnosestellung auch eine genetische Beratung erfolgen.

Pränataler Verlauf

Die Patientin wird zu 14-tägigen Verlaufskontrollen einbestellt, um das weitere Wachstum der Extremitäten beobachten zu können. Der Femur wächst nichtlinear weiter und entfernt sich in der Länge weiter von der 5. Perzentile (Abb. 37.**4**). Auch der Humerus bleibt kleiner, als es für das Schwangerschaftsalter adäquat wäre. Der Thorax bleibt im Verhältnis zum Abdomen immer unauffällig.

Peri- und postnataler Verlauf

Perinataler Verlauf

Aufnahme der Patientin mit Blasensprung in der SSW 39 + 3. Bei pathologischem CTG mit Dezelerationen und einem Muttermundbefund von 3 cm wird eine sekundäre Sectio caesarea durchgeführt. Geburt eines Jungen, 2450 g; APGAR: 7/9/10; NSpHa: 7,23.

Postnataler Verlauf

Das Kind hatte nach der Geburt keine Adaptationsprobleme und konnte bei der Mutter verbleiben. Klinisch war eine Verkürzung der Arme und der Beine auffällig, wobei vor allem Femur und Humerus betroffen waren. Der Thorax war relativ schmal, die Nasenwurzel etwas zurückgesetzt, der Kopfumfang mit 35 cm normal. Die Körperlänge betrug 44 cm (< 3. Perzentile).

Postnatale Diagnose

Die Röntgenuntersuchung des Skeletts zeigte Zeichen einer metaphysären Dysplasie. Am auffälligsten waren die becherförmigen Auftreibungen der Metaphysen (Abb. 37.**5**). Eine Diagnose konnte jedoch nicht genau benannt werden, sodass eine genauere Definition im Verlauf der Entwicklung des Kindes gefunden werden muss. Eine Hypophosphatasie ließ sich durch Bestimmung der Aktivität der alkalischen Phosphatase ausschließen.

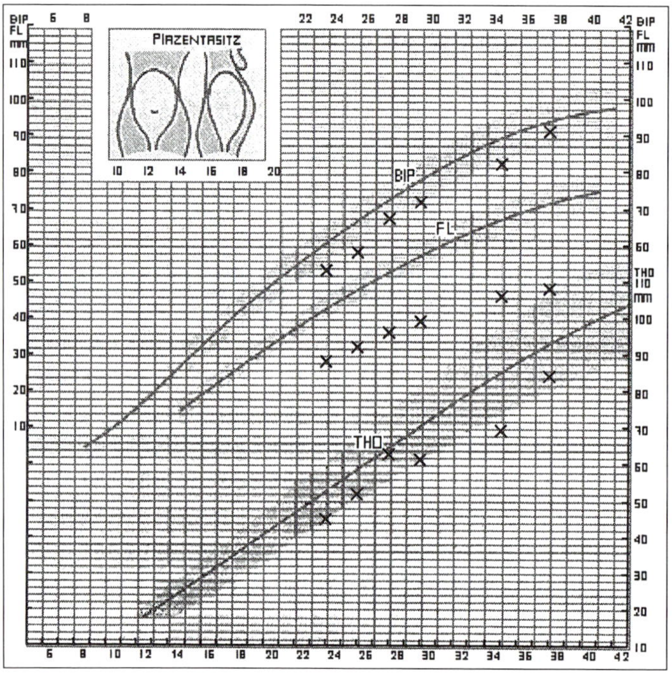

Abb. 37.**4** Wachstumskurve mit deutlich verkürztem Femur mit jedoch positivem Wachstum.

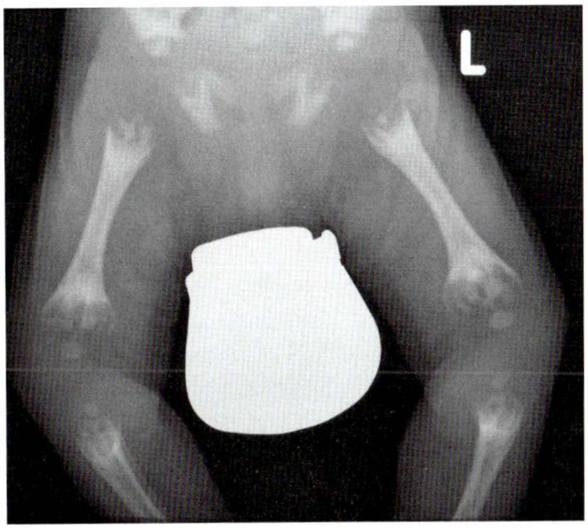

Abb. 37.**5** Postpartales Röntgenbild. Becherförmige Auftreibungen der Metaphysen und verkürzte Röhrenknochen.

Prognose des Kindes

Skelettdysplasien werden nach dem Ort ihrer wesentlichen Wachstumsstörung in 3 Gruppen eingeteilt: spondyloepiphysäre, metaphysäre und spondylometaphysäre Dysplasien (Tab. 37.**1**). Alle Erkrankungen führen zu einem Minderwuchs, der sowohl proportioniert als auch disproportioniert sein kann. Einige Dysplasien sind auch mit Erkrankungen anderer Organsysteme assoziiert, so mit immunologischen Störungen, Nieren- und Darmerkrankungen.

Aufgrund der pränatalen Befunde war auch die Achondro- bzw. Hypochondroplasie eine naheliegende Differenzialdiagnose. Sie wird durch Mutationen im FGFR-3-Gen (FGFR: Fibroblast Growth Factor Receptor) verursacht. Diese Erkrankungen führen zum Minderwuchs und zu Fehlstellungen der Wirbelsäule (Lordose, aber auch Kyphose) sowie zu X- oder O-Beinen. Intellektuelle Entwicklung und Lebenserwartung sind nicht eingeschränkt.

Der Minderwuchs ist das vordergründige Problem. Neben den Behinderungen im Alltag werden vor allem psychosoziale Belastungen gefürchtet, sodass nach der Diagnosestellung möglichst bald Kontakte mit Selbsthilfegruppen und psychosozialen Diensten angeboten werden sollten.

Die Fehlstellungen des Knochenapparats müssen orthopädisch behandelt und korrigiert wer-

7

Tabelle 37.**1** Einteilung der Skelettdysplasien. Modifiziert nach Wirth (2008).

Skelettdysplasie	Genlokus	Betroffenes Protein	Vererbungsmodus	Klinik
Spondyloepiphysäre Dysplasien				
kongenitale Form (Spranger-Wiedemann)	Chromsom 12	Kollagen II	AD	disproportionierter Minderwuchs, variabler Phänotyp
Tarda-Form	Chrosmosom Xp22	Sedlin-Protein	X-gebunden, AR oder AD	disproportionierter Minderwuchs, Manifestation im Schulalter
immunoossäre Dysplasie (Schminke)	Chromosom 2q35	SNF2-Protein	AR	zusätzlich zur Dysplasie Nephropathie und T-Zell-Defekt
Metaphysäre Dysplasien				
Typ Schmid	Chromosom 6	Kollagen X	AD	kurzgliedriger Minderwuchs, Crura vara
Typ Jansen	Chromosom 3	PTH/PTHrP-Rezeptor	AD	gestörter Kalzium- und Phosphatstoffwechsel
Typ McKusick (CHH)	Chromosom 9p13	RNA-Endoribonuklease	AR	Haarveränderungen, Morbus Hirschsprung
Spondylometaphysäre Dysplasien				
Typ Kozlowski	unbekannt	unbekannt	AD	Manifestation im Kleinkindalter mit kurzrumpfigem Minderwuchs
Typ Sutcliffe	unbekannt	unbekannt	AD	schwere Varusfehlstellung des proximalen Femurs und Genu valgum

AD: autosomal-dominant; AR: autosomal-rezessiv; CHH: Cartilage-Hair Hypoplasie; PTH: Parathormon; PTHrP: PTH-related Peptide

den. Weiterhin ist es durch operative Eingriffe möglich, eine etwas größere Körperhöhe zu erreichen.

Fazit zum Fall

Abschließende Diagnose: Auch nach der Geburt war die Diagnose in diesem Fall zunächst nicht klar zu stellen. Wir vermuteten eine Form einer metaphysären Dysplasie. Eine exakte Diagnosestellung ist oft erst im Verlauf des weiteren Wachstums und der Entwicklung des Kindes möglich.

Bei der pränatalen Verdachtsdiagnose einer fetalen Knorpel-Knochen-Erkrankung kann sich die pränatale Beratung schwierig gestalten. Man sollte die letalen Formen des Symptomenkomplexes (Tab. 37.**2**) erkennen, um dann gegebenenfalls auch eine Schwangerschaftsunterbrechung zu diskutieren.

Die pränatale Beratung durch den Kinderarzt ist insofern schwierig, da die Differenzialdiagnosen ganz unterschiedliche Prognosen haben. Deshalb sollte die pränatale Eingrenzung möglichst genau sein.

Praxistipp

Vorgehen bei Knorpel-Knochen-Erkrankungen
Auffälligkeiten in der Biometrie und/oder der Form der Extremitäten sollten zu erweiterten sonographischen Untersuchungen führen. Alle Extremitäten sollten vermessen werden, Auffälligkeiten wie Frakturen sind wegweisend. Auch eine fixierte Fehlhaltung oder eine Akinese sollte man vermerken. Die Fruchtwassermenge kann bei einer Knorpel-Knochen-Erkrankung verändert sein. Dies wird am häufigsten durch eine eingeschränkte fetale Beweglichkeit und ein verändertes Schluckverhalten verursacht. Bei einer ausgeprägten Thoraxhypoplasie ist die Fruchtwasserresorption durch die Lunge ge-

Tabelle 37.**2** Einteilung der häufigsten pränatal erkennbaren letalen Knorpel-Knochen-Erkrankungen.

Erkrankung	Inzidenz	Genetik, pränatale Diagnostik	Sonographische Leitsymptome
Thanatophore Dysplasie (OMIM 187600)	1: 20000 (häufigste letale Skelettdysplasie)	• meist AD • FGFR-3-Gen betroffen • verschiedene Typen (Typ I mit 86 % am häufigsten)	• Polyhydramnion • Verkürzung und Verbiegung der langen Röhrenknochen (Telefonhörerform) • typische Tatzenhand • Kleeblattschädel • Thoraxhypoplasie (Sektkorkenphänomen: Kalibersprung zwischen Thorax und Abdomen)
Achondrogenesis (OMIM 200610)	1:40000	• Typ 1: 20 % der Fälle, AR, DTDST-Gen • Typ 2: 80 % der Fälle, dominante Neumutation, defektes Kollagengen (COL2A1).	• sehr hohe Transparenz z. B. des Schädels • Ossifikationsrückstand • Thoraxhypoplasie • Polyhydramnion, auch Hydrops möglich • bei Typ 1a Frakturen möglich
Osteogenesis imperfecta Typ 2 (OMIM 166210)	1:25000	• in 80 % der Fälle Typ IIa: heterogene Störung • Typ IIb (synonym mit Typ III): AR, fehlerhafte Prokollagenbildung (COL1A1 und COL1A2) • übrige Typen pränatal sonographisch nicht zu erkennen	• Frakturzeichen insbesondere im frühen 2. Trimenon • sekundäre Knochenverkürzung und -verbiegung • glockenförmiger Thorax • Polyhydramnion

AD: autosomal-dominant; AR: autosomal-rezessiv; COL1A1: Kollagen-Typ-1-α1-Kette; COL1A2: Kollagen-Typ-1-α2-Kette; COL2A1: Kollagen-Typ-2-α1-Kette; DTDST: Diastrophe-Dysplasie-Sulfat-Transporter; FGFR-3: Fibroblast Growth Factor Receptor 3

ringer, und somit kommt es zum Polyhydramnion. Zur Objektivierung kann man Score-Systeme heranziehen, bei denen der Thorax- (THU) mit dem Abdomenumfang (AU) verglichen wird. Eine THU/AU-Ratio von >0,89 ist mit einer schweren Lungenhypoplasie assoziiert. Auch ein Thoraxumfang unterhalb der 5. Perzentile ist prognostisch ungünstig. Ein kurzer Femur sowie eine auffällige fixierte fetale Handstellung mit oder ohne zusätzliche sonographische Auffälligkeiten weisen auch auf chromosomale Störungen (z. B. Trisomien) hin.

Hilfe für Betroffene

www.skelnet.de

Literatur

Benacerraf BR, Neuberg D, Frigoletto ED. Humeral shortening in second trimester fetuses with Down syndrome. Obstet Gynecol 1991; 77: 223

Borochowitz Z, Ornoy A, Lachman R, Rimoin DL. Achondrogenesis II-hypochondrogenesis: variability versus heterogeneity. Am J Med Genet 1986; 24: 273 – 288

Byers PH, Bonadio JF, Steinmann B. Osteogenesis imperfecta: update and perspective (editorial). Am J Med Genet 1984; 17: 429 – 435

Byers PH, Krakow D, Nunes ME, Pepin M. Genetic evaluation of suspected osteogenesis imperfecta (OI). Genet Med 2006; 8: 383 – 388

Chen H, Liu CT, Yang SS. Achondrogenesis: a review with special consideration of achondrogenesis type II (Langer-Saldino). Am J Med Genet 1981; 10: 379 – 394

Elejalde BR, Mercedes de Elejalde M. Thanatophoric dysplasia: fetal manifestations and prenatal diagnosis. Am J Med Genet 1985; 22: 669 – 683

Johnson A, Callan NA, Bhutani VK, Colmorgen GH, Weiner S, Bolognese RJ. Ultrasonic ratio of fetal thoracic to abdominal circumference: an association with fetal pulmonary hypoplasia. Am J Obstet Gynecol 1987; 157: 764 – 769

Lücke T, Christen HJ, Kanzelmeyer N, Kohlschütter A, Ehrich HH, Das AM. Zur Neurologie bei der immunoossären Dysplasie Schimke (IODS). Nervenheilkunde 2003; 227: 369 – 360

Papageorghiou AT, Fratelli N, Leslie K, Bhide A, Thilaganathan B. Outcome of fetuses with antenatally diagnosed short femur. Ultrasound Obstet Gynecol 2008; 31: 507 – 511

Tekesin I, Anderer G, Hellmeyer L, Köhler S, Kühnert M, Schmidt S. Fetal lung development in pregnancies of diabetic women assessed by quantitative ultrasonic tissue characterization. Ultrasound Obstet Gynecol 2005; 26: 731 – 737

Wirth T. Sponyloepiphysäre und metaphysäre Dysplasie. Orthopäde 2008; 37: 8 – 16

Fall 38 Schwere Präeklampsie und intrauterine Wachstumsretardierung, auffälliges Gesichtsprofil

Präsentation

Anamnese

36-jährige Frau; 2 G, 0 P. Stationäre Aufnahme in der SSW 24 + 1 zur Blutdruckeinstellung bei Werten um 160/120 mmHg. Zustand nach einem Spätabort in der SSW 20 bei damals „früher Präeklampsie". Anamnestisch essenzielle Hypertonie, sonst keine Vorerkrankungen. Aktuelle Medikation: Metoprolol und ASS 100. Urin unauffällig.

Sonographischer Befund

- erschwerte Ultraschallbedingungen wegen geringer Fruchtwassermenge

Besonderheiten

- symmetrische Wachstumsretardierung um 1–2 Wochen
- Notching der Aa. uterinae beidseits (s. unten, Praxistipp)
- Oligohydramnion
- auffälliges Profil

Pränatale Diagnose

Hypertonie, IUGR, Verdacht auf syndromale Störung (Abb. 38.**1**).

Weitere Diagnostik

TORCH-Serologie und indirekter Coombs-Test unauffällig. Eine Karyotypisierung wurde vom Paar abgelehnt.

Pränataler Verlauf

Im Rahmen des stationären Aufenthalts zunächst erfolgreiche Einstellung der Hypertonie mit Methyldopa. Echokardiographie und 24-Stunden-EKG-Registrierung unauffällig. Engmaschige ambulante Kontrollen zeigen unauffällige Dopplerwerte, ein positives Wachstum des Feten und normale Blutdruckwerte der Schwangeren. Wiederaufnahme in der SSW 27 + 6 bei jetzt pathologischen fetalen Dopplerwerten und auffälligem CTG (Abb. 38.**2** und Abb. 38.**3**). Durchführung einer RDS-Prophylaxe.

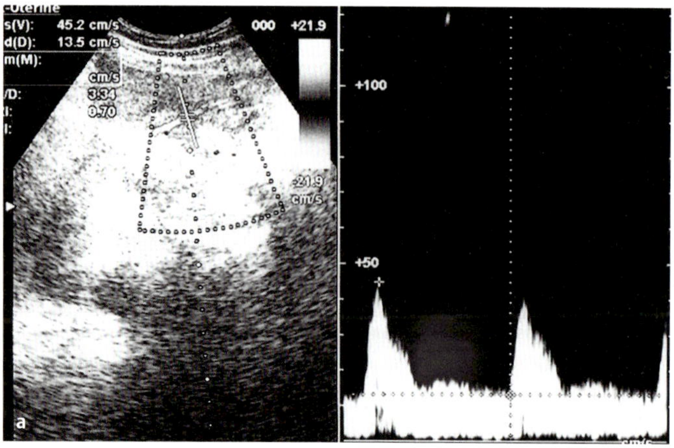

Abb. 38.**1 a – d** Dopplersonographische Flussprofile in der SSW 26 + 4.
a, b Maternale Seite. Pathologisches Notching der Aa. uterinae.
c, d (Noch) unauffällige fetale Seite: Ductus venosus (**c**) und A. umbilicalis (**d**).

Fortsetzung →

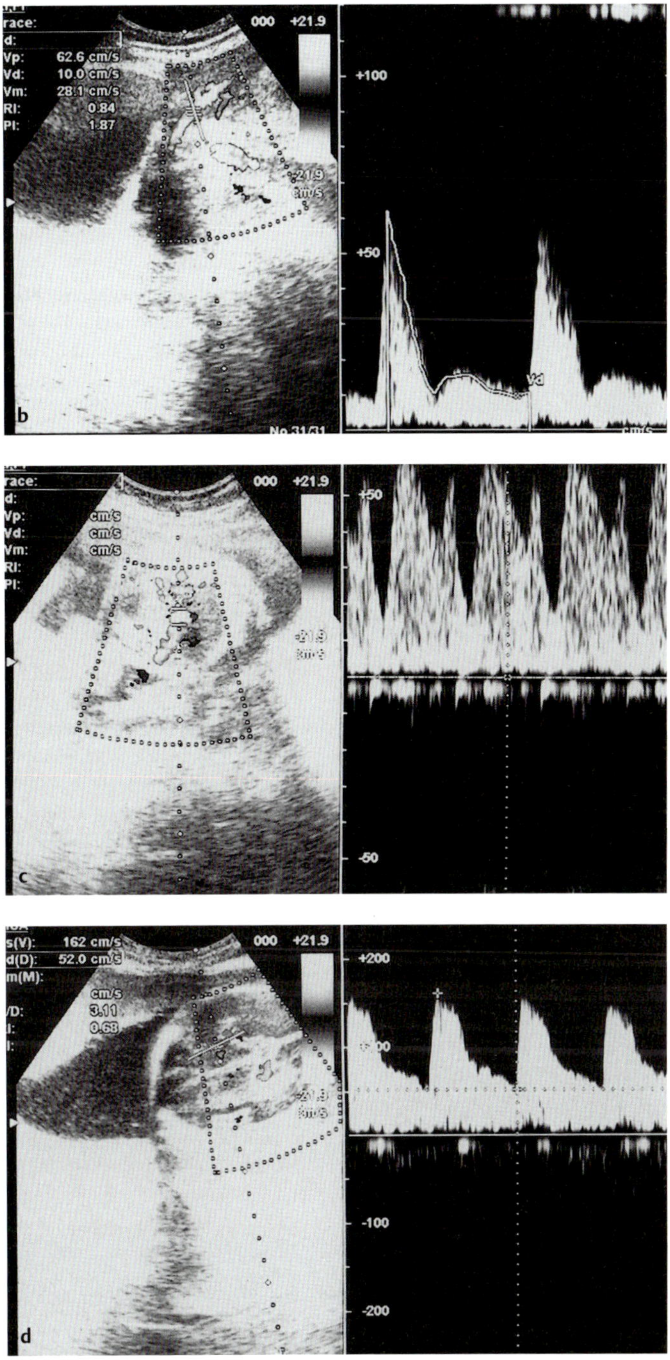

Abb. 28.**1** Fortsetzung

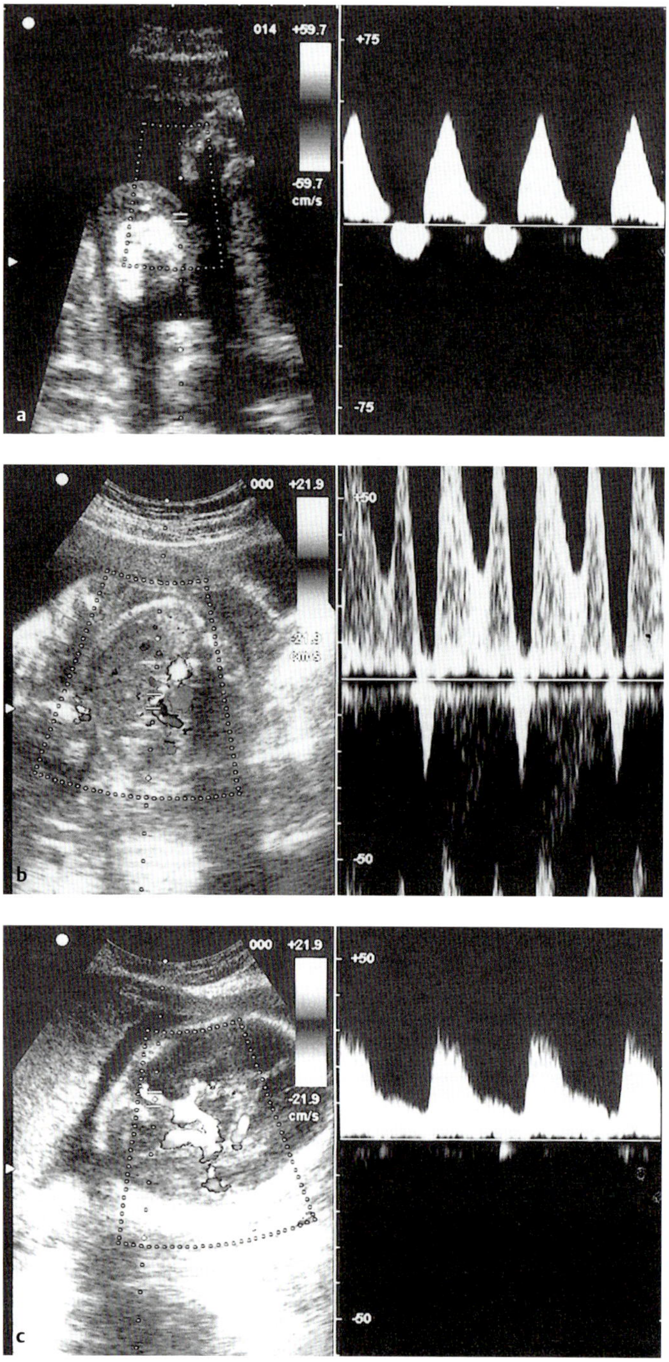

Abb. 38.**2 a – c** Pathologische fetale Dopplerwerte in der SSW 27 + 6.
a Reversed Flow in der A. umbilicalis.
b Negative a-Welle im Ductus venosus.
c RI in der A. cerebri media von 0,7.

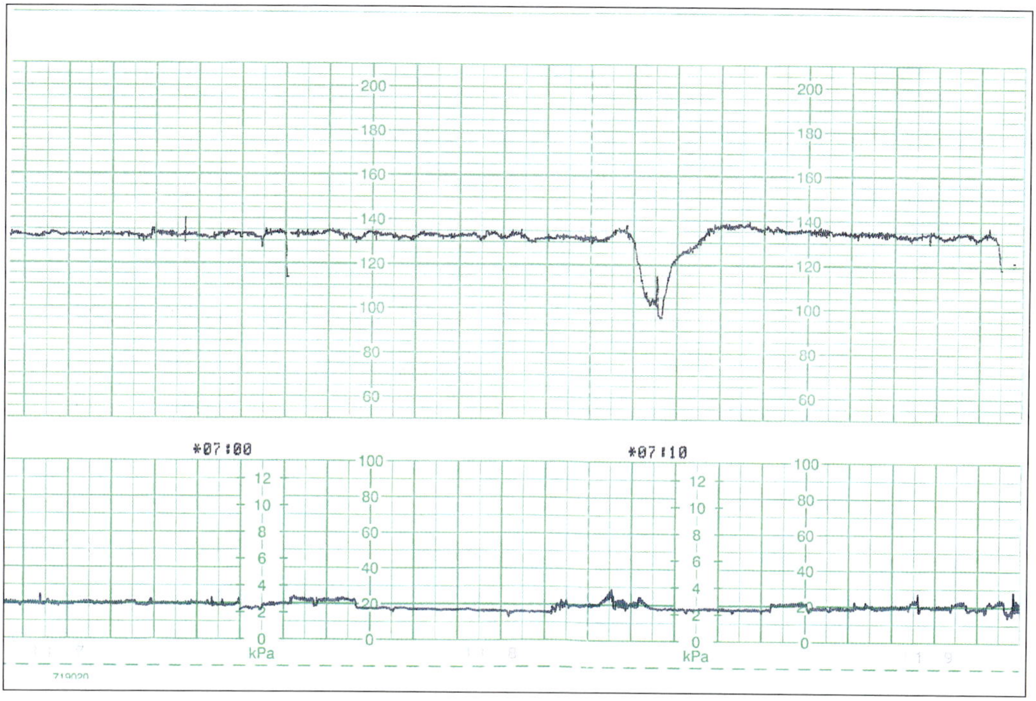

Abb. 38.**3** Kardiotokogramm in der SSW 27 + 6. Deutlich eingeschränkte Oszillation und spontane Dezeleration.

Peri- und postnataler Verlauf

Perinataler Verlauf

Bei pathologischen fetalen Dopplerwerten und pathologischem CTG wird in der SSW 27 + 6 eine sofortige Sectio caesarea durchgeführt. Das Fruchtwasser ist auffällig gelblich und die Nabelschnur sehr kurz. Es wird ein Junge entbunden, 820 g (< 10. Perzentile), 33 cm (< 10. Perzentile); KU: 25 cm (25. Perzentile); APGAR 3/7/7; NSpHa: 7,10.

Postnataler Verlauf

Das Kind war bei der Geburt dystroph. Der Unterkiefer war hypoplastisch und die Beweglichkeit der Kiefergelenke eingeschränkt. Beide Daumen fehlten. Der Radius ließ sich jedoch tasten und wurde später auch sonographisch und auf einer Röntgenaufnahme dargestellt.

Das Kind war nach der Geburt ateminsuffizient und wurde intubiert. Die erste Intubation war bei der Hypoplasie des Unterkiefers und einer Gaumenspalte schwierig, gelang aber sofort. Wegen eines auch radiologisch nachgewiesenen Atemnotsyndroms erhielt das Frühgeborene exogenen Surfactant. Nach 5 Tagen wurde der Junge extubiert, musste aber wenige Zeit später wegen Apnoen wieder beatmet werden. Die Apnoen konnten durch die Unreife des Kindes, aber auch durch die kleinen Atemwege erklärt werden. Die Re-Intubation gelang jetzt nur mit Hilfe eines Endoskops. Der weitere Verlauf war durch wiederkehrende Septikämien geprägt, sodass das Kind immer wieder beatmet werden musste (insgesamt über 46 Tage). Aufgrund der schwierigen anatomischen Verhältnisse entschlossen wir uns in diesem Fall zu einer Tracheotomie. Auch wenn der klinische Zustand des Jungen daraufhin immer besser wurde, musste das Kind insgesamt 5 Monate lang in der Klinik behandelt werden und war auch in der Folgezeit in der Klinik. Das Tracheostoma konnte im Alter von 2 Jahren wieder verschlossen werden. Die Atmung ist zurzeit unbehindert.

Sehr früh wurde eine Hörstörung diagnostiziert, die mit einer sprachlichen Retardierung assoziiert war. Die psychomotorische Entwicklung war ebenfalls eingeschränkt.

Postnatale Diagnose

Aufgrund der Symptome handelt es sich hier am ehesten um ein Nager-Syndrom (Abb. 38.**4**).

Prognose des Kindes

Die Prognose des Kindes muss aufgrund dreier Umstände beurteilt werden: Erstens handelt es sich um eine intrauterine Wachstumsretardierung (vgl. Fall 46), zweitens um ein Frühgeborenes und drittens um ein Syndrom, das aufgrund der Fehlbildung des Gesichts und der Atemwege ein höheres Risiko für asphyktische Zustände hat. Teil des hier diagnostizierten Nager-Syndroms sind auch die Fehlbildungen des Gehörs, die nur teilweise kompensiert werden können und zu einer Störung der sprachlichen Entwicklung führen.

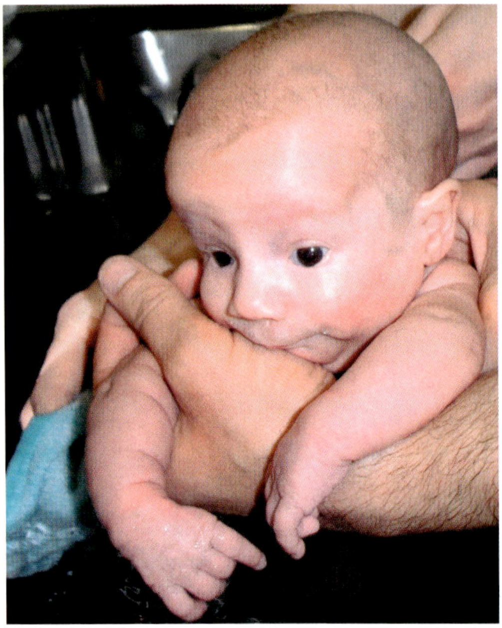

Abb. 38.**4** Kind im Alter von 4,5 Monaten. Tracheostoma durch Hand verdeckt. Daumenaplasie, Hypoplasie des Unterkiefers.

Fazit zum Fall

Abschließende Diagnose: Nager-Syndrom.

Bei jeder intrauterinen Wachstumsretardierung ist auch mit einer Anomalie des Feten zu rechnen, die vor der Geburt allein durch Ultraschalluntersuchungen nicht vollständig abgeklärt werden kann. Eine zytogenetische Untersuchung und eine Abklärung der häufigsten konnatalen Infektionen sind angezeigt. In diesem Fall war zusätzlich die Präeklampsie der Mutter von besonderer Bedeutung, ebenso die Gefährdung des Feten, sodass eine weitere pränatale Diagnostik nur eingeschränkt möglich war.

Praxistipp

Pathologische Dopplerindices, Präeklampsie und intrauterine Wachstumsretardierung

Das Notching (postsystolische Kerbung) der Aa. uterinae nach der SSW 24 + 0 gilt als Hinweis für einen erhöhten Widerstand im plazentaren Gefäßbett. Die physiologische Anpassung an die Schwangerschaft, also die späte Trophoblasteninvasion in die Spiralarterien, hat nicht vollständig stattgefunden. Im nichtschwangeren Zustand ist das typische Dopplerbild der A. uterina eine Hüllkurve mit ausgeprägtem Notching. In der Literatur werden bei persistierendem Notching ausgeprägte Assoziationen (bis zu 30 %) mit früher Plazentainsuffizenz, fetaler Wachstumsretardierung und Präeklampsie gesehen. In der Regel sollte bei beidseitigem Notching der A. uterina eine Kontrolle nach der SSW 24 + 0 erfolgen. Falls das beidseitige Notching weiterhin persistiert, sollten fetale Wachstums- und Dopplerkontrollen erfolgen.

Die pathologischen Veränderungen entwickeln sich in einer typischen Reihenfolge (Tab. 38.**1**).

Tabelle 38.1 Entwicklung pathologischer Dopplerbefunde im fetalen System in typischer Reihenfolge (von oben nach unten und von links nach rechts).

A. umbilicalis	A. cerebri media	Ductus venosus
Erhöhung des Widerstandes im plazentaren Gefäßbett, RI-Anstieg	unauffällig, höherer RI als in der A. umbilicalis	unauffällig, deutlich positive Vorhofwelle (a-Welle) im M-förmigen Flussprofil im venösen System
enddiastolisches Blockbild, das heißt kein adäquater Fluss in der diastolischen Herzphase	Zentralisation als aktiver Prozess, Gefäßdilatation (Hirngefäße), RI-Abnahme	noch unauffällig
Blockbild oder teils schon Reversed Flow	weitere Dilatation der Hirngefäße, RI weiter niedrig	a-Welle niedriger
Reversed flow	Zusammenbruch der aktiven zentralen Sparschaltung, „Normalisierung" des RI	niedrige bis negative a-Welle
zusätzlich Darstellung einer Pulsation in der Vena umbilicalis	weiterhin „Normalisierung" des RI	negative a-Welle

RI: Resistenzindex

Nager Syndrom

Diese Syndrom (OMIM 154400) tritt meist sporadisch auf, der Genlocus (9q32) ist bekannt. Verschiedene Vererbungsmodi sind beschrieben. Neben der radioulnaren Synostosis und der Hypo- oder Aplasie des Daumens finden sich mandibulofaziale Synostosen. Im Vordergrund stehen postpartal die ausgeprägte Mikrognathie, eine Dysmorphie der Ohrmuscheln und eine Hörstörung. Eine kieferchirurgische Korrektur der Mikro- und Retrogenie kann durch eine Kallusdistraktionsbehandlung durchgeführt werden.

Literatur

Abalos E, Duley L, Steyn DW, Henderson-Smart DJ. Antihypertensive drug therapy for mild to moderate hypertension during pregnancy. Cochrane Database Syst Rev 2001; 2: CD 002252

DGGG. Leitlinie der DGGG. Diagnostik und Therapie hypertensiver Schwangerschaftserkrankungen. AWMF 015/018. Stand: 11/2007. www.awmf-online.de

Gaugler-Senden IP, Huijssoon AG, Visser W, Steegers EA, de Groot CJ. Maternal and perinatal outcome of preeclampsia with an onset before 24 weeks gestation. Audit in a tertiary referral center. Eur J Obstet Gynecol Reprod Biol 2006; 128: 216 – 221

Harrington K, Campbell S. Doppler ultrasound in prenatal prediction and diagnosis. Curr Opin Obstet Gynecol 1992; 4: 264 – 272

Nager FR, de Reynier JP. Das Gehörorgan bei den angeborenen Kopfmissbildungen. Pract Otorhinolaryng 1948; 10: 1 – 128

Paladini D, Tartaglione A, Lamberti A, Lapadula C, Martinelli P. Prenatal ultrasound diagnosis of Nager syndrome. Ultrasound Obstet Gynecol 2003; 21: 195 – 197

Schaefer C, Spielmann H, Vetter K. Arzneiverordnung in Schwangerschaft und Stillzeit, 7. Aufl. München: Urban Fischer; 2006

Sibai B, Dekker G, Kupferminc M. Pre-eclampsia. Lancet 2005; 365: 785 – 799

Slingenberg B. Missbildungen von Extremitaeten. Virchows Arch Path Anat 1908; 193: 1 – 92

Verrotti C, Benassi G, Piantelli G, Magnani C, Giordano G, Gramellini D. Acrofacial dysostosis syndromes: a relevant prenatal dilemma. A case report and brief literature review. J Matern Fetal Neonatal Med 2007; 20: 487 – 490

7

Fall 39 Phokomelie beidseits

Präsentation

Anamnese

24-jährige Frau; 2 G, 0 P. Vorstellung in der SSW 31 + 6 zur Einholung einer Zweitmeinung bei Verdacht auf eine Fehlbildung des rechten Armes. Bislang unauffällige Schwangerschaft. Keine Medikamenteneinnahme, keine Drogenanamnese. Blutung in der Frühschwangerschaft mit unauffälligen sonographischen Kontrollen.

Sonographischer Befund

- unauffällige fetale Dopplerwerte
- Fruchtwassermenge in der Norm

Besonderheiten

- Verdacht auf Radiusaplasie und Handfehlstellung
- Verkürzung des Humerus beidseits (18,6 mm; entspricht der SSW 16)
- symmetrische Wachstumsretardierung (um 2 Wochen)
- singuläre Nabelschnurarterie

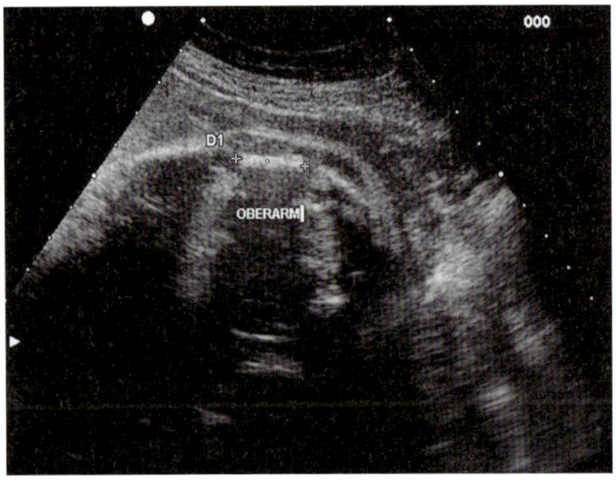

Abb. 39.**1** Darstellung des 18,6 mm langen Humerus in der SSW 32 (entsprechend der SSW 16 – 17).

Pränatale Diagnose

Dysmelie der oberen Extremitäten, beiderseitige Radiusaplasie (Abb. 39.**1** und Abb. 39.**2**).

Weitere Diagnostik

TORCH-Serologie unauffällig; Karyotypisierung auf Wunsch der Schwangeren nicht erfolgt.

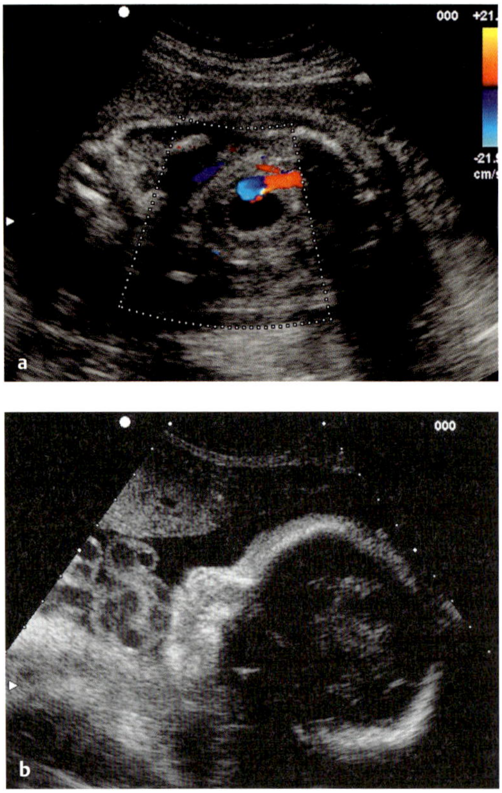

Abb. 39.**2 a, b** Darstellung der singulären Nabelschnurarterie.
a Farbdopplersonographische Darstellung im Bereich der fetalen Harnblase.
b Darstellung im konventionellen B-Bild.

Pränataler Verlauf

Ambulante Verlaufskontrollen wegen der Wachstumsretardierung. Gemeinsame Beratung in der interdisziplinären Pränatalsprechstunde über die Prognose und das peripartale Vorgehen. Unauffällige fetale Doppler- und CTG-Kontrollen.

Peri- und postnataler Verlauf

Perinataler Verlauf

Aufnahme zur Geburt in der SSW 41 + 5. Erfolgreiche Einleitung bei Übertragung, Spontanpartus komplikationslos; Mädchen, 2720 g, 49 cm; APGAR: 10/10/10; NSpHa: 7,23.

Postnataler Verlauf

Da das Kind bei der primären Adaptation völlig unauffällig war, wurde es bei der Mutter belassen. Bei der Erstuntersuchung zeigte sich klinisch ein verkürzter rechter Oberarm. Weiterhin konnte rechts der Radius nicht getastet werden (Abb. 39.**3**), und es bestand eine Klumphand mit Daumenaplasie. Links war die Verkürzung des Humerus nicht so deutlich ausgeprägt. Die linke Hand hatte nur 4 Finger.

Aufgrund der Klumphand wurden durch die Kollegen der Orthopädie frühzeitig redressierende Schienen angelegt.

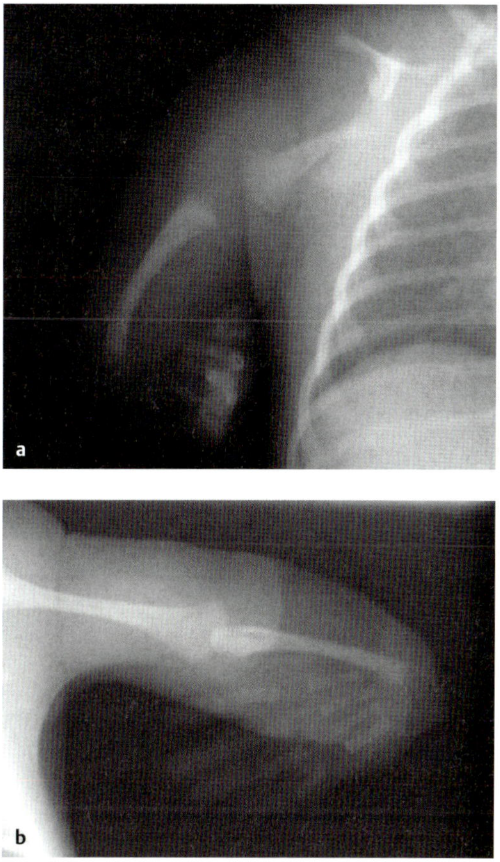

Abb. 39.**3 a, b** Rechte (**a**) und linke (**b**) obere Extremität mit Radiusaplasie und Dysmelie.

Ziel der orthopädischen Behandlung ist es, die Handfunktion zu erhalten bzw. zu verbessern.

Postnatale Diagnose

Dysmelie.

Prognose des Kindes

Bei einer Radiusaplasie ist auch immer eine Fanconi-Anämie auszuschließen. Sie lässt sich durch eine vermehrte Chromosomenbrüchigkeit nachweisen. Es kommt dabei im Verlauf zu einer Anämisierung.

Bei der Phokomelie sollte nach weiteren Fehlbildungen gesucht werden, was durch die pränatale Ultraschalldiagnostik schon weitgehend erfolgte.

Fazit zum Fall

Abschließende Diagnose: Radiale Phokomelie bds.

Auch offensichtliche Extremitätenfehlbildungen können pränatal übersehen oder erst spät diagnostiziert werden (wie in diesem Fall), obwohl die Darstellung in der Frühschwangerschaft leichter möglich ist. Deshalb sollten die Extremitäten schon bei der Sonographie im ersten Trimester „abgezählt" werden.

Praxistipp

Sonographische Untersuchung der fetalen Extremitäten

Neben der Biometrie der Röhrenknochen sollten die Hände und Füße sonographisch dargestellt und fotodokumentiert werden. Durch die Vermessung aller Extremitäten wird sichergestellt, dass tatsächlich 2 Arme und 2 Beine zu sehen sind. Gerade in der Frühschwangerschaft, insbesondere im 1. Trimester, kann, da der Fetus in der Regel die Hände geöffnet hat, die Darstellung der Hände und Arme leichter erfolgen als in späteren Schwangerschaftswochen. Bei typischer Froschhaltung der Beine in diesen frühen Schwangerschaftswochen können diese gut dargestellt werden. Zu einem späteren Schwangerschaftszeitpunkt kann die Untersuchung durch wenig Fruchtwasser oder die fetale Lage erschwert bis unmöglich sein. Die 3 D-/4 D-Technik kann als zusätzliche Untersuchung dienen. Sie ist im Oberflächen- und auch im Skelettmodus einsetzbar. Allerdings wird die Technik durch aktive Bewegungen des Feten erschwert und erfordert deshalb nicht selten längere Untersuchungszeiten. Die Darstellung beider Schlüsselbeine dient zur Bestätigung der Anlage der oberen Extremitäten.

Anamnestisch sollte nach Medikamenteneinnahmen gefragt werden. Seltene Dysmelieformen, dann auch nichtsymmetrische, können sich infolge von Amnionsträngen ausbilden. Es kommt dabei zu Schnürfurchen oder in der Regel zum Fehlen von Fingern, Fußzehen oder eher selten auch einer ganzen Extremität.

Falls weitere Fehlbildungen gesehen werden, sollte man an Syndrome wie unter anderem das seltene Roberts-Syndrom (synonym für Pseudothalidomidsyndrom, SC-Phokomelie) oder das TAR-Syndrom (Thrombocytopenia absent Radius Syndrome) denken.

Hilfe für Betroffenen

www.dysmelie-info.de

Literatur

Kennelly MM, Moran P. A clinical algorithm of prenatal diagnosis of radial ray defects with two and three dimensional ultrasound. Prenat Diagn 2007; 27: 730 – 737

Kos M, Hafner T, Funduk-Kurjak B, Bozek T, Kurjak A. Limb deformities and three-dimensional ultrasound. J Perinat Med 2002; 30: 40 – 47

Maheshwari A, Kumar P, Dutta S, Narang A. Roberts-SC phocomelia syndrome. Indian J Pediatr 2001; 68: 557 – 559

Van Den Berg DJ, Francke U. Roberts syndrome: a review of 100 cases and a new rating system for severity. Am J Med Genet 1993; 15: 1104 – 1123

Weber M, Schröder S, Berdel P, Niethard FU. Nationwide registration of limb deficiencies in Germany. Z Orthop 2005; 143: 534 – 538

II Besondere Situationen

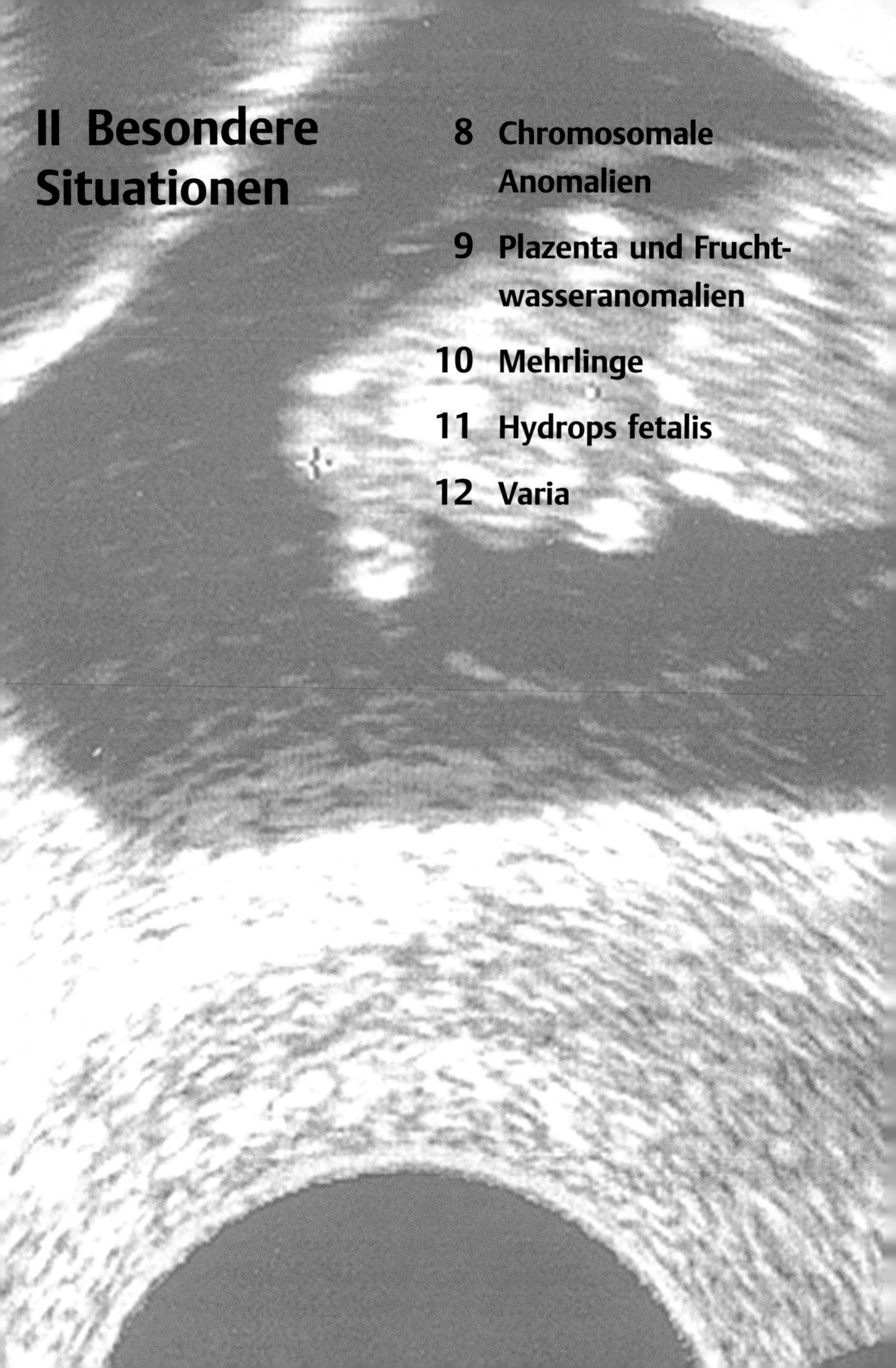

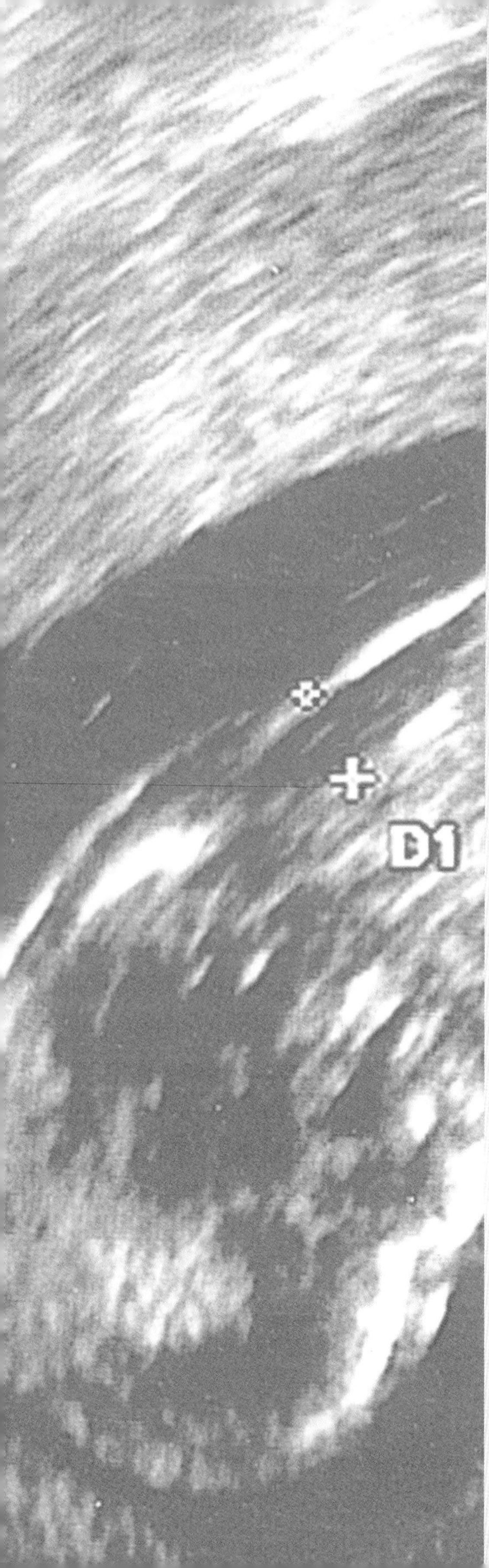

8 Chromosomale Anomalien

Fall 40 Small for gestational Age (SGA), Trisomie 18

Präsentation

Anamnese

35-jährige Frau; 2 G, 1 P. Erstvorstellung in der SSW 33 + 2. Die Patientin war von Beginn der Schwangerschaft an wegen sonographisch kleinem Kind in engmaschiger Betreuung. Eine invasive pränatale Diagnostik war bis zu diesem Zeitpunkt nicht durchgeführt worden. Ein sonographischer Fehlbildungsausschluss in der SSW 20 war unauffällig gewesen. Die Patientin war wegen der fetalen Retardierung und der Verdachtsdiagnose einer Plazentainsuffizienz stationär in einem anderen Haus aufgenommen worden. Die Doppleruntersuchungen wurden als unauffällig beschrieben. Die Vorstellung in unserem Hause erfolgte zur Geburtsplanung.

Sonographischer Befund

- Fruchtwasser normal
- Dopplersonographie der A. umbilicalis: RI von 61 %
- kardiale Sonographie unauffällig

Besonderheiten

- symmetrische Wachstumsretardierung um 2–3 Wochen:
  - BIP: 80,5 mm
  - KU: 268,5 mm
  - THQ: 70,8 mm
  - THUM: 203 mm
  - Femur: 62 mm
- Cisterna magna auf 14,6 mm erweitert, Vermis cerebelli darstellbar, 3. Ventrikel aufgeweitet
- auffällige Handstellung mit Überlappung des 2. und des 4. Fingers

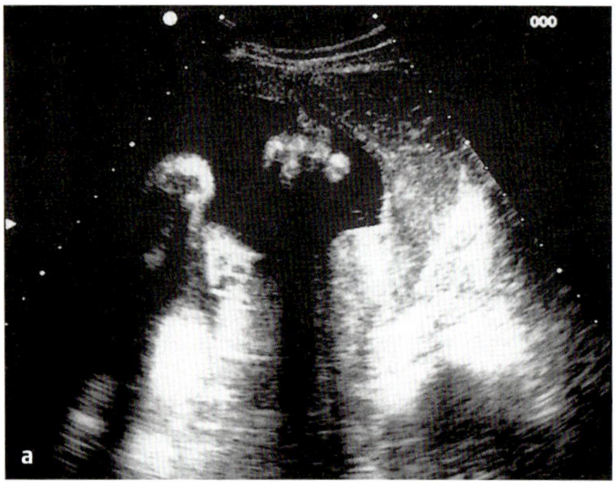

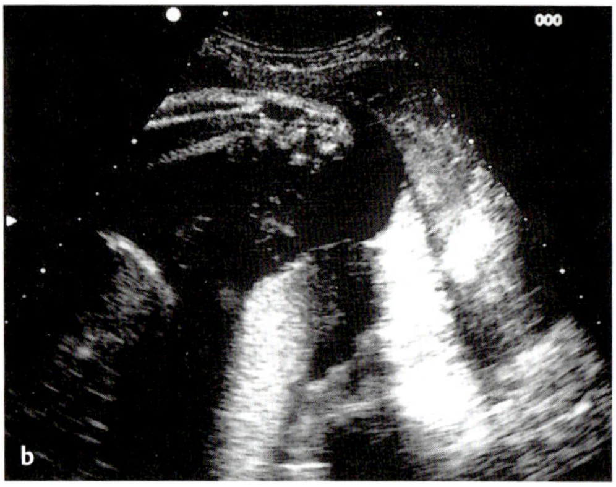

Abb. 40.**1 a, b** Aufnahmen aus der SSW 34.
a Überlappt darstellbare Finger 2 und 4.
b Fixierte Fauststellung.

Pränatale Diagnose

SGA, auffällige Handstellung, Kleinhirnhypoplasie (Aufweitung der Cisterna cerebellomedullaris und des 3. Ventrikels), Verdacht auf Trisomie 18 (Abb. 40.**1** und Abb. 40.**2**).

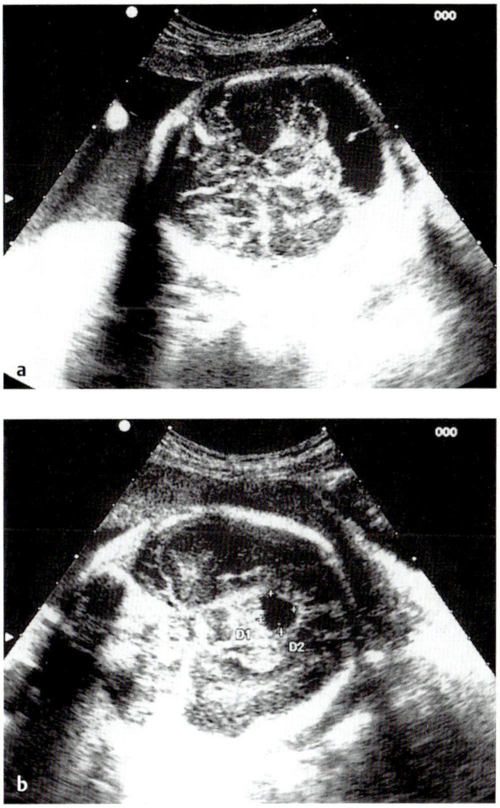

Abb. 40.**2 a, b**
a Große Cisterna cerebellomedullaris.
b Aufgeweiteter 3. Ventrikel.

Weitere Diagnostik

Nach einem ausführlichen Gespräch mit dem Ehepaar wird eine invasive Diagnostik empfohlen. Die TORCH-Serologie ist unauffällig. Ein zytogenetischer Schnelltest (QF-PCR für Trisomien) zeigt eine Trisomie 18. In der Langzeitkultur wird eine freie Trisomie 18 bestätigt.

Pränataler Verlauf

Es folgen lange und ausführliche Beratungsgespräche mit dem Ehepaar. Ein Spätabbruch wird diskutiert und von den Eltern abgelehnt. Die weitere Betreuung der Patientin erfolgt auf Wunsch in unserem Zentrum, und das Ehepaar wird auch vom Neonatologen auf die Situation vorbereitet. Es wird ihnen erklärt, dass der postnatale Verlauf eines Kindes mit Trisomie 18 nicht genau vorhersehbar ist. Es wurde angeboten, dass das Kind nach der Geburt bei der Mutter verbleibt und die Neonatologen das Kind und die Familie bei der Pflege unterstützen. Falls das Versterben des Kindes absehbar sei, würde eine palliative Behandlung durch die Kinderärzte angeboten.

Bei den Folgeterminen in unserer Abteilung können keine weiteren Fehlbildungen, insbesondere keine kardialen, festgestellt werden. Wie zu erwarten, ist nur wenig weiteres Wachstum nachweisbar (Abb. 40.**3**).

Peri- und postnataler Verlauf

Perinataler Verlauf

In der SSW 40 wird die Patientin mit regelmäßiger Wehentätigkeit und sehr rascher Austreibungsperiode aufgenommen. Geburt eines Mädchens, 1870 g (< 3. Perzentile). APGAR: 7/8/9; NSpHa: 7,29.

Postnataler Verlauf

Das Neugeborene zeigte auch makroskopisch außer der Handfehlstellung keine typischen Stigmata. Da das Kind in den ersten Lebenstagen in einem guten klinischen Zustand blieb, wurden die Eltern in die Pflege ihres Kindes eingewiesen. Zu Atemstörungen kam es nicht, jedoch war das Kind trinkschwach, sodass eine Magensonde gelegt wurde. Die Eltern lernten schnell das Sondieren von Nahrung und konnten schließlich nach 10 Tagen in eine ambulante Behandlung mit Unterstützung durch einen häuslichen Pflegedienst entlassen werden. Das Mädchen ist im Lebensalter von 6 Wochen zuhause verstorben.

Postnatale Diagnose

Trisomie 18.

Prognose des Kindes

Lebenserwartung
Mehr als 90 % der Neugeborenen mit Trisomie 18 versterben im ersten Lebensjahr, meist in der ers-

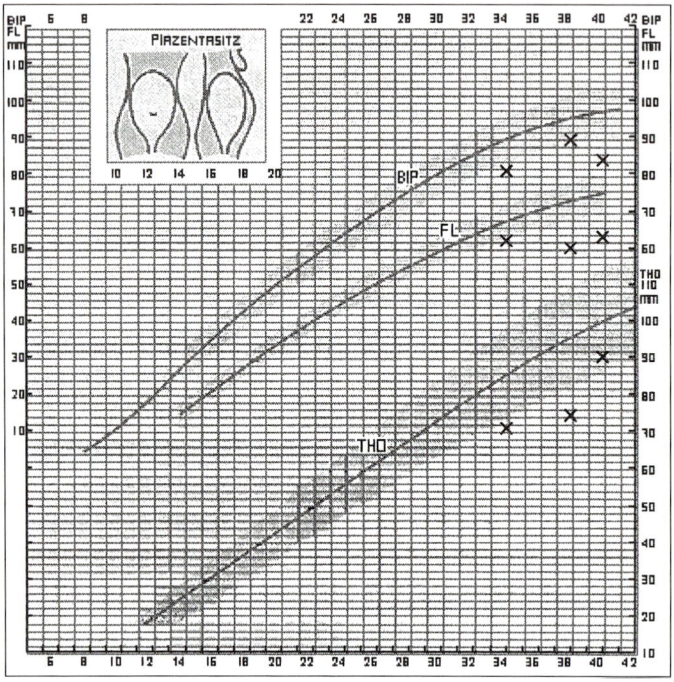

Abb. 40.**3** Deutliche Wachstumsrestriktion bei der Erstvorstellung und nur mäßig positives Wachstum im Verlauf.

ten Lebenswoche. Die häufigsten Todesursachen sind Atemstillstand in Verbindung mit zerebralen Anomalien, vor allem des Kleinhirns, und Herzversagen in Verbindung mit einem Vitium, wenn auch nur etwa die Hälfte der Patienten komplexe Herzfehlbildungen haben.

Weitere Entwicklung

In einigen Zentren wurden Kinder mit Trisomie 18 intensivmedizinisch betreut und Fehlbildungen operativ korrigiert. Dort wurde die Lebenszeit in 25 % der Fälle auf über ein Jahr verlängert. Ungefähr 1 % der Kinder erreichen ein Alter von 10 und mehr Jahren. Im Vordergrund stehen bei ihnen mentale Retardierung und rezidivierende Infektionen sowie Ernährungsprobleme. Patienten mit Trisomie-18-Mosaiken haben eine weniger ausgeprägte Klinik und eine bessere Lebenserwartung. Den Eltern muss immer eine psychosoziale Unterstützung angeboten werden. Bei einer nicht zumutbaren Pflegesituation kann eine Betreuung des Kindes in einem Hospiz hilfreich sein.

Fazit zum Fall

Abschließende Diagnose: Trisomie 18.

Bei einer Wachstumsretardierung ist immer an eine Chromosomenstörung zu denken. Eine invasive Diagnostik hätte in diesem Fall bei lang beobachteter IUGR früher durchgeführt werden können. Der Fall war für die Eltern besonders traumatisch, weil die Diagnosestellung erst in der SSW 34 erfolgte.

Praxistipp

Trisomie 13 und Trisomie 18

Eine Gegenüberstellung von Trisomie 18 und Trisomie 13 findet sich in Tab. 40.**1**. Die Wahrscheinlichkeit des intrauterinen Versterbens ist für beide Chromosomenanomalien hoch. Es sind Zahlen von 50 % für die Trisomie 13 und von 70 % für die Trisomie 18 beschrieben.

Hilfe für Betroffene

www.leona-ev.de
www.deutscher-kinderhospizverein.de
www.trisomie13.de

Tabelle 40.**1** Gegenüberstellung von Trisomie 18 und Trisomie 13. Gemeinsames Symptom ist oft eine symmetrische Wachstumsretardierung. Die Diagnose erbringt eine invasive Diagnostik mit Chorionzottenbiopsie oder Amniozentese.

Parameter	Trisomie 18	Trisomie 13
Inzidenz	1:3000	1:5000
Genetik	zu etwa 95 % freie Trisomie 18, zu etwa 3 % Mosaik und zu etwa 3 % Translokationstrisomie/partielle Trisomie	meist freie Trisomie 13, selten Mosaik, Translokation oder partielle Trisomie
Synonym	Edwards-Syndrom	Pätau-Syndrom
Geschlecht	in etwa 75 % der Fälle Mädchen betroffen	
sonographische Auffälligkeiten	in 80 % der Fälle Anomalien; IUGR, auffällige hintere Schädelgrube, Dandy-Walker-Malformation, Strawberry-Schädelform, Anomalien der Extremitäten in 80 % der Fälle (typische Handfehlstellung), Omphalozele, LKG, Nabelschnurzysten, Plexuszysten	in über 90 % der Fälle ausgeprägte Anomalien; oft faziale Mittelliniendefekte, Holoprosenzephalie in 40 % der Fälle, Enzephalozele, Mikrozephalie, Polydaktylie
kardiale Auffälligkeiten	in 80 % der Fälle Herzvitien (VSD, ASD, AV-Kanal)	in 90 % der Fälle komplexes Herzvitium
Prognose	Überleben des ersten Lebensjahres in etwa 6 – 10 % der Fälle	oft Versterben in utero, bei Überleben extrem selten Erreichen des ersten Lebensjahres
Differenzialdiagnosen	Pena-Shokeir-Syndrom (s. Fall 54), „Pseudo-Trisomie 18“, Freeman-Sheldon-Syndrom	Meckel-Gruber-Syndrom, Triploidien

ASD: Atriumseptumdefekt; IUGR: Intrauterine Growth Retardation; LKG: Lippen-Kiefer-Gaumenspalte; VSD: Ventrikelseptumdefekt

Literatur

Lin HY, Lin SP, Chen YJ et al. Clinical characteristics and survival of trisomy 18 in a medical center in Taipei, 1988 – 2004. Am J Med Genet A 2006; 140: 945 – 951

Morris JK, Savva GM. The risk of fetal loss following a prenatal diagnosis of trisomy 13 or trisomy 18. Am J Med Genet 2008; 146: 827 – 832

Niedrist D, Riegel M, Achermann J, Schinzel A. Survival with trisomy 18 – data from Switzerland. Am J Med Genet 2006; 140: 952 – 959

Nyberg DA, Kramer D, Resta RG. Prenatal sonographic findings of trisomy 18: review of 47 cases. J Ultrasound Med 1993; 12: 103 – 113

Fall 41 Trisomie 21

Präsentation

Anamnese

43-jährige Frau; 3 G, 2 P. Vorstellung in der SSW 14 bei fetalem Nackenhygrom. Anamnestisch 2-mal Spontanpartus von 2 gesunden Mädchen (8 und 9 Jahre alt). Keine Vorerkrankungen, unauffällige Eigen- und Familienanamnese.

Sonographischer Befund

- zeitgerecht entwickelter Fetus
- SSL: 70 mm, entsprechend der SSW 14

Besonderheiten

- ausgeprägtes Nackenhygrom mit kleinen Septen, maximal 7,1 mm breit

Pränatale Diagnose

Fetales Nackenhygrom, Verdacht auf chromosomale Anomalie (Abb. 41.**1**).

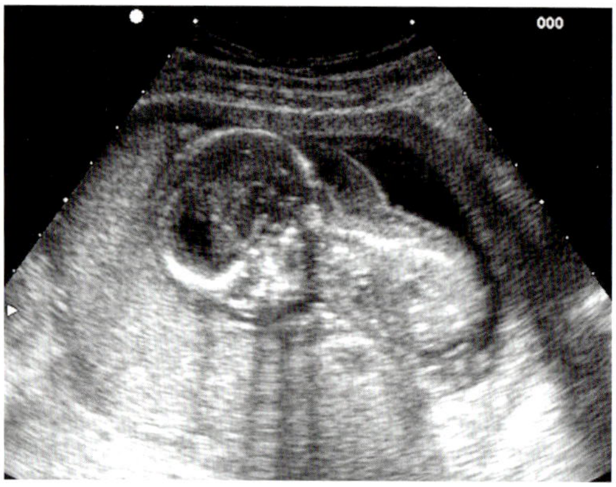

Abb. 41.**1** Darstellung der verdickten Nackenfalte bei einer Scheitel-Steiß-Länge von 70 mm. Insgesamt schlechte Schallqualität.

Pränataler Verlauf

Nach ausführlicher Beratung entscheidet sich das Ehepaar für eine invasive weiterführende Diagnostik. Eine Chorionzottenbiopsie kann transzervikal komplikationslos durchgeführt werden. Der Karyotyp zeigt eine freie Trisomie 21 (47 XX, +21). Eine eingehende Beratung findet statt. Das Ehepaar entschließt sich zur Weiterführung der Schwangerschaft.

Wiedervorstellung in der SSW 17 + 4 mit knapp zeitgerechter Entwicklung des Kindes. Das Nackenhygrom ist nicht mehr nachweisbar.

In der SSW 25 + 4 erneute Vorstellung:

- sonographischer Befund: zeitgerechte Biometrie, Fruchtwassermenge in der Norm, unauffällige fetale Dopplersonographie
- Besonderheit: bei der fetalen Echokardiographie Feststellung eines AV-Kanals (atrioventrikulärer Septumdefekt, AVSD; Abb. 41.**2**)
- Diagnose: AV-Kanal bei bekannter fetaler Trisomie 21

Im Rahmen des interdisziplinären Pränatalkonsils wird die Patientin auch dem Kinderkardiologen vorgestellt. Die operativen Behandlungsstrategien werden erläutert.

Peri- und postnataler Verlauf

Perinataler Verlauf

In der SSW 39 wird die Patientin mit beginnender Wehentätigkeit aufgenommen. Es kommt zur raschen Eröffnungs- und Austreibungsperiode; Mädchen, 3240 g; APGAR: 8/9/9; NSpHa: 7,37.

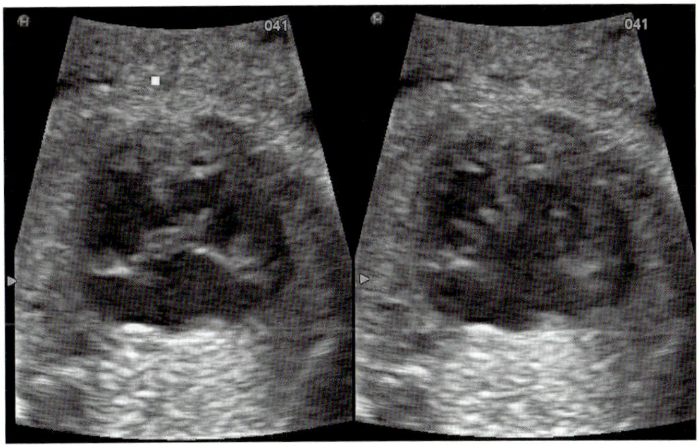

Abb. 41.2 4-Kammer-Blick mit typisch zentral gelegenem Defekt.

Postnataler Verlauf

Nach der Geburt war das Kind vital, und die Spontanatmung setzte nach Stimulation und kurzer Maskenbeatmung ein. Der AV-Kanal wurde postnatal bestätigt. Wegen einer zunehmenden Herzinsuffizienz benötigte das Kind eine medikamentöse Behandlung, konnte dann aber mit gutem Gedeihen entlassen werden. Der AV-Kanal wurde im Alter von 6 Monaten operativ korrigiert.

Postnatale Diagnose

AV-Kanal bei Trisomie 21.

Prognose des Kindes

Lebenserwartung

Fünfundachtzig Prozent aller Kinder mit Trisomie 21 überleben das erste Lebensjahr, und die Hälfte aller Patienten erreichen das 50. Lebensjahr. Ein Symptom des Down-Syndroms ist die vorzeitige Alterung, die zu einer eingeschränkten Lebenserwartung führt. Auch Fehlfunktionen des Immunsystems tragen dazu bei, dass Menschen mit Trisomie 21 häufiger an schweren Infektionen sterben. Gründe für eine frühe Mortalität sind vor allem schwerwiegende Fehlbildungen des Herzens und des Gastrointestinaltrakts sowie Leukämien. Besonders bei Patienten mit Mosaikbefunden ist eine Leukämie hingegen oft transient. Eine typische mit dem Down-Syndrom assoziierte gastrointestinale Fehlbildung (in bis zu 30 % der Fälle auftretend) ist die Duodenalatresie mit „Double Bubble“. Der häufigste Herzfehler, der AV-Kanal, sollte möglichst im Säuglingsalter korrigiert werden, da es sonst zu einer pulmonalen Hypertension und einer Eisenmenger-Reaktion kommen kann, welche die Lebensqualität erheblich einschränkt.

Geistige Entwicklung

Ein wesentliches Symptom ist die Minderung der Intelligenz. Im Mittel erreichen Kinder mit Down-Syndrom einen IQ von 50. Eine häufig vorkommende Hypothyreose trägt zu einer verminderten Intelligenzentwicklung bei und sollte rechtzeitig erkannt und behandelt werden. Es wird aber immer wieder über Menschen mit dieser Erkrankung berichtet, die Regelschulen besuchen und zahlreiche intellektuelle Leistungen hervorbringen. Eine frühzeitige Förderung der motorischen und psychosozialen Entwicklung verbessert die Prognose der Kinder erheblich, auch wenn gerade dies von einigen Autoren angezweifelt wird.

Fazit zum Fall

Abschließende Diagnose: AV-Kanal bei Trisomie 21.

Der Fall stellt einen typischen Weg dar: Bei auffälligem Ersttrimester-Screening (Nackenhygrom) wird eine invasive Diagnostik durchgeführt, die eine Chromosomenanomalie (hier Trisomie 21) ergibt. Das Ehepaar entscheidet sich nach Aufklärung über die Erkrankung, die Schwangerschaft fortzusetzen. Im weiteren Verlauf wird sonographisch nach den für die Trisomie 21 typischen assoziierten Fehlbildungen gesucht. In diesem Fall wird ein AV-Kanal gefunden, der häufigste Herzfehler beim Down-Syndrom.

Praxistipp

Kardiale Auffälligkeiten bei Chromosomenanomalien

Ein AV-Kanal ist eine typische mit der Trisomie 21 assoziierte kardiale Fehlbildung. Bei der Trisomie 21 findet man in etwa 50 % der Fälle kardiale Auffälligkeiten. Bei der Trisomie 18 und der Trisomie 13 ist dieser Prozentsatz deutlich höher (in bis zu 90 % aller Fälle Vorkommen kardialer Fehlbildungen; s. Fall 40).

Dies zeigt, wie wichtig die sonographische Untersuchung des Herzens ist. Oft ist der Weg auch umgekehrt: Man erkennt eine kardiale Auffälligkeit und sucht dann nach einer Chromosomenanomalie.

Der AV-Kanal kann in 2 Gruppen unterteilt werden:

- Beim inkompletten AV-Kanal findet man neben 2 Klappenringen einen VSD und obligat einen Defekt im kaudalen Anteil des Vorhofseptums (ASD I).
- Beim kompletten AV-Kanal, wie in dem beschriebenen Fall, findet man für beide Ventrikel nur eine gemeinsame dysplastische Klappe. Hier sieht man den ausgestanzten zentralen Defekt auf Vorhof- und Kammerebene. Im bewegten B-Bild ist die Diagnose trotz großem zentralen Defekt oft nicht leicht zu stellen. Mit Hilfe des Cine Loops kann der Defekt jedoch dargestellt werden.

Die Inzidenz des AV-Kanals liegt bei allen lebendgeborenen Kindern bei etwa 7 %. Bei 40 – 70 % der Kinder liegt laut Literatur ein Down-Syndrom vor. Der inkomplette AV-Kanal ist pränatal schwer zu diagnostizieren, da Vorhofdefekte sonographisch nur schwer zu erkennen sind.

Ersttrimester-Screening

Etwa 75 % aller Feten mit Down-Syndrom haben eine verdickte Nackenfalte. Nicolaides hat 1992 auf diesen Zusammenhang hingewiesen und das Konzept des „Ersttrimester-Screenings“ entwickelt. Heute umfasst es neben der Messung der Nackenfalte noch weitere Marker, z. B. die Darstellung des Nasenbeins und einer Trikuspidalinsuffizienz sowie die Beurteilung des maxillofazialen Winkels und des Ductus venosus. Eine Risikokalkulation findet dann unter zusätzlicher Berücksichtigung der biochemischen Analyse des maternalen Blutes auf PAPP-A (Pregnancy-associated Plasma Protein A) und HCG sowie des maternalen Alters statt. Dann wird je nach Risiko eine Karyotypisierung empfohlen.

Um einen hohen Qualitätsstandard zu gewährleisten, finden diese Untersuchungen in zertifizierten Zentren statt.

Hilfe für Betroffene

www.trisomie21.de

Literatur

Falcon O, Auer M, Gerovassili A, Spencer K, Nicolaides KH. Screening for trisomy 21 by fetal tricuspid regurgitation, nuchal translucency and maternal serum free beta-hCG and PAPP-A at 11 + 0 to 13 + 6 weeks. Ultrasound Obstet Gynecol 2006; 27: 151 – 155

Massey GV. Transient leukemia in newborns with Down syndrome. Pediatr Blood Cancer 2005; 44: 29 – 32

Nicolaides KH, Azar G, Byrne D, Mansur C, Marks K. Fetal nuchal translucency ultrasound screening for chromosomal defects in first trimester of pregnancy. BMJ 1992; 304: 867 – 879

Nicolaides KH, Spencer K, Avgidou K, Faiola S, Falcon O. Multicenter study of first-trimester screening for trisomy 21 in 75821 pregnancies: results and estimation of the potential impact of individual risk-orientated two-stage first-trimester screening. Ultrasound Obstet Gynecol 2005; 25: 221 – 226

Roizen NJ. Down syndrome: progress in research. Ment Retard Dev Disabil Res Rev 2001; 7: 38 – 44

Saenz RB. Primary care of infants and young children with Down syndrome. Am Fam Physician 1999; 59: 381 – 390, 392, 395 – 396

Smith DS. Health care management of adults with Down syndrome. Am Fam Physician 2001; 64: 1031 – 1038

Stos B, Dembour G, Ovaert C et al. Risks and benefits of cardiac surgery in Down's syndrome with congenital heart disease. Arch Pediatr 2004; 11: 1197 – 1201

Fall 42 Zystische Nieren, Oligohydramnion, Ullrich-Turner-Syndrom

Präsentation

Anamnese

34-jährige Frau; 2 G, 1 P. Vorstellung in der SSW 13 + 2 bei auffälligem Ersttrimester-Screening in der Praxis (erhöhte Nackentransparenz). Zustand nach einem Spontanpartus 6 Jahre zuvor. Unauffällige Eigen- und Familienanamnese.

Sonographischer Befund

- zeitgerechte Gravidität:
  - BIP: 22 mm
  - THQ: 23 mm
  - SSL: 71,3 mm

Besonderheiten

- erhöhte Nackentransparenz (4,5 mm) ohne Septierung (Abb. 42.**1**)

Weitere Diagnostik

Das sonographische Bild wird ausführlich erläutert, und auf die Möglichkeit einer invasiven Untersuchung zum Ausschluss einer Chromosomenanomalie wird hingewiesen. Die Patientin entscheidet sich nach einer Bedenkzeit für eine Amniozentese. Diese wird in der SSW 15 + 1 komplikationslos durchgeführt. Die Nackenfalte stellt sich zu diesem Zeitpunkt mit einer Dicke von 3 mm weiterhin auffällig dar. Das Ergebnis der Karyotypisierung zeigt ein Turner-Syndrom (45 X0). Das Ehepaar wird über die Bedeutung des Befundes ausführlich aufgeklärt, und eine Vorstellung im Rahmen der multidisziplinären Sprechstunde findet statt.

Ein sonographischer Fehlbildungsausschluss in der SSW 19 + 2 ist bis auf ein unterhalb der 5. Perzentile liegendes Wachstum für BIP und Femur unauffällig. In der SSW 22 + 4 stellt sich die linke fetale Niere mit multiplen großen Zysten dar.

Pränatale Diagnose

Ullrich-Turner-Syndrom, multizystische Niere links (Abb. 42.**2**).

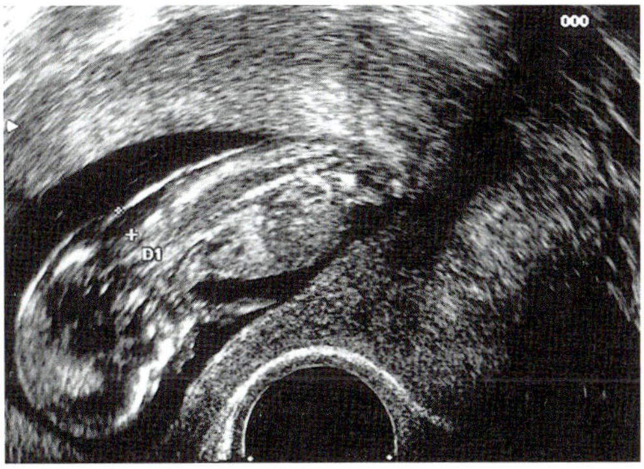

Abb. 42.**1** Fetus mit zystischer Nackenverdickung; Nackentransparenz: 4,5 mm.

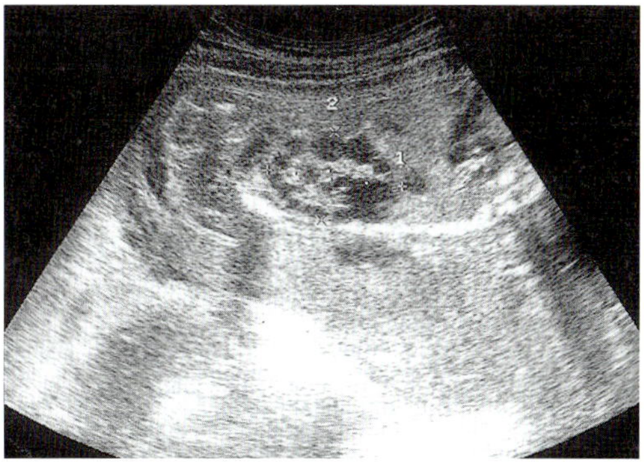

Abb. 42.**2** In der SSW 22 + 4 stellt sich die linke Niere multizystisch dar. Das Fruchtwasser ist leicht vermindert.

Pränataler Verlauf

Der weitere Verlauf zeigt eine Größenprogredienz der fetalen linken Niere mit guter Perfusion. Die rechte Niere ist unauffällig. Die Fruchtwassermenge liegt weiterhin im unteren Normbereich, Magen und Harnblase sind gut gefüllt. Fetale Dopplerindices bleiben unauffällig. Positives Wachstum (BIP und Femur aber unterhalb der 5. Perzentile).

Peri- und postnataler Verlauf

Perinataler Verlauf

Wiedervorstellung in der SSW 38 + 0. Deutliches Oligohydramnion, Schädellage, Dopplersonographie der A. umbilicalis mit einem RI von 49 % unauffällig. Jedoch regelmäßige Wehen und späte Dezelerationen in der frühen Eröffnungsperiode. Die Sectio caesarea wird komplikationslos durchgeführt; Mädchen, 2140 g; APGAR: 5/8/9; NSpHa: 7,26.

Postnataler Verlauf

Das Neugeborene ist wider Erwarten nach der Geburt schlaff und zyanotisch. Nach Maskenbeatmung erholt es sich rasch, wird aber zunächst auf die benachbarte Neugeborenenstation aufgenommen. Bei der Erstuntersuchung zeigen sich die typischen Stigmata eines Turner-Syndroms: typisches Flügelfell (Abb. 42.**3**) sowie leichte Fuß- und Handrückenödeme.

Bei der Sonographie der Nieren kann die multizystische Niere links bestätigt werden. Die Echokardiographie ergibt einen Normalbefund. Das Gewicht bei Entlassung liegt unterhalb der 3. Perzentile, die Länge mit 43 cm ebenfalls. Der Kopfumfang befindet sich mit 31,5 cm ebenfalls außerhalb des Normalbereichs.

Im Verlauf des ersten Lebensjahres entwickelt sich das Kind psychomotorisch altersentsprechend. Die Körperlänge bleibt unter der 3. Perzentile, das Gewicht liegt am Ende des ersten Lebensjahres auf der 10. Perzentile. Die multizystische Niere wird im Verlauf kleiner, der Blutdruck ist immer im Normbereich.

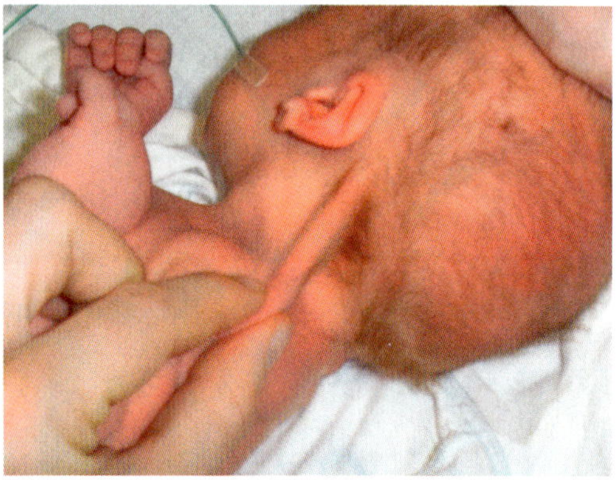

Abb. 42.**3** Typisches Pterygium colli.

Postnatale Diagnose

Ullrich-Turner-Syndrom mit multizystischer Niere links.

Prognose des Kindes

Das Ullrich-Turner-Syndrom ist ausgesprochen variabel. Während einige Patientinnen schwerwiegende Symptome wie Herzfehlbildungen (insbesondere des linken Ausflusstrakts) oder Nierenfehlbildungen haben, gibt es andere, bei denen lediglich diskrete Stigmata zu finden sind. Fast alle Patientinnen haben einen Minderwuchs und fast alle eine eingeschränkte ovarielle Funktion. Daraus resultieren Erkrankungen, die auf einen Hormonmangel zurückgeführt werden können, z. B. eine Osteoporose.

Die besonderen Stigmata sind tiefer Haaransatz, Cubitus valgus, kurze Metakarpalia und Pigmentnävi. Zeichen der Lymphgefäßstörungen wie Ödeme an Händen und Füßen sind in der Neugeborenenperiode sichtbar.

Auch wenn Teilleistungsstörungen bei Patientinnen mit Ullrich-Turner-Syndrom häufiger beschrieben sind, ist die Intelligenz generell nicht eingeschränkt.

Tabelle 42.**1** Merkmale des Ullrich-Turner-Syndroms.

Parameter	Merkmale
Genetik	45 X0, Mosaike möglich
Häufigkeit	1:2500; pränatale Verlustrate von 60 %
Diagnostik	invasive Diagnostik wie Chorionzottenbiopsie oder Amniozentese (pränatal); typische Stigmata (postnatal)
sonographische Auffälligkeiten (pränatal)	zystisches Nackenhygrom, Fußrückenödeme, Hautdoppelkontur, Oligo-, aber auch Polyhydramnion möglich, zystische Nieren (in bis zu 30 – 40 % der Fälle), kardiale Auffälligkeiten (z. B. Aortenisthmusstenose)
zusätzliche postnatale Symptome	weites klinisches Spektrum: Kleinwuchs, Pterygium colli, Fußrückenödeme, Infertilität (bei Mosaiken auch Schwangerschaften beschrieben), erhöhtes Osteoporoserisiko, Streak Ovaries mit ovarieller Insuffizienz, Herzvitien, in bis zu 10 % der Fälle Aortenisthmusstenose, Hörminderung
Therapie	vielschichtig; Hormonsubstitution erforderlich, Überwachung der Schilddrüsenfunktion (**Cave:** Autoimmunthyreoiditis), Wachstumshormongabe; zur Behandlung des Kleinwuchses, Osteoporoseprophylaxe, zyklische Substitution von natürlichem Östrogen und Progesteron

Fazit zum Fall

Abschließende Diagnose: Ullrich-Turner-Syndrom mit multizystischer Niere links.

Ein Ullrich-Turner-Syndrom zeigt typischerweise ein mehrkammeriges Nackenhygrom von oft extremer Größe. Mutmaßlich liegt dem Hygrom eine frühe Entwicklungsstörung der Lymphbahnen zugrunde. In diesem Fall zeigte sich diese typische Form nicht. Eine invasive Diagnostik schließt sich in der Regel an einen solchen sonographischen Befund an.

Ein Ullrich-Turner-Syndrom ist eine Chromosomenanomalie mit allgemein guter Prognose. Dies findet zunehmend in einer entsprechenden Beratungsform Ausdruck. Die Mehrzahl der Paare entschließen sich zur Fortführung der Schwangerschaft. Ein Schwangerschaftsabbruch lässt sich medizinisch nicht ausreichend begründen.

Nierenanomalien, insbesondere zystische Nieren, können mit dem Ullrich-Turner-Syndrom assoziiert sein.

Die Kinder sollten frühzeitig an eine endokrinologisch ausgerichtete Kinderklinik angebunden werden. Dort wird über eine mögliche Behandlung des Kleinwuchses durch Wachstumshormongabe entschieden. Zur Prävention einer Osteoporose sollte auch frühzeitig eine zyklische Substitution mit natürlichem Östrogen und Progesteron eingeleitet werden.

Praxistipp

Ullrich-Turner-Syndrom

Die Merkmale des Ullrich-Turner-Syndroms sind in Tab. 42.**1** aufgeführt.

Hilfe für Betroffene

www.turner-syndrom.de

Literatur

Bondy CA, Turner Syndrome Study Group. Care of girls and women with Turner syndrome: A guideline of the Turner Syndrome Study Group. J Clin Endocrinol Metab 2007; 92: 10 – 25

Malone FD, Ball RH, Nyberg DA et al.; FASTER Trial Research Consortium. First-trimester septated cystic hygroma: prevalence, natural history, and pediatric outcome. Obstet Gynecol 2005; 106: 288 – 294

Fall 43 Nabelschnurzyste, Omphalozele, Trisomie 18

Präsentation

Anamnese

35-jährige Frau; 1 G, 0 P. Vorstellung in der SSW 28 + 5 (nach Frühschall korrigiert). Beim niedergelassenen Frauenarzt war zu diesem Zeitpunkt erstmalig eine Nabelschnurzyste diagnostiziert worden. Unauffällige Eigen- und Familienanamnese. Eine Karyotypisierung war nicht erfolgt.

Sonographischer Befund

- FW normal
- Dopplersonographie normal

Besonderheiten

- symmetrische fetale Retardierung von 2 – 3 Wochen
- neben der Nabelschnurzyste zusätzliche kleine Omphalozele

Pränatale Diagnose

Nabelschnurzyste, Omphalozele, fetale Retardierung (Abb. 43.**1** und Abb. 43.**2**).

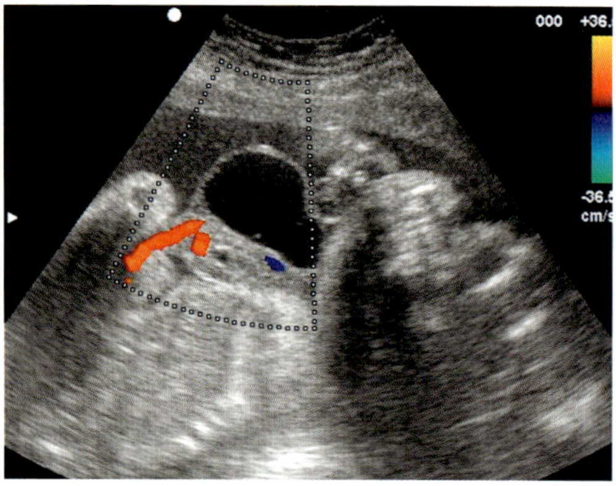

Abb. 43.**1** Darstellung der Nabelschnurzyste.

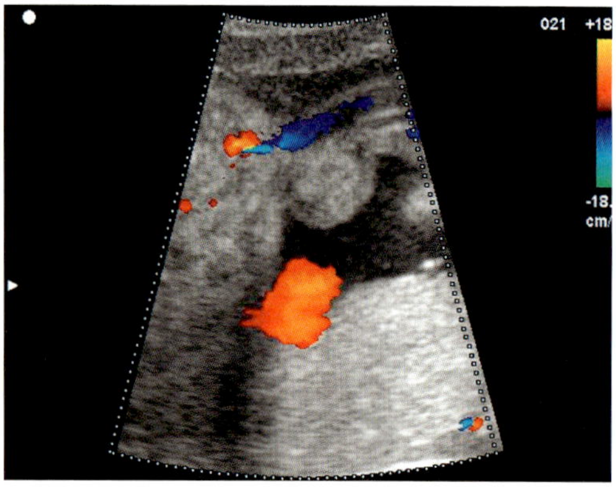

Abb. 43.**2** Darstellung der kleine Omphalozele, der Nabelschnur direkt anliegend.

Weitere Diagnostik

Das Ehepaar wird über die Bedeutung der oben skizzierten Befunde aufgeklärt, und eine invasive Diagnostik wird empfohlen. Das Ehepaar wünscht zunächst Bedenkzeit. Bei der Verlaufskontrolle in der SSW 30 + 2 zeigt sich kein positives Wachstum mehr (Abb. 43.**3**). Nun wird die Amniozentese auf Wunsche des Ehepaars durchgeführt. Es findet sich eine freie Trisomie 18.

Pränataler Verlauf

Nach eingehender Beratung und Gesprächen in der interdisziplinären Sprechstunde entscheiden sich die Eltern zum Austragen der Schwangerschaft. Die Entbindung soll spontan erfolgen. Eine fetale Überwachung unter der Geburt soll nicht stattfinden. Nach der Geburt soll das Kind palliativ

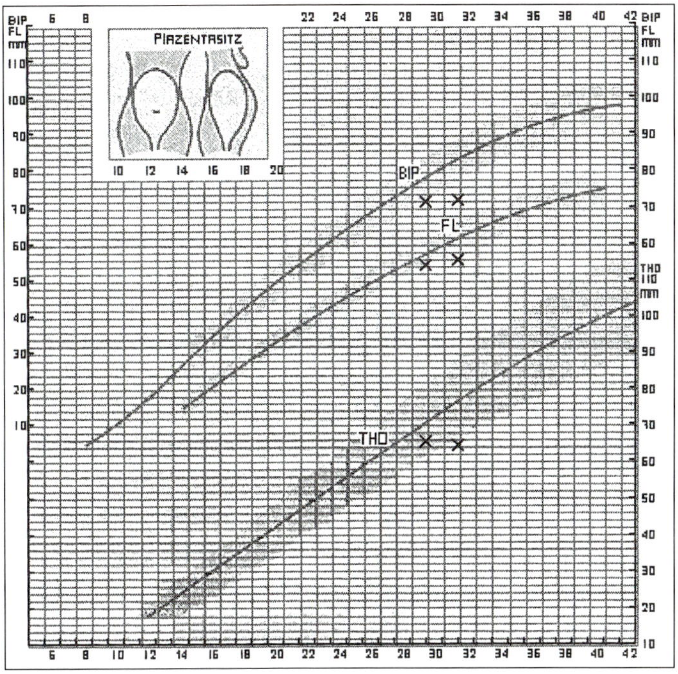

Abb. 43.**3** Wachstumskurve mit deutlicher symmetrischer Wachstumsretardierung und fehlendem Wachstum im Intervall.

behandelt werden. Eine Sectio caesarea soll nur aus mütterlicher Indikation durchgeführt werden.

In der SSW 33 kommt es jedoch zu einem intrauterinen Fruchttod.

Prognose des Kindes

Wie in Fall 40 geschildert, ist die Prognose von Patienten mit Trisomie 18 infaust, auch wenn ein längeres Überleben der Kinder in Einzelfällen durchaus möglich ist. In diesem Fall kam es zu einem intrauterinen Fruchttod.

Ein intrauteriner Fruchttod ist häufig mit einer Trisomie 18 assoziiert. Bei einem Drittel der Schwangerschaften mit einem Fetus mit Trisomie 18, bei denen sich die Frauen entschieden hatten, die Schwangerschaft fortzusetzen, kam es zu einem intrauterinen Ableben.

Fazit zum Fall

Abschließende Diagnose: Trisomie 18.

Siehe auch Fall 40.

Praxistipp

Vorgehen bei Nabelschnurzysten

Nabelschnurzysten sollen immer Anlass zu einem Fehlbildungsausschluss geben, da eine erhöhte Assoziation mit Chromsomenanomalien besteht. Zysten der Nabelschnur können in der Regel an der freien Nabelschnur zu sehen sein. Es handelt sich häufig um Reste der Allantois oder des Ductus omphaloentericus. Wegen der Verbindung zur Blase sollte im Fall einer Nabelschnurzyste auch immer eine sonographische Untersuchung des urogenitalen und des gastrointestinalen Systems erfolgen.

Literatur

Siehe auch Fall 40.

Won RH, Currier RJ, Lorey F, Towner DR. The timing of demise in fetuses with trisomy 21 and trisomy 18. Prenat Diagn 2005; 25: 608 – 611

Fall 44 Dichoriale Geminigravidität, Fetus 2 mit Trisomie 13

Präsentation

Anamnese

39 jährige Frau; 2 G, 1 P. Vorstellung in der SSW 13 + 5. Es handelt sich um eine Geminischwangerschaft nach reproduktionsmedizinischem Eingriff. Die Patientin hat ein gesundes Kind aus der ersten Ehe. Bei Placenta praevia war seinerzeit eine Sectio caesarea durchgeführt worden. Aktuell war ein auffälliges Ersttrimester-Screening (pathologische Biochemie, aber unauffällige fetale Nackenfalte) der Grund der Vorstellung. Bei Hypertonie war eine Behandlung mit α-Methyldopa und einem β-Blocker erfolgt. Leere Familienanamnese.

Sonographischer Befund

- dichoriale, diamniale Geminigravidität mit typischem Lambdazeichen
- kein Hinweis für verdickte Nackenfalte

Besonderheiten

- diskordantes Wachstum:
  - Fetus 1: BIP: 29,2 mm; KU: 102,3 mm; AQ: 25,5 mm; AU: 84 mm; Femur: 15,4 mm
  - Fetus 2: BIP: 26,6 mm; KU: 87 mm; AQ: 20 mm; AU: 62,9 mm; Femur: 9,8 mm

Pränatale Diagnose

Frühes diskordantes Wachstum bei Geminigravidität (Abb. 44.**1**).

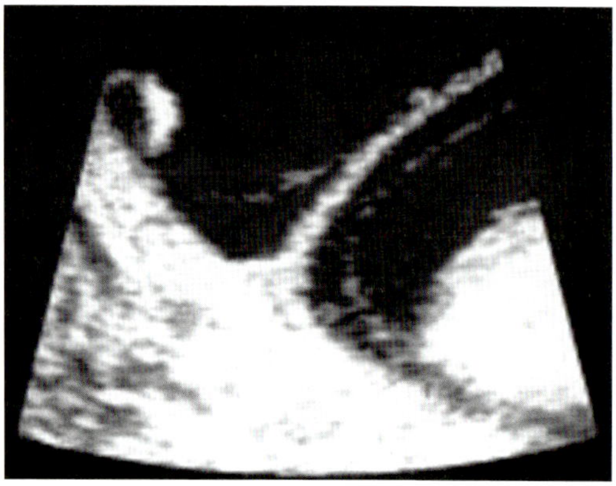

Abb. 44.**1** Typisches Lambdazeichen als Hinweis für Dichorialität. Im rechten Bildanteil stellt sich der extraamnial gelegenen Dottersack dar.

Weitere Diagnostik

Bei Mehrlingsgravidität sind die biochemischen Werte des Ersttrimester-Screenings (PAPP-A, HCG) nicht aussagekräftig. Die von Nicolaides erhobenen Grenzwerte sind im Rahmen des Ersttrimester-Screenings bei Einlingsschwangerschaften untersucht worden (s. Praxistipp bei Fall 41).

Bei früher Wachstumsdiskordanz wird eine invasive Diagnostik zur Karyotypisierung empfohlen. Das Ehepaar wünscht zunächst Bedenkzeit, da eine direkte Konsequenz aus einem möglichen pathologischen Ergebnis für das Ehepaar nicht infrage kommt. Da eine dichoriale Zwillingsschwangerschaft vorliegt, fällt ein fetofetales Transfusionssyndrom als Ursache für die Diskordanz aus.

Pränataler Verlauf

Wiedervorstellung in der SSW 22. Die Biometrie zeigt weiterhin ein deutlich diskordantes Wachstumsverhalten (um 4 Wochen; Abb. 44.**2**). Zudem zeigt der wachstumsretardierte Fetus zusätzliche Auffälligkeiten. Neben einer Lippenspalte zeigen

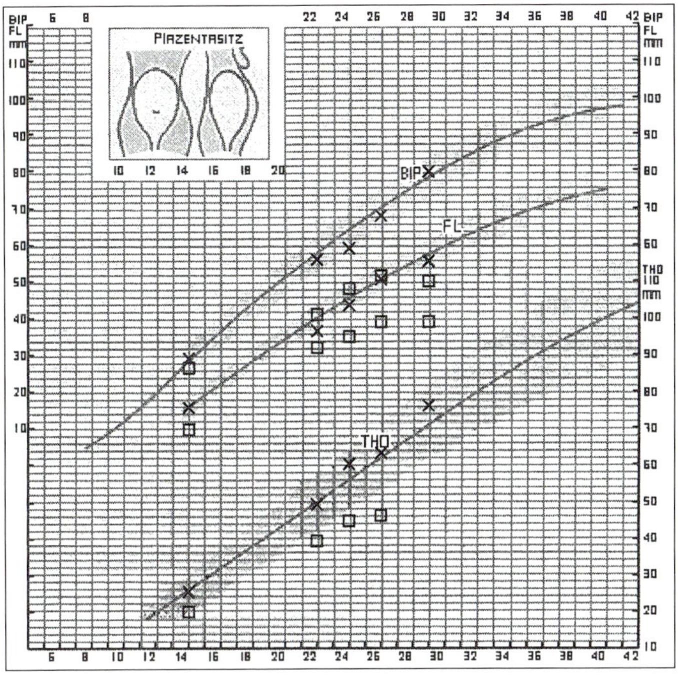

Abb. 44.**2** Deutlich diskordantes Wachstum von der Erstvorstellung an.

sich eine singuläre Nabelschnurarterie, ein Zwerchfelldefekt und ein komplexes Herzvitium (Abb. 44.**3** bis Abb. 44.**5**).

Ausführliche Beratung des Paares über die sonographischen Befunde und die möglichen Ursachen. Das Paar stimmt nun doch der Durchführung einer Amniozentese zu. Es zeigt sich beim Feten 1 ein unauffälliger männlicher Karyotyp. Das Mädchen weist eine freie Trisomie 13 auf. Bei Dichorialität werden weitere Optionen besprochen. Das Ehepaar wird auf die Möglichkeit eines selektiven Fetozids hingewiesen. Bei fortgeschrittener Schwangerschaft entschließt sich das Ehepaar zur Fortführung der Schwangerschaft ohne weitere Intervention. Auf die Möglichkeit des intrauterinen Versterbens des Mädchens wird das Paar vorbereitet. Weitere Wachstums- und Dopplerkontrollen werden vereinbart. Die Hypertonie der Patientin ist zufriedenstellend eingestellt. Im Verlauf wird

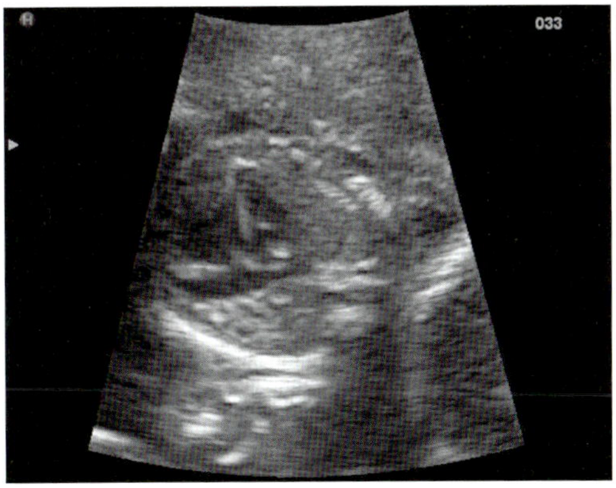

Abb. 44.**3** Auffälliger 4-Kammer-Blick in der SSW 22 mit kleinem linken Ventrikel.

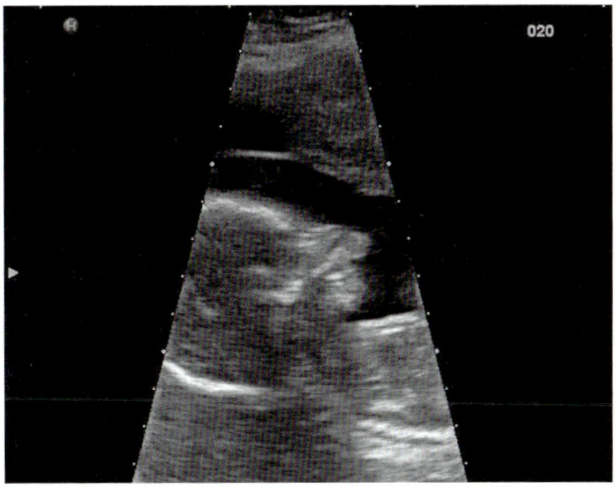

Abb. 44.**4** Auffälliges fetales Profil bei Lippen-Kiefer-Gaumen-Spalte (SSW 22).

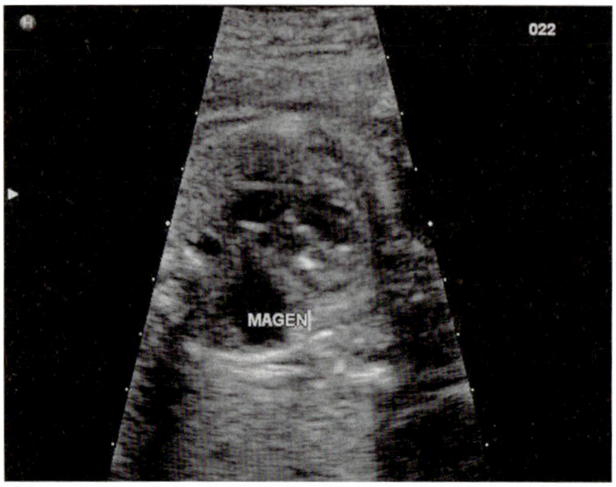

Abb. 44.**5** Zwerchfelldefekt, indirekt dargestellt. Magen im Thorax direkt neben dem fetalen Herz darstellbar.

ein Gestationsdiabetes diagnostiziert, der diätetisch behandelt wird.

Ambulante Betreuung bis zur SSW 28 + 1. Kurze Zeit später verstirbt das Mädchen intrauterin. Die Schwangerschaft wird vom niedergelassenen Frauenarzt bis zur SSW 36 + 5 betreut.

Peri- und postnataler Verlauf

Perinataler Verlauf

Geburt des Jungen durch Re-Sectio caesarea; 2640 g, 48 cm; KU: 34 cm; APGAR: 9/10/10; NSpHa: 7,28.

Das intrauterin verstorbene Mädchen wiegt 350 g.

Postnatale Diagnose

Trisomie 13 bei dichorialer Geminigravidität.

Prognose des Kindes

Lebenserwartung

Die Trisomie 13 ist nach der Trisomie 21 und der Trisomie 18 die dritthäufigste numerische Chromosomenaberration. Die meisten Kinder überleben die erste Woche nach der Geburt nicht, nur eines von 20 Kindern wird älter als 6 Monate. Überlebende bis ins Kleinkindalter und darüber hinaus sind Einzelfälle. Die frühen Todesursachen sind zum größten Teil Herzversagen in Zusammenhang mit einer Herzfehlbildung und Infektionen. Wie auch bei der Trisomie 18, wird bei der Trisomie 13 darüber diskutiert, ob für die hohe Mortalität in den meisten Fällen auch das Fehlen einer positive Einstellung von Therapeuten und Eltern gegenüber einer speziellen Behandlung der begleitenden Fehlbildungen verantwortlich ist.

Weitere Entwicklung

Die mentale Entwicklung der länger überlebenden Kinder war in allen Fällen schwerst gestört. Die Kinder hatten auffällig häufig maligne Erkrankungen.

Fazit zum Fall

Abschließende Diagnose: Trisomie 13 bei dichorialer Geminigravidität.

In diesem Fall wäre auch ein Fetozid des betroffenen Zwillings eine mögliche Alternative gewesen, da eine dichoriale Zwillingsschwangerschaft vorlag. Nach eingehender Beratung im interdisziplinären Gespräch hatten sich die Eltern jedoch nicht für dieses aktive Vorgehen entschieden, sondern wollten der Natur ihren Lauf lassen. Bei schweren chromosomalen Störungen kommt das intrauterine Versterben häufiger vor und ist typisch. Im Fall einer Lebendgeburt sollte rechtzeitig über eine palliative Behandlung eines Kindes mit letaler Fehlbildung gesprochen werden.

Praxistipp

Assistierte Reproduktionstechnik (ART)

Parallel zur Etablierung der ART kam es in den vergangenen beiden Dekaden zu einem Häufigkeitsanstieg von Mehrlingsgraviditäten. Zahlreiche Studien konnten keinen Hinweis für ein erhöhtes Fehlbildungsrisiko bei IVF und ICSI zeigen. In wenigen Arbeiten wird ein Zusammenhang zwischen ART und sogenannten Imprinting-Defekten beschrieben. Imprinting bezeichnet den Prozess der Aktivierung und Deaktivierung elterlicher Gene bei der Entwicklung und Verschmelzung von Keimzellen. In den letzten Jahren erschienen die ersten Veröffentlichungen, die auf einen möglichen Zusammenhang zwischen künstlicher Befruchtung und einer Zunahme bestimmter seltener Erkrankungen (z. B. Beckwith-Wiedemann-Syndrom, Prader-Willi-Syndrom und Retinoblastom) aufmerksam machen.

Hilfe für Betroffene

www.trisomie13.de
www.leona-ev.de
www.deutscher-kinderhospizverein.de

Literatur

Allen C, Reardon W. Assisted reproduction technology and defects of genomic imprinting. BJOG 2005; 112: 1589 - 1594

Baty BJ, Jorde LB, Blackburn BL, Carey JC. Natural history of trisomy 18 and trisomy 13: II. Psychomotor development. Am J Med Genet 1994; 49: 189 - 194

Bertelsmann H, de Carvalho Gomes H, Mund M, Bauer S, Matthias K. Fehlbildungsrisiko bei extrakorporaler Befruchtung. The risk of malformation following assisted reproduction. Dtsch Ärztebl 2008; 105: 11 - 17

Buckett WM, Chian RC, Holzer H, Dean N, Usher R, Tan SL. Obstetric outcomes and congenital abnormalities after in vitro maturation, in vitro fertilization, and intracytoplasmic sperm injection. Obstet Gynecol 2007; 110: 885 - 891

Iliopoulos D, Sekerli E, Vassiliou G et al. Patau syndrome with a long survival (146 months): a clinical report and review of literature. Am J Med Genet A 2006; 140: 92 - 93

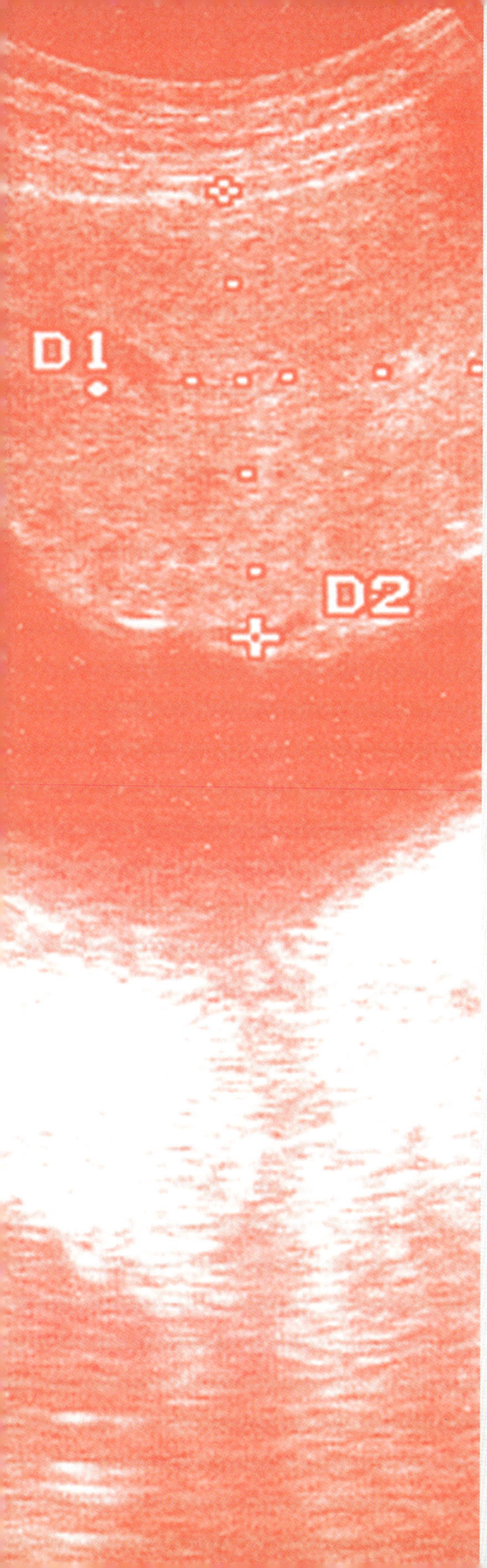

9 Plazenta- und Fruchtwasseranomalien

Fall 45 Hydropische Plazenta, Beckwith-Wiedemann-Syndrom

Präsentation

Anamnese

29-jährige Patientin; 1 G, 0 P. Vorstellung in der SSW 18 + 0 mit Verdacht auf partielle Mole. Leere Eigen- und Familienanamnese. Anamnestisch war auch in der frühen Schwangerschaft ein Nackenhygrom gesehen worden. Eine invasive Diagnostik war noch nicht erfolgt. Da der Verdacht auf eine Blasenmole geäußert worden war, hatte extern zudem eine Bestimmung der β-HCG-Konzentration stattgefunden. Diese war mit einem Wert von 210 991 IU/l für die Schwangerschaftswoche erhöht.

Sonographischer Befund

- frühe fetale Wachstumsretardierung um 2 – 3 Wochen

Besonderheiten

- Oligo- bis Anhydramnion
- Plazenta als „wolkige" Struktur mit wabigen und zystischen Anteilen

Pränatale Diagnose

Verdacht auf partielle Mole (Abb. 45.**1**).

Weitere Diagnostik

Es wird eine Amniozentese durchgeführt. Der Karyotyp ist unauffällig (46 XX).

Pränataler Verlauf

Das Ehepaar wird ausführlich über die Bedeutung der Verdachtsdiagnose einer partiellen Mole aufgeklärt. Eine erneute Verlaufskontrolle in der SSW 21 + 5 zeigt neben dem schon bekannten Oligohydramnion zusätzlich eine kleine Omphalozele (Bruchpforte von 10 mm; Abb. 45.**2**). Sonst sind keine sonographischen Auffälligkeiten zu sehen.

Unauffällige fetale Dopplerwerte (A. umbilicalis: RI von 56 %), die Plazenta ist sonographisch weiter auffällig. Die Fruchtwassermenge wird zunehmend normal. In der SSW 25 + 5 ist ein deutlich positives fetales Wachstum mit Perzentilensprung

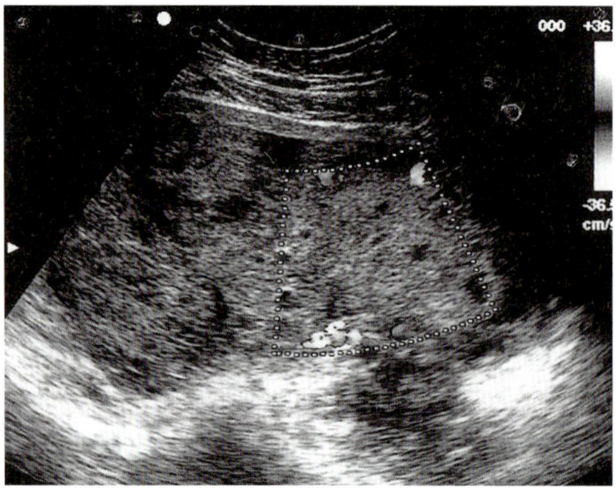

Abb. 45.**1** Auffällige Darstellung der Plazenta in der SSW 18.

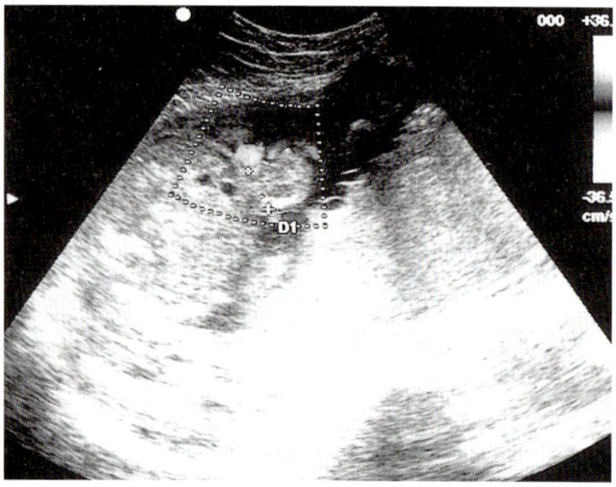

Abb. 45.**2** Darstellung einer kleinen Omphalozele in der SSW 21 + 5.

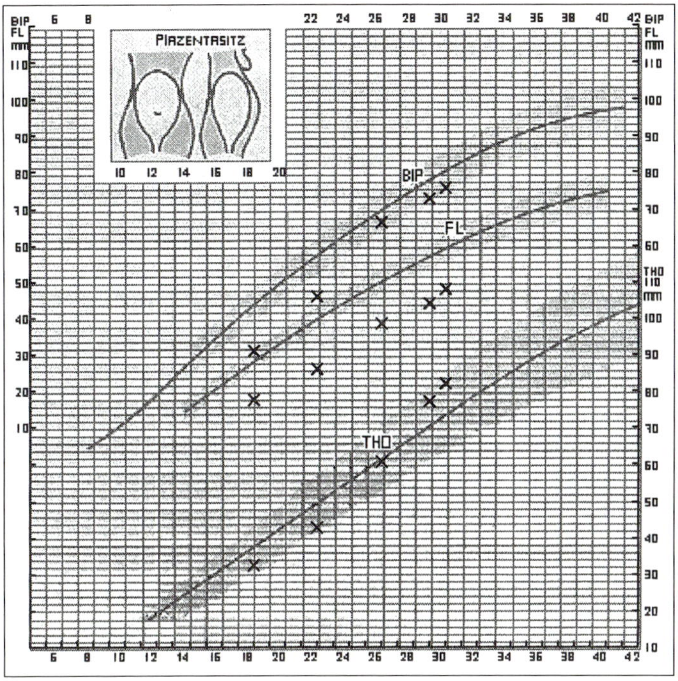

Abb. 45.**3** Wachstumskurve mit positiver Wachstumstendenz und Perzentilensprung des fetalen Abdomens.

im fetalen Abdomenbereich zu verzeichnen (Abb. 45.**3**).

Es findet eine Vorstellung im Rahmen der Perinatalkonferenz statt, wobei die Verdachtsdiagnose eines Beckwith-Wiedemann-Syndroms geäußert wird. Eine molekulargenetische Untersuchung wird initiiert. Sonographisch lässt sich ein unauffälliges Profil darstellen.

In der SSW 28 + 1 werden ein mild erhöhter Blutdruck (140/90 mmHg) und eine signifikante Proteinurie verzeichnet. Die Fruchtwassermenge ist in der oberen Norm, ein oGTT ist unauffällig. Es wird zunächst eine ambulante engmaschige Überwachung vereinbart.

In der SSW 30 + 0 Vorstellung mit zunehmenden Symptomen einer Präeklampsie und stationäre Aufnahme.

Peri- und postnataler Verlauf

Perinataler Verlauf

In der SSW 30 + 6 kommt es zum vorzeitigen Blasensprung und zu einer unhemmbaren Wehentätigkeit. Bei Frühgeburtlichkeit wird eine Sectio caesarea durchgeführt; Mädchen, 1400 g (50. Perzentile), 39 cm (50. Perzentile); KU: 29 cm (10. Perzentile); APGAR: 8/9/9; NSpHa: 7,28.

Postnataler Verlauf

Das Mädchen zeigt als Stigmata eines Beckwith-Wiedemann-Syndroms neben der Omphalozele auch die typische Makroglossie und die charakteristischen Hautfalten im Bereich der Nase und der Ohren (Abb. 45.**4**). Das Kind wird nach der Geburt wegen einer Ateminsuffizienz noch im Erstversorgungsraum intubiert. Hypoglykämien treten unter Gabe von hochdosierter Glukose nicht auf. Die Oxygenierung wird auch nach Gabe von Surfactant, was radiologisch zu einer deutlichen Verbesserung des Lungenbildes führt, nicht besser. Die Ursache dafür ist eine schwere obstruktive Kardiomyopathie, die eine kaum nennenswerte Auswurfleistung des Herzens bedingt. Jedweder medikamentöse Versuch, eine Erhöhung der Vorlast bei gleichzeitiger Senkung der Nachlast zu erwirken, bleibt erfolglos.

Das Kind verstirbt am 2. Lebenstag an der schweren hypertroph-obstruktiven Kardiomyopathie.

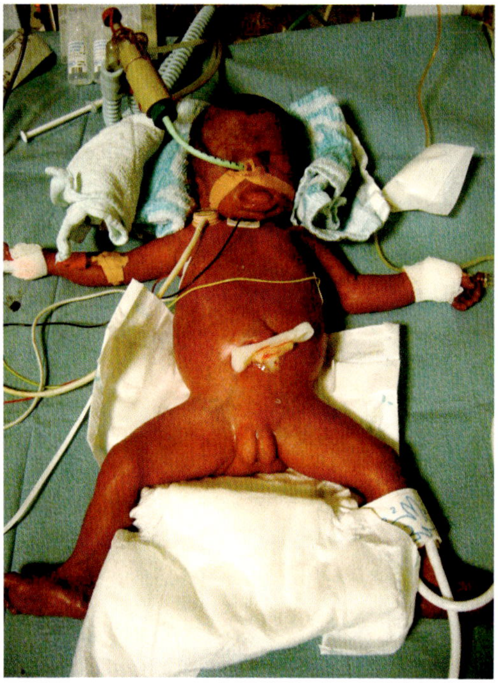

Abb. 45.**4** Postnatales Bild. Deutliche Makroglossie (trotz des Tubus) und Nabelhernie.

Postnatale Diagnose

Beckwith-Wiedemann-Syndrom.

Prognose des Kindes

Lebenserwartung
Eine große Plazenta ist ein häufiger Befund bei Feten mit einem Beckwith-Wiedemann-Syndrom. Daraus kann ein Polyhydramnion resultieren, das seinerseits zu einer frühzeitigen Entbindung führen kann. Immerhin liegt die neonatale Mortalität bei 20 %. In unserem Fall war die Todesursache eine Herzinsuffizienz aufgrund einer hypertrophen Kardiomyopathie.

Weitere Entwicklung
Eine postnatale Hypoglykämie aufgrund der Inselzellhyperplasie ist immer zu vermeiden. Sie ist das größte Risiko für eine schlechte neurologische Entwicklung von Patienten mit Beckwith-Wiedemann-Syndrom. Eine mentale Retardierung konnte immer auf Hypoglykämien in der Neugeborenenperiode zurückgeführt werden. Patienten mit Beckwith-Wiedemann-Syndrom haben ein erhöhtes Risiko für verschiedene solide Tumoren wie Nephroblastom, Hepatoblastom und Rhabdomyosarkom. Deshalb sollten die Kinder im Verlauf immer rechtzeitig (sonographisch) kontrolliert werden.

Fazit zum Fall

Abschließende Diagnose: Beckwith-Wiedemann-Syndrom.

Die Besonderheiten des vorliegenden Falls liegen in dem trimenonspezifischen Wandel der sonographischen Auffälligkeiten. Erst nach der Entdeckung der Omphalozele wurde das Syndrom in die Differenzialdiagnostik einbezogen. Die Makroglossie konnte präpartal trotz sonographische Suche nicht dargestellt werden, postpartal war sie eindrucksvoll.

Das Ehepaar stellte sich zur humangenetischen Beratung vor und wurde molekulargenetisch auf eine 11 p-Anomalie untersucht (unauffälliger Befund).

Praxistipp

Beckwith-Wiedemann-Syndrom
Das Syndrom wurde erstmals in den 1960er Jahren von Beckwith und Wiedemann als „Exomphalos-Makroglossie-Gigantismus-Syndrom" beschrieben. Die Prävalenz liegt bei etwa 1:30000. Die Ätiologie ist komplex, nur 10 – 15 % der Fälle sind autosomal-dominant vererbt, allerdings mit inkompletter Penetranz. Weniger als 1 % der Fälle weisen eine Chromosomenabnormalität (paternale Disomien) auf.

Hilfe für Betroffene

Beckwith-Wiedemann Support Network,
www.beckwith-wiedemann.org

Literatur

Jaumiaux E, Nicolaides KH, Hustin J. Perinatal features associated with placental mesenchymal dysplasia. Placenta 1997; 18: 701 – 706

Paradinas FJ, Sebire NJ, Fisher RA et al. Pseudo-partila moles: placental stem vessel hydrops and the association with Beckwith-Wiedemann syndrome and complete moles. Histopath 2001; 39: 447 – 450

Weng EY, Moeschler JB, Graham JM Jr. Longitudinal observations on 15 children with Wiedemann-Beckwith syndrome. Am J Med Genet 1995; 56: 366 – 373

Wiedemann HR. Tumours and hemihypertrophy associated with Wiedemann-Beckwith syndrome. Europ J Pediat 1983; 141: 129

Fall 46 Plazentainsuffizienz

Präsentation

Anamnese

35-jährige Frau; 2 G, 1 P.

In der ersten Schwangerschaft war die Patientin bei ausgeprägter Wachstumsrestriktion des Feten um 6 – 8 Wochen und Anhydramnion seit der SSW 27 + 1 in domo behandelt worden. Sie entwickelte ein HELLP-Syndrom ohne Präeklamspie. Der Fetus verstarb intrauterin 5 Tage später. Die Obduktion dieses Feten zeigte keine Fehlbildungen, die Plazenta lediglich schwere Reifungs- und Durchblutungsstörungen. Es wurden auch keine maternalen Autoantikörper (wie z. B. Lupusantikörper) oder Hinweise für eine Thrombophilie gefunden.

Jetzt Vorstellung bei erneuter Schwangerschaft mit einem stark retardierten Feten in der SSW 17 + 3. Eine auswärts durchgeführte Amniozentese in der SSW 15 + 5 ergab keinen Hinweis auf eine numerische Chromosomenaberration (unauffälliger weiblicher Karyotyp).

Sonographischer Befund und Besonderheiten

- Biometrie: symmetrische IUGR (um 2 – 3 Wochen)
- fetale Dopplersonographie: pathologisch mit Blockbild der A. umbilicalis
- Fruchtwassermenge in der unteren Norm

Pränatale Diagnose

Frühe Plazentainsuffizienz (Abb. 46.**1**).

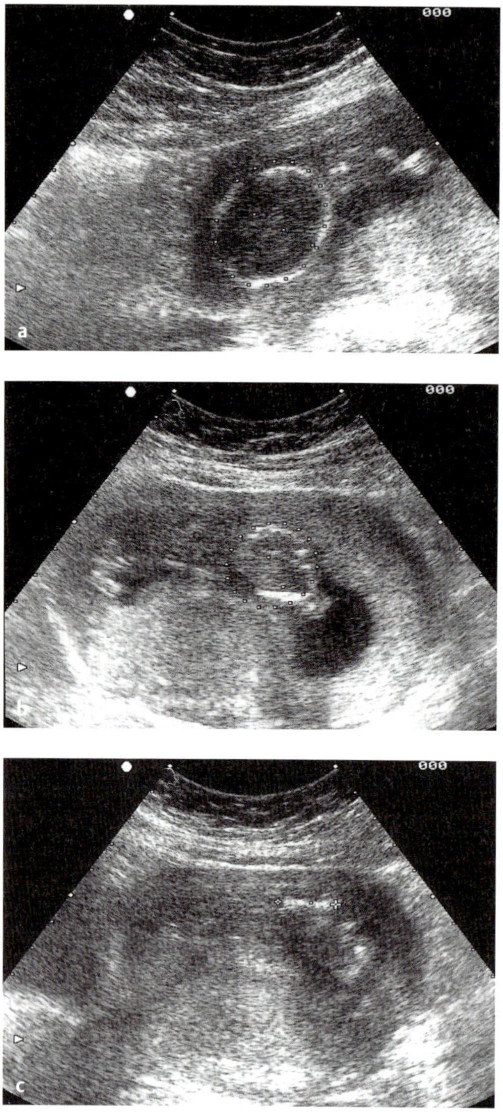

Abb. 46.**1 a – d** Nur wenig Fruchtwasser vorhanden. Die Biometrie des Feten zeigt die frühe symmetrische Wachstumsretardierung; pathologische Dopplerwerte der A. umbilicalis.

Fortsetzung →

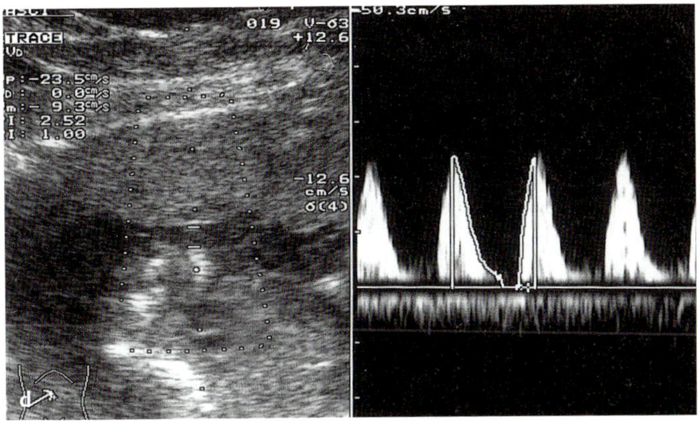

Abb. 46.**1** Fortsetzung

Weitere Diagnostik

Autoantikörpertest ex domo durchgeführt (unauffällig); TORCH-Serologie unauffällig.

Pränataler Verlauf

Nach ausführlicher Aufklärung über das erneut hohe Risiko des intrauterinen Fruchttods wünscht das Ehepaar ausdrücklich ein konservatives Management. Obwohl etablierte Therapiekonzepte der Plazentainsuffizienz nicht existieren, wurde ein Heilversuch mit Glukose 20 % angeboten.

Die Veränderungen des RI der A. umbilicalis sind in Abb. 46.**2** dargestellt.

Nachdem die sonographischen Kontrollen in der SSW 18 + 6 und in der SSW 22 + 5 weiterhin eine deutliche Retardierung und nun auch eine Oligohydramnie zeigten (Abb. 46.**3**), wurde die Therapie mit Glukose 20 % schließlich begonnen.

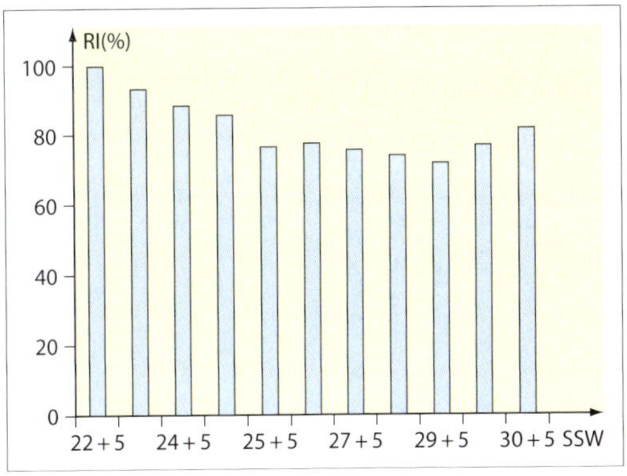

Abb. 46.**2** Veränderung des RI der A. umbilicalis (Ordinate) im Verlauf, Schwangerschaftswoche (Abszisse).

Peri- und postnataler Verlauf

Perinataler Verlauf

Nachdem die Doppleruntersuchungen über 9 Wochen stabil geblieben waren und ein positives Wachstum verzeichnet werden konnte, wurden bei erneuter Verschlechterung der Dopplersignale in der A. umbilicalis eine RDS-Prophylaxe und eine Sectio caesarea in der SSW 32 + 0 durchgeführt; Mädchen, 565 g (< 3. Perzentile); APGAR: 3/8/9; NSpHa: 7,36.

Plazentahistologie

Hypotrophe Plazenta mit einem der 33. SSW entsprechenden Reifungsgrad; Gewicht: 186 g.

Postnataler Verlauf

Da auch nach Stimulation und kurzer Maskenbeatmung keine adäquate Eigenatmung einsetzt, wird das Kind noch im Kreißsaal intubiert. Die maschinelle Beatmung kann nach 12 Stunden beendet werden, und das Kind braucht zunächst keinen zusätzlichen Sauerstoff. Erst im Rahmen einer nosokomialen Infektion muss das Kind erneut beatmet werden und hat danach noch über 2 Wochen einen erhöhten Sauerstoffbedarf.

Die Ernährung des Kindes bereitet von Anfang an Probleme, und das Mädchen gedeiht eher mäßig. Dies bleibt auch in den ersten beiden Lebens-

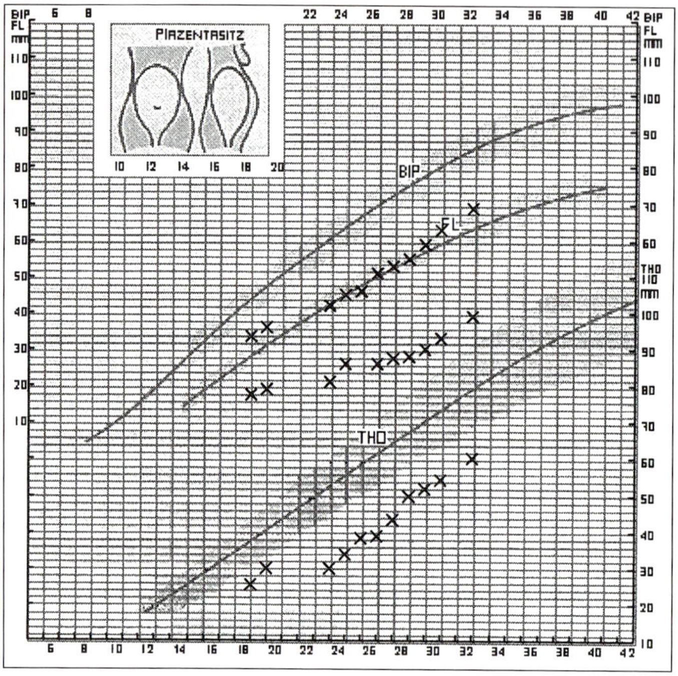

Abb. 46.**3** Die Wachstumskurve zeigt den deutlichen Wachstumsrückstand. Der Fetus folgt aber der „eigenen“ Wachstumskurve.

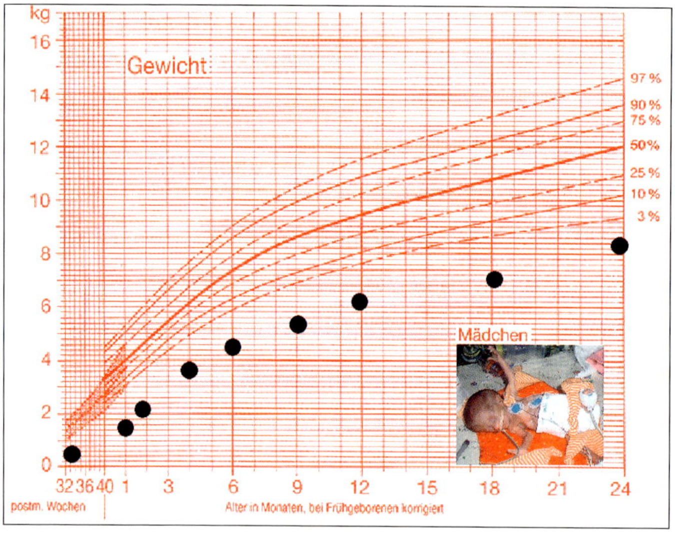

Abb. 46.**4** Postnatale Gewichtskurve bis zum 2. Lebensjahr.

jahren am deutlichsten im Vordergrund stehen (Abb. 46.**4**). Auch im Wachstum bleibt das Kind zurück. Mit 3 Jahren ist erst eine Körpergröße von 80 cm erreicht, was deutlich unter der 3. Perzentile liegt. Die psychomotorische Entwicklung ist bis dahin altersgerecht und ohne neurologische Auffälligkeiten.

Postnatale Diagnose

Wachstumsretardierung bei Plazentainsuffizienz.

Prognose des Kindes

Neugeborene mit intrauteriner Wachstumsretardierung, die als SGA-Kinder geboren werden, weisen unabhängig von einer möglichen Grunderkrankung, die der Wachstumsretardierung zugrunde liegt, im Vergleich zu Neugeborenen mit regelrechtem Wachstum verschiedene Risiken auf: Die perinatale Mortalität ist höher. Postnatal sind Anpassungsstörungen der Atmung, des Energiestoffwechsels und der Homöostase häufiger. SGA-Frühgeborene haben häufiger eine nekrotisierende Enterokolitis und eine bronchopulmonale Dysplasie mit längerem Sauerstoffbedarf.

SGA-Kinder mit Aufholwachstum haben im Alter von 2 Jahren höhere psychomotorische Entwicklungs-Score-Werte als diejenigen ohne Catch-up (101,8 versus 89,9; $p < 0{,}001$).

Kinder, die als SGA-Kinder geboren wurden, haben außerdem als Erwachsene ein höheres Risiko für eine arterielle Hypertonie und das sogenannte metabolische Syndrom.

Fazit zum Fall

Abschließende Diagnose: Wachstumsretardierung bei Plazentainsuffizienz.

Eine Plazentainsuffizienz ohne Präeklampsie ist ein eher seltener Befund. Ein einheitliches Therapiekonzept für die Plazentainsuffizienz fehlt.

Der unmittelbare postnatale Verlauf des stark hypotrophen Kindes war erfreulicherweise ohne wesentliche Komplikationen. Dennoch müssen die Eltern über die langfristigen Risiken von SGA-Kindern aufgeklärt werden.

Praxistipp

SGA und IUGR

Kinder mit einem Geburtsgewicht unterhalb der 10. Perzentile gelten als wachstumsretardiert. Die Begriffe „Small for gestational Age" (SGA) und „Intrauterine Growth Retardation" (IUGR) werden oft trotz unterschiedlicher Pathogenese synonym verwendet.

Voraussetzung für die Interpretation des fetalen Wachstums ist ein gesicherter Entbindungstermin. Daher sollte als Standard bei jeder auffälligen Biometrie zunächst das Gestationsalter bestätigt werden.

Ein SGA-Fetus, also mit symmetrischer Wachstumsretardierung, folgt der eigenen Wachstumskurve. Oft ist dies schon im 2. Trimenon zu diagnostizieren. Diese Wachstumsretardierung findet sich bei 20 – 30 % der fetalen Retardierungen. Neben der genetisch determinierten Ursache (auch die Eltern sind „klein") sollten chromosomale Anomalien, Infektionen, Alkohol- und Nikotinabusus sowie der Missbrauch anderer Drogen als Ursachen ausgeschlossen werden. Oft finden sich bei vorausgegangenen Schwangerschaften ebenfalls Retardierungen. Die fetalen Dopplerindizes und das Fruchtwasser sind meist unauffällig. Eine vorzeitige Entbindung ist in der Regel nicht indiziert. Sonographische Verlaufskontrollen zur Beurteilung des Wachstums sollten alle 10 – 14 Tage erfolgen.

Ein IUGR-Fetus stellt mit 70 – 80 % die häufigere Form der fetalen Retardierung dar. Hier zeigt sich eine typische asymmetrische Retardierung, die oft erst im 2.– 3. Trimenon festgestellt wird. Der fetale Rumpf bleibt im Wachstum zurück; es kommt zum typischen Brain Sparing. Hier liegt häufig eine Plazentainsuffizienz zugrunde. Oft finden sich auch schon präpathologische oder sogar pathologische fetale Dopplerwerte. Das Fruchtwasser kann vermindert sein. Da die Plazentainsuffizienz gehäuft mit der Ausbildung einer Präeklampsie und auch eines zusätzlichen HELLP-Syndroms einhergehen kann, sollten engmaschige Kontrollen der fetalen Dopplerwerte, des fetalen Wachstums sowie des maternalen Blutdrucks und des maternalen Urins erfolgen.

Im klinischen Alltag zeigen die beiden Formen durchaus fließende Übergänge. Oft kann erst die Verlaufskontrolle eine Differenzierung zwischen SGA und IUGR ermöglichen. Zusätzliche fetale Überwachungsmöglichkeiten bei wachstumsretardierten Feten sind CTG-Kontrollen.

Literatur

Siehe auch Fall 38

Gortner L, Wauer RR, Stock GJ et al. Neonatal outcome in small for gestational age infants: do they really better? J Perinat Med 1999; 27: 484 – 489

Gortner L. Intrauterine growth restriction and risk for arterial hypertension: a causal relationship? J Perinat Med 2007; 35: 361 – 365

Gutbrod T, Wolke D, Soehne B, Ohrt B, Riegel K. Effects of gestation and birth weight on the growth and development of very low birthweight small for gestational age infants: a matched group comparison. Arch Dis Child 2000; 82: F208 – F214

Latal-Hajnal B, von Siebenthal K, Kovari H, Bucher HU, Largo RH. Postnatal growth in VLBW infants: significant association with neurodevelopmental outcome. J Pediatr 2003; 143: 163 – 170

Noeker M. Neurocognitive and psychosocial development in SGA and the indication for growth hormone therapy Klin Padiatr 2006; 218: 249 – 259

Pallotto EK, Kilbride HW. Perinatal outcome and later implications of intrauterine growth restriction. Clin Obstet Gynecol 2006; 49: 257 – 269

Fall 47 Polyhydramnion, Plazentatumor

Präsentation

Anamnese

34-jährige Frau; 3 G, 0 P. Die Patientin kommt in der SSW 28 + 5 bei vorzeitiger Wehentätigkeit zur stationären Aufnahme. Anamnestisch hat die Patientin eine Faktor-V-Leiden-Mutation (heterozygot), die im Rahmen einer Abortdiagnostik aufgefallen war. Zustand nach 2-maligem Frühabort. Zustand nach Immunthyreoiditis (Medikation: Thyroxin, 50 µg/Tag). Ein durchgeführter oGTT war unauffällig. Familienanamnese leer.

Sonographischer Befund

- zeitgerecht entwickelter Fetus
- Beckenendlage
- unauffällige fetale Dopplersonographie der A. umbilicalis (RI: 70 %)

Besonderheiten

- Polyhydramnion
- in der Plazenta sonographisch gut abgrenzbarer Befund (Metrik: 62,9 mm × 46,6 mm) mit positivem Flow; Nabelschnuransatz in unmittelbarer Nähe
- Dopplersignal im Befund synchron zum Fluss in der Nabelschnur

Pränatale Diagnose

Plazentachorangiom (Abb. 47.**1**).

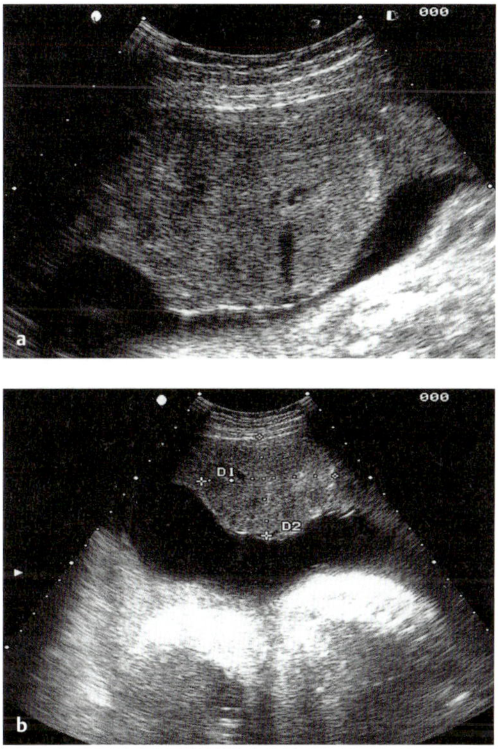

Abb. 47.**1 a, b** Im Bereich der vorderen Uteruswand stellt sich ein auf der Plazenta gelegener Tumor dar (Metrik: 62,9 mm × 46,6 mm).

Pränataler Verlauf

Es wird eine Tokolyse begonnen. Die Zervix ist länger als 4 cm und belastungsstabil. Eine bei Aufnahme durchgeführte Schilddrüsendiagnostik zeigt eine latente hyperthyreote Stoffwechsellage (TSH maximal supprimiert). Die Thyroxintherapie wird zunächst unterbrochen. Bei ausgeprägtem Polyhydramnion wird die Möglichkeit einer Entlastungspunktion mit der Patientin erörtert. Der Eingriff wird, da die klinischen Beschwerden unter gleichzeitiger Wehentätigkeit und Zervixverkürzung zunehmen, in der SSW 29 + 1 komplikationslos durchgeführt. Es werden 2000 ml klares Fruchtwasser entnommen. Im weiteren stationären Verlauf berichtet die Patientin immer wieder von vorzeitiger Wehentätigkeit. Der Zervixbefund bleibt stabil.

Peri- und postnataler Verlauf

Perinataler Verlauf

In der SSW 30 + 0 kommt es zum vorzeitigen Blasensprung. Eine RDS-Prophylaxe wird unter Tokolyse durchgeführt. Es folgt eine komplikationslose sekundäre Sectio caesarea; Mädchen, 1560 g (50. Perzentile); APGAR: 2/7/8; NSpHa: 7,16.

Histologie der Plazenta
Chorangiom mit frischer Thrombose und fokaler Tumornekrose (Abb. 47.**2**).

Postnataler Verlauf

Bei der Erstversorgung des Kindes wird durch Absaugen ein großer, blutiger Schleimpfropf aus dem Rachenraum entfernt. Das Frühgeborene muss aufgrund einer primären Ateminsuffizienz intubiert werden. Die maschinelle Beatmung kann aber schon nach 3 Stunden beendet werden. Der weitere Verlauf ist gut. Der Kreislauf bleibt immer stabil. Bei der Herzsonographie sind die Ventrikel normal groß, und die Herzfunktion ist gut. Der Nahrungsaufbau ist zwar zunächst zögerlich, normalisiert sich aber im Verlauf, und das Kind kann nach 6 Wochen aus der Klinik entlassen werden.

Postnatale Diagnose

Frühgeborenes, Atemnotsyndrom.

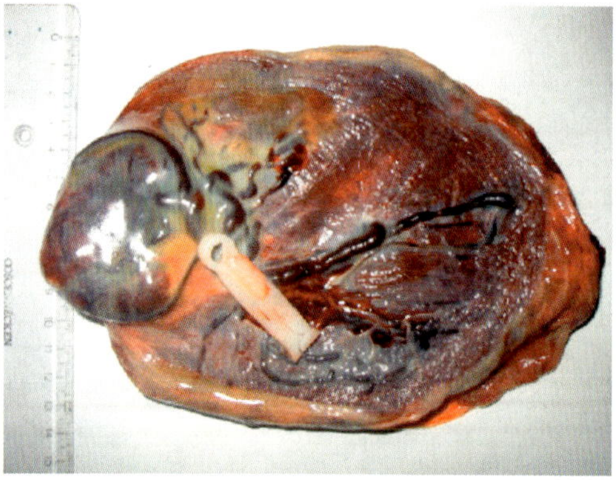

Abb. 47.**2** Plazenta mit großem, am Nabelschnuransatz liegendem Chorangiom.

Prognose des Kindes

Obwohl isolierte kleine (< 5 cm große) Chorangiome häufig sind und keine Komplikationen erwarten lassen, können große oder multiple Tumoren (Chorangiomatosis) zu fetalen und neonatalen Erkrankungen führen. Da Chorangiome pränatal zu einer Kreislaufbelastung des Feten führen können, kann es auch noch postnatal zu einer Herzinsuffizienz kommen. Auch Anämien und Thrombozytopenien des Neugeborenen sind in Zusammenhang mit multiplen Chorangiomen beschrieben worden. Es wurde auch über die Assoziation von plazentaren Chorangiomen und neonatalen Hämangiomatosen berichtet.

Fazit zum Fall

Abschließende Diagnose: Frühgeborenes (keine kardiale Insuffizienz).

In diesem Fall war die vorzeitige Entbindung aufgrund der zunehmenden Wehentätigkeit bei ausgeprägtem Polyhydramnion notwendig. Das Frühgeborene zeigte eine komplikationslose kardiorespiratorische Adaptation.

Praxistipp

Vorgehen bei Chorangiom
Bei einem großen Chorangiom sollten engmaschige fetale Doppler- und Wachstumskontrollen erfolgen, und es sollte insbesondere auf Zeichen einer fetalen Herzinsuffizienz geachtet werden.

Plazentatumoren

Plazentare Tumoren, die oft erst ab dem 2. Trimenon darstellbar sind, stellen selten die Ursache für ein Polyhydramnion dar.

Chorangiome sind häufige benigne plazentare Tumoren. Die Prävalenz liegt bei 1 %. Es sind hamartomatöse Gefäßtumoren. Sie gelten als Fehldifferenzierung des ortsständigen Gewebes und gehen vom villösen Gefäß- und Bindegewebe aus. Da Chorangiome vom fetalen Kreislauf versorgt werden, kann es intrauterin zu einem Hydrops fetalis, aber auch zur intrauterinen Wachstumsretardierung kommen. Oft werden die Tumoren postpartal als Zufallsbefund beschrieben.

Maligne Tumoren in der Plazenta sind extrem selten und dann in der Regel Metastasen (z. B. bei malignem Melanom oder Bronchialkarzinom). Davon sind die villösen Trophoblasterkrankungen abzugrenzen, z. B. Partialmole, Blasenmole und invasive Mole.

Literatur

Haak MC, Oosterhof H, Mouw RJ, Oepkes D, Vandenbussche FPHA. Pathophysiology and treatment of fetal anemia due to placental chorangioma. Ultrasound Obstet Gynecol 1999; 14: 68 – 70

Hadi HA, Finley J, Strickland D. Placental chorangioma: prenatal diagnosis and clinical significance. Am J Perinatol 1993; 10: 146 – 149

Kriplani A, Abbi M, Banerjee N, Roy KK, Takkar D. Indomethacin therapy in treatment of polyhydramnios due to placental chorangioma. J Obstet Gynaecol Res 2001; 27: 245 – 248

Maymon R, Hermann G, Reish O et al. Chorioangioma and its severe infantile sequelae: case report. Prenat Diagn 2003; 23: 976 – 980

Ozer EA, Duman N, Kumral A et al. Chorioangiomatosis presenting with severe anemia and heart failure in a newborn. Fetal Diagn Ther 2008; 23: 5 – 6

Wallenburg HC. Chorangioma of the placenta. Thirteen cases and a review of the literature from 1939 – 1970 with special reference to the clinical complications. Obstet Gynecol Surv 1971; 26: 411 – 425

Fall 48 Polyhydramnion, kongenitale Myopathie

Präsentation

Anamnese

37-jährige Frau; 3 G, 1 P. Vorstellung zur invasiven Diagnostik in der SSW 12 + 1. In der geburtshilflichen Anamnese gab es einen Abort und eine Spontangeburt eines Jungen, der an einer kongenitalen myotonen Muskeldystrophie erkrankt ist. Eine genetische Beratung war nach der Geburt des ersten Kindes erfolgt.

Eine Chorionzottenbiopsie wurde komplikationslos durchgeführt, und das molekulargenetische Untersuchungsergebnis zeigte leider, dass das zu erwartende weibliche Kind ebenfalls betroffen ist (positiver DMPK-Lokus). Das Ehcpaar entschließt sich aber zum Austragen der Schwangerschaft.

In der SSW 30 + 2 Wiedervorstellung bei Vorliegen eines Polyhydramnions.

Sonographischer Befund

- zeitgerecht entwickelter Fetus
- fetale Dopplersonographie unauffällig
- Magen darstellbar
- fetales Bewegungsprofil unauffällig

Besonderheiten und pränatale Diagnose

- Polyhydramnion bei fetaler Muskelerkrankung (Abb. 48.**1**)

Weitere Diagnostik

Zusätzlich noch TORCH-Serologie und oGTT empfohlen, da neben der fetalen Muskelerkrankung auch andere Ursachen für ein Polyhydramnion möglich wären. Die Untersuchungen wurden durchgeführt und waren beide unauffällig.

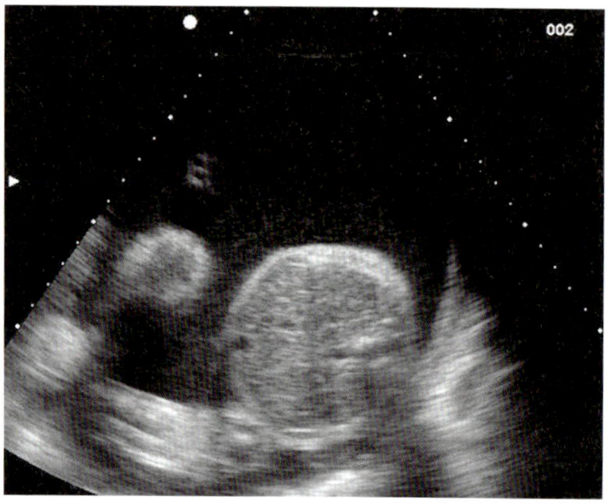

Abb. 48.**1** Großcs Fruchtwasserdepot.

Pränataler Verlauf

In der SSW 30 + 2 Fortschreiten des Polyhydramnions (AFI: 28). Da kein Hinweis für eine Zervixinsuffizienz vorliegt (Zervix mit 4,2 cm erhalten) und nur geringe subjektive Beschwerden bestehen, ergibt sich keine Indikation zur Entlastungspunktion.

Bei der Vorstellung in der multidisziplinären Pränatalsprechstunde wird das postpartale Vorgehen abgestimmt.

Peri- und postnataler Verlauf

Perinataler Verlauf

Geburtseinleitung in der SSW 36 + 6 bei günstigem Muttermundbefund und zunehmender mütterlichen Belastung. Komplikationsloser Spontanpartus; Mädchen, 2400 g; APGAR: 8/8/8; NSpHa: 7,26.

Postnataler Verlauf

Nach der Geburt musste das Kind kurz mit der Maske beatmet werden, konnte dann aber spontan atmen und brauchte in den ersten 4 Lebenstagen lediglich eine erhöhte Sauerstoffstoffkonzentration von bis zu 40 %. Auffällig waren von Anfang an die muskuläre Hypotonie und die Hypoventilation, die aber keine maschinelle Beatmung erforderlich werden ließ. Am 7. Lebenstag entwickelte das Kind jedoch in diesem Rahmen eine Pneumonie, die durch Antibiotika und Physiotherapie beherrschbar war. Als Stigmata waren eine deutlich prominente Sutura metopica und eine Facies myopathica mit zeltförmigem Mund, gotischem Gaumen, schmalem Gesicht und geringer Mimik auffällig. Der Nahrungsaufbau war nur über eine Sondierung der Nahrung möglich, da der Saugreflex nur mäßig stark ausgeprägt war. Von Anfang an erhielt das Mädchen Physiotherapie.

Postnatale Diagnose

Kongenitale Muskeldystrophie.

Prognose des Kindes

Kongenitale Muskeldystrophien und kongenitale Myopathien sind sehr heterogene Gruppen mit unterschiedlichen Erbgängen und sehr variabler klinischer Symptomatik. Das Leitsymptom ist die Muskelschwäche, die – wie in diesem Fall – schon pränatal zu einer Schluckstörung und somit zu einem Polyhydramnion führen kann. Meist fällt das Kind durch die Hypotonie nach der Geburt als sogenanntes Floppy Infant auf, manchmal manifestiert sich die Erkrankung später. Einige Formen gehen ab der Geburt mit einer respiratorischen Insuffizienz einher, auch wenn dies nicht in jedem Fall zu einer Dauerbeatmung führen muss.

In unserem Fall war wegen eines Indexfalls die Diagnose schon pränatal gestellt worden. Es handelte sich um die kongenitale myotone Dystrophie. Deren frühe Mortalität liegt bei bis zu 25 % und kann vor allem auf eine Ateminsuffizienz zurückgeführt werden. Eine mögliche Kardiomyopathie und Herzrhythmusstörungen können ebenfalls Ursache für ein frühes Versterben der Patienten sein. Die Lebenserwartung ist reduziert. Mentale Entwicklungsstörungen sind häufig auf asphyktische Zustände zurückzuführen. Die Kinder sollten frühzeitig in einem neuropädiatrischen Zentrum vorgestellt werden. Eine enge Kooperation mit dem pädiatrisch erfahrenen Orthopäden ist wichtig, damit vor allem Kontrakturen rechtzeitig behandelt werden können.

Fazit zum Fall

Abschließende Diagnose: kongenitale myotone Dystrophie.

Kongenitale Muskeldystrophien und kongenitale Myopathien sind primäre Muskelerkrankungen mit sehr unterschiedlicher klinischer Manifestation. Die Muskeldystrophien lassen sich noch einmal in nichtsyndromatische (klassische) und syndromatische Muskeldystrophien (z. B. kongenitale Muskeldystrophie Typ Fukuyama, Muscle-Eye-Brain Disease, Walker-Warburg-Syndrom) unterteilen. Bei den meisten Muskeldystrophien und den meisten Myopathien sind der Genlokus und das Genprodukt bekannt. Dennoch ist die Muskelbiopsie der zentrale Punkt der Diagnostik geblieben, wenn kein Indexfall in der Familie (wie hier beschrieben) bekannt ist. Eine kausale Therapie der Erkrankungen ist nicht möglich.

Einteilung der kongenitalen Myopathien (AWMF 2008)

- Central-Core-Myopathie (19q13.1, autosomal-rezessiv)
- Nemalin-Myopathie (1q21-q23, autosomal-dominant; 2q21.2-q22, autosomal-rezessiv; 1q42.1, autosomal-dominant)
- Mini-Core-/Multi-Core-Myopathie
- myotubuläre (zentronukleäre) Myopathie
- schwere kongenitale myotubuläre Myopathie (Xq28, X-chromosomal-rezessiv)
- myotubuläre Myopathie mit Typ-I-Faser-Hypotrophie
- kongenitale Myopathie mit Exzess dünner Filamente (1q42.1)
- Myopathien mit abnormen subzellulären Organellen
- unspezifische (Minimal-Change-)Myopathien
- kongenitale Muskeldystrophie Typ Fukuyama (9q31-q33, autosomal-rezessiv)
- kongenitale Muskeldystrophie mit ZNS- und Augenfehlbildungen (Walker-Warburg-Syndrom)

- Muscle-Eye-Brain Disease (Santavuori)
- kongenitale Muskeldystrophie mit Merosinmangel (6q2, autosomal-rezessiv)
- kongenitale Muskeldystrophie mit sekundärem Merosinmangel (1q42, autosomal-rezessiv)
- kongenitale Muskeldystrophie mit Integrinmangel (12q13, autosomal-rezessiv)
- kongenitale Muskeldystrophie mit Rigid Spine (1p35-36, autosomal-rezessiv)
- kongenitale myotone Dystrophie (Curschmann-Steinert; 19q13, autosomal-dominant)

Praxistipp

Polyhydramnion

Ein Polyhydramnion ist in der Regel eine sonographische Blickdiagnose. Zur Objektivierung sollte das größte auszumessende Depot dokumentiert werden. Oft passt „der Fetus 2-mal in das Fruchtwasser". Ein Depot von > 10 cm oder ein Amniotic Fluid Index (AFI) von > 25 ist als Polyhydramnion anzusehen (s. Praxistipp bei Fall 56).

Bei Zwillingsschwangerschaft kann das Polyhydramnion eines Feten Ausdruck eines fetofetalen Transfusionssyndroms sein (s. Fall 53).

Weitere sich anschließende Fragen sind:

- Ist der Magen darstellbar (Ösophagusatresietypen)?
- Bewegt sich der Fetus regelrecht (neuromuskuläre Schluckstörungen)?
- Stellen sich andere Auffälligkeiten dar, z. B. ein Hydrops oder Hinweise für chromosomale Störungen?

Die häufigste Ursache für ein Polyhydramnion bei einem unauffälligen Feten ist der Gestationsdiabetes, der durch einen Glukosebelastungstest ausgeschlossen werden kann.

Durch die Distension des Uterus kann es zu vorzeitigen Wehen kommen. Eine Entlastungspunktion sollte dann unter Abwägung der Risiken und einer möglichen Erfolglosigkeit einer medikamentösen Wehenhemmung erwogen werden.

Literatur

AWMF-Leitlinien. Kongenitale Myopathien. www.uni-duesseldorf.de/awmf/ll-na/022-011; 2008

Buxmann H, Schlösser R, Schlote W et al. Congenital nemaline myopathy due to ACTA1-gene mutation and carnitine insufficiency: a case report. Neuropediatrics 2001; 32: 267 – 270

von Moers A, Straub V, Wilichowski E. Diagnostik kongenitaler Muskeldystrophien. Nervenheilkunde 2005; 24: 210 – 220

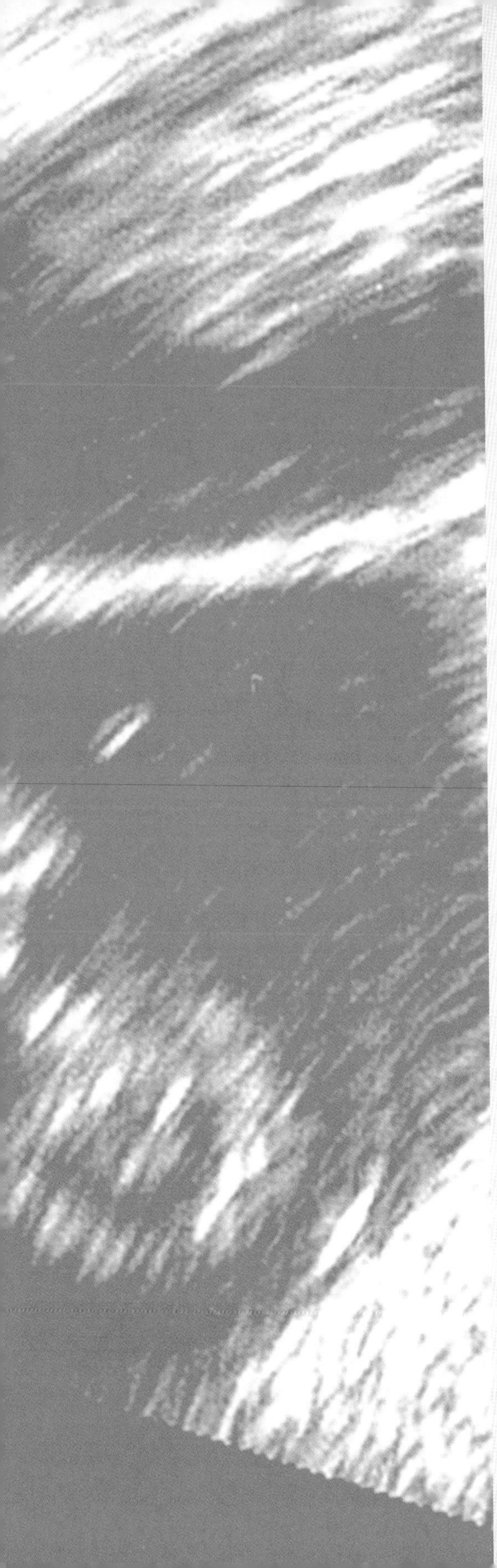

10 Mehrlinge

Fall 49 Anenzephalus und unauffälliger Ko-Zwilling

Präsentation

Anamnese

27-jährige Frau; 2 G, 0 P. Vorstellung bei Geminischwangerschaft in der SSW 17 + 1. Es handelt sich um eine konsanguine Ehe ohne nennenswerte Erkrankungen in den beiden Familien. Die Patientin hatte anamnestisch einen Schwangerschaftsabbruch.

Sonographischer Befund

- sonographisch sicher diamniale Geminigravidität
- soweit beurteilbar Monochorialität
- sonographisch beide Feten weiblich
- Fetus 2 zeitgerecht entwickelt und unauffällig
- Fruchtwasser beider Feten unauffällig

Besonderheiten bei Fetus 1

- keine Darstellbarkeit der Schädelkalotte
- typisches „Froschgesicht"

Pränatale Diagnose

Anenzephalus bei diamnialer Zwillingsschwangerschaft und unauffälligem zweiten Zwilling (Abb. 49.**1** und Abb. 49.**2**).

Weitere Diagnostik

Aus medizinischer Sicht ist eine invasive Diagnostik in diesem Fall mit letaler Prognose des anenzephalen Fetus nicht zwingend indiziert.

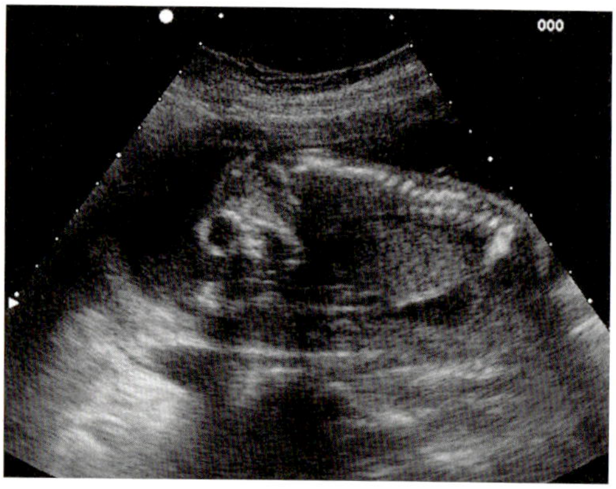

Abb. 49.**1** Typischer Längsschnitt mit prominenter Orbita und fehlender Schädelkalotte.

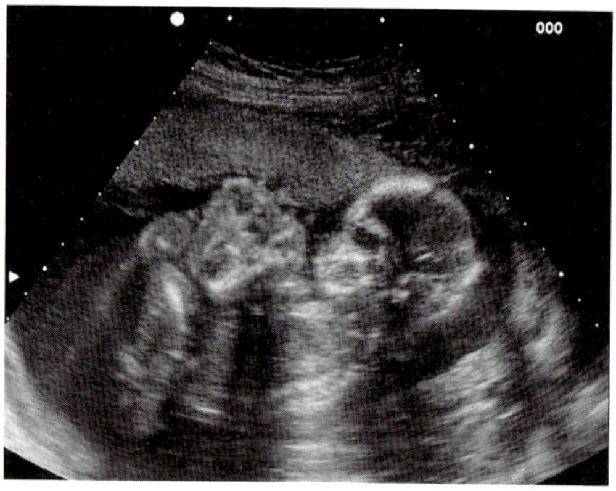

Abb. 49.**2** Längsschnitt des unauffälligen Feten mit vor dem Bauch im Transversalschnitt darstellbarem anenzephalen Feten.

Pränataler Verlauf

Das Ehepaar wurde über die zugrunde liegende Entwicklungsstörung aufgeklärt und die letale Prognose der Anenzephalie erläutert. Der Ko-Zwilling zeigte keine sonographischen Auffälligkeiten. Da eine Monochorialität wahrscheinlich ist, wird

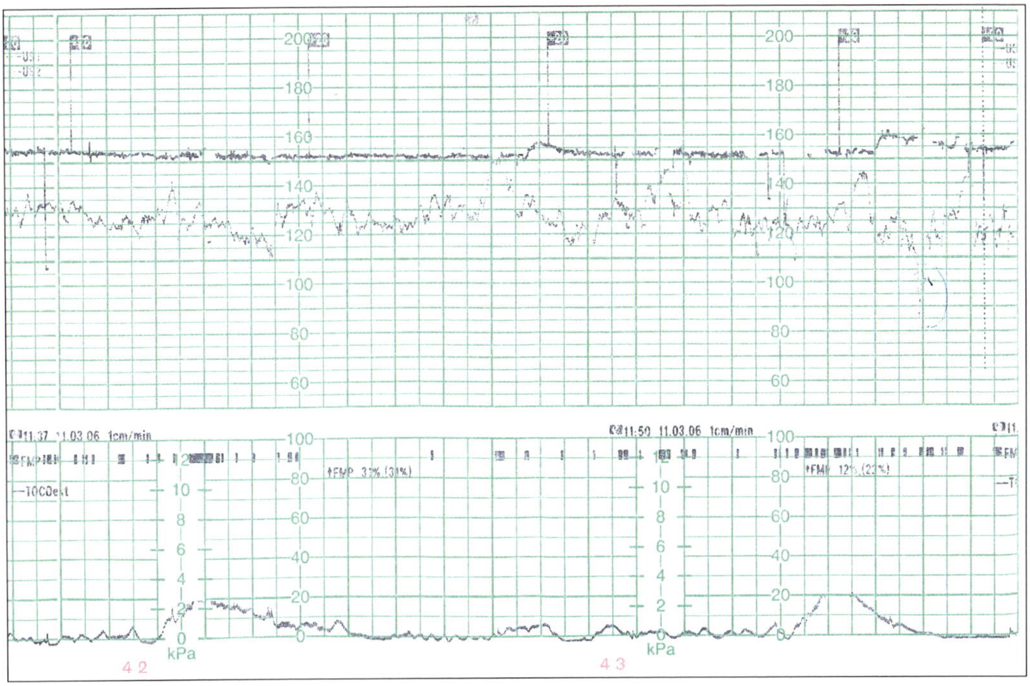

Abb. 49.**3** Kontrollkardiotokogramme in der SSW 31 + 2. Typisches eingeschränktes Kardiotokogramm (I) des anenzephalen Geminus, unauffälliges Kardiotokogramm des anderen Zwillings.

das Ehepaar auch auf mögliche damit einhergehende zusätzliche Probleme wie z. B. das fetofetale Transfusionssyndrom hingewiesen. Weitere ambulante Kontrollen zeigen keinen Hinweis auf ein fetofetales Transfusionssyndrom und ein unauffälliges Wachstum des nicht betroffenen Zwillings. Bei zunächst führendem anenzephalen Zwilling wird auch ein Gespräch bezüglich des Geburtsmodus geführt und eine primäre Sectio caesarea empfohlen. Ab der SSW 35 + 0 ist der unauffällige Fetus führend, und es wird ein Spontanpartus geplant und vereinbart.

Die Kardiotokogramme sind in Abb. 49.**3**, die Wachstumskurve ist in Abb. 49.**4** dargestellt.

Peri- und postnataler Verlauf

Perinataler Verlauf

In der SSW 37 + 0 Aufnahme mit Wehentätigkeit. Geburt des gesunden Kindes per Forzeps bei mütterlicher Erschöpfung und Spontanpartus des zweiten, anenzephalen Kindes aus Schädellage. Kind 1: Mädchen, 2320 g; APGAR: 8/9/10; NSpHa: 7,18. Kind 2: Mädchen, 1980 g.

Plazenta

Bestätigung der monochorialen und diamnialen Verhältnisse.

Postnataler Verlauf

Wie mit den Eltern besprochen, wurden keine Reanimationsmaßnahmen eingeleitet. Das Neugeborenen lebte 10 Minuten lang und zeigte unter der Wärmelampe keine Zeichen von Atemnot. Es wurde schließlich der Mutter übergeben (Abb. 49.**5**).

Postnatale Diagnose

Anenzephalie bei Zwillingsschwangerschaft.

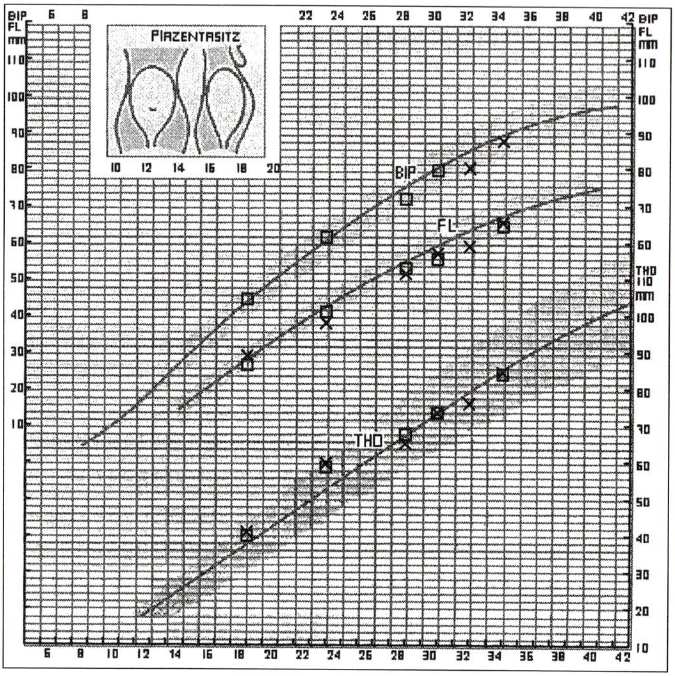

Abb. 49.**4** Die Wachstumskurve zeigt ein konkordantes Wachstum der Feten.

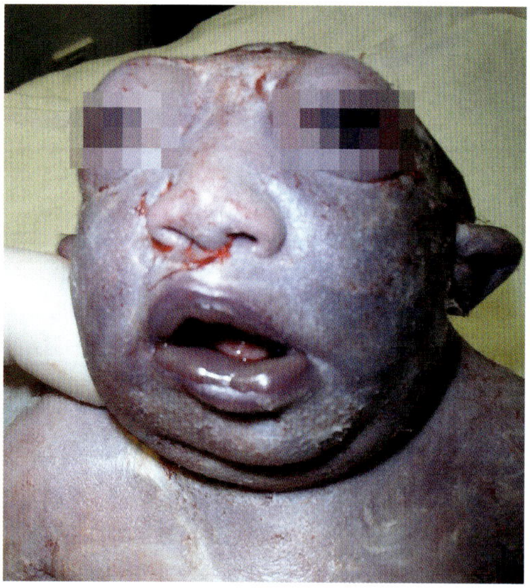

Abb. 49.**5** Postmortales Foto des Zwillings mit Anenzephalie.

Prognose des Kindes

Die Anenzephalie ist eine letale Fehlbildung des Gehirns und gehört zu den Neuralrohrdefekten. Die Neugeborenen können zwar durchaus ohne intensivmedizinische Maßnahmen eine Weile überleben und sogar normal trinken, da die tieferen Regionen des Gehirns in der Regel weniger von der Fehlbildung betroffen sind. Über 98 % der Kinder werden jedoch tot geboren oder versterben innerhalb weniger Minuten bis Stunden. Extrem selten liegen chromosomale Ursachen zugrunde.

Fazit zum Fall

Abschließende Diagnose: Anenzephalie bei Zwillingsschwangerschaft.

Bei der Diagnose einer Anenzephalie ist mit einem Überleben des Kindes nach der Geburt nicht zu rechnen. Die meisten Schwangerschaften, bei denen eine solche Fehlbildung diagnostiziert wird, werden abgebrochen. In diesem Fall war ein selektiver Fetozid bei vermuteter Monochorialität nicht möglich. Eine gewisse Prävention für Neuralrohrdefekte ist mit der frühzeitigen Einnahme von Folsäure gesichert.

Manche Frauen entscheiden sich bei jedem Fall einer fetalen Fehlbildung für eine Fortsetzung der Schwangerschaft. Mit ihnen sollte rechtzeitig in einem interdisziplinären Gespräch über die Möglichkeit der palliativen Behandlung des Neugeborenen gesprochen werden.

Praxistipp

Monochoriale versus dichoriale Mehrlingsgravidität

Für die Beratung und Betreuung von Schwangeren mit Mehrlingen ist die Kenntnis der Chorion- und Amnionverhältnisse entscheidend. Die Zuordnung der Chorialität gelingt im ersten Trimenon und sollte entsprechend fotodokumentiert werden. Im zweiten und dritten Trimenon kann die Darstellung durch fusionierte Plazenten erschwert sein.

Eine erhöhte Morbidität und eine erhöhte Mortalität sind bei Geminischwangerschaften im Vergleich zu Einlingsschwangerschaften bekannt, so z. B. ein 1,5- bis 3fach erhöhtes Fehlbildungsrisiko und ein 6fach erhöhtes Frühgeburtsrisiko.

Anenzephale Kinder als potenzielle Organspender?

In der Literatur wurde immer wieder diskutiert, ob Neugeborene mit Anenzephalie nicht primär intensivmedizinisch behandelt werden sollten, um ihre Organe als Spende für andere Neugeborene entnehmen zu können. Auch wenn für die Eltern die Erkrankung ihres Kindes ein erhebliches Trauma darstellt, könnte die Spende eines Organs, um das Leben eines anderen Kindes zu retten, auch für sie eine mögliche Option sein, dem eigenen Schicksal einen gewissen Sinn zu geben.

Sowohl rechtlich als auch ethisch sind die Bedenken gegen eine solche Möglichkeit jedoch zu erheblich: Nach dem geltenden Transplantationsgesetz ist eine Organentnahme nur dann möglich, wenn der Hirntod gemäß den Richtlinien der Bundesärztekammer eindeutig festgestellt ist. Dies ist jedoch im Fall eines Kindes mit Anenzephalie schon allein praktisch nicht möglich, da die entsprechenden Untersuchungen (z. B. EEG) nicht durchgeführt werden können. Ethisch gesehen

10

Tabelle 49.**1** Unterschiede zwischen di- und monochorialen Gemini.

Parameter	Dichoriale Gemini	Monochoriale Gemini
Vorkommen	etwa 70 %	etwa 30 %
Zygotie	Di- oder Monozygotie	immer Monozygotie
Geschlecht	gleich- oder getrenntgeschlechtlich	immer gleichgeschlechtlich
Amnionverhältnisse	immer diamniot	diamniot oder monoamniot (selten, etwa 1 %)
sonographische Zeichen der Plazentation	Lambdazeichen, „dicke“ Trennwand (enthält das Chorion und das Amnion der beiden Feten, also dichoriale, diamniote Plazentation)	T-Zeichen (nur bei diamnioten Verhältnissen), „dünne“ Trennwand (enthält nur das Amnion, also monochoriale diamniote Plazentation); keine Trennwand bei monochorial-monoamnioter Plazentation
Gefahren	strukturelle Malformationen, Wachstumsretardierung, vorzeitige Wehen, Zervixinsuffizienz, maternale Anämie	strukturelle Malformationen, Wachstumsretardierung, vorzeitige Wehen, Zervixinsuffizienz, maternale Anämie, fetofetales Transfusionssyndrom durch plazentare Anastomosen (in etwa 10 – 20 % der Fälle; Lasertherapie möglich)
Geburt	in der Regel Spontanpartus möglich; **Cave:** Lageanomalien, insbesondere des zweiten Zwillings	bei monoamnioten Verhältnissen wegen möglicher Nabelschnurkomplikationen elektive Sectio caesarea empfohlen
Besonderheiten	Fetozid möglich, ab 2. Trimenon risikoreicher	selektiver Fetozid nicht möglich, da plazentare Anastomosen bestehen; TRAP-Sequenz (s. Fall 50)

darf eine medizinische Maximalversorgung nur dann durchgeführt werden, wenn sie auch tatsächlich der Person, die behandelt wird, dient. In diesem Fall würde das Kind aber nur behandelt werden, um seine Organe für andere zu nutzen. Aus diesen Gründen ist die medizinische Behandlung eines Kindes mit Anenzephalie nur mit dem Ziel, es als Organspender am Leben zu halten, nicht vertretbar.

Literatur

Doray B, Favre R, Gasser B et al. Recurrent neural tube defects associated with partial trisomy 2p22-pter: report of two siblings and review of the literature. Genet Couns 2003; 14: 165 – 172

Jecker NS. Anencephalic infants and special relationships. Theor Med 1990; 11: 333 – 342

Lee YM, Cleary-Goldman J, Thaker HM, Simpson LL. Antenatal sonographic prediction of twin chorionicity. Am J Obstet Gynecol 2006; 195: 863 – 867

Sepulveda W, Sebire NJ, Hughes K, Odibo A, Nicolaides KH. The lambda sign at 10 – 14 weeks of gestation as a predictor of chorionicity in twin pregnancies. Ultrasound Obstet Gynecol 1996; 7: 421 – 423

Stenhouse E, Hardwick C, Maharaj S, Webb J, Kelly T, Mackenzie FM. Chorionicity determination in twin pregnancies: how accurate are we? Ultrasound Obstet Gynecol 2002; 19: 350 – 352

The Medical Task Force on Anencephaly. The infant with anencephaly. NEJM 1990; 322: 669 – 674

Fall 50 TRAP-Sequenz (TRAP: Twin reversed arterial Perfusion)

Präsentation

Anamnese

28-jährige Frau; 1 G, 0 P. Vorstellung in der SSW 21 + 5. Die Schwangerschaft war laut Frauenarzt als Zwillingsschwangerschaft angelegt gewesen, habe sich dann aber als Einlingsschwangerschaft fortgesetzt. Leere Eigen- und Familienanamnese.

Sonographischer Befund

- unauffälliger, zeitgerecht entwickelter Fetus

Besonderheiten

- hydropischer Anteil mit Thoraxstrukturen (Rippenanlagen) darstellbar und auch Anlage beider unterer Extremitäten zu erkennen
- keine Darstellung von Kopf und Herz, ebenso lässt sich keine obere Extremität darstellen; Gesamtmetrik: 5,2 cm × 8,1 cm
- minimales Dopplersignal als Zeichen einer weiterhin bestehenden intakten Perufusion

Pränatale Diagnose

Arcardius acranius bei monochorialer Geminischwangerschaft (Abb. 50.**1**).

Weitere Diagnostik

Eine Amniozentese war bei der klaren pränatalen Diagnose nicht indiziert.

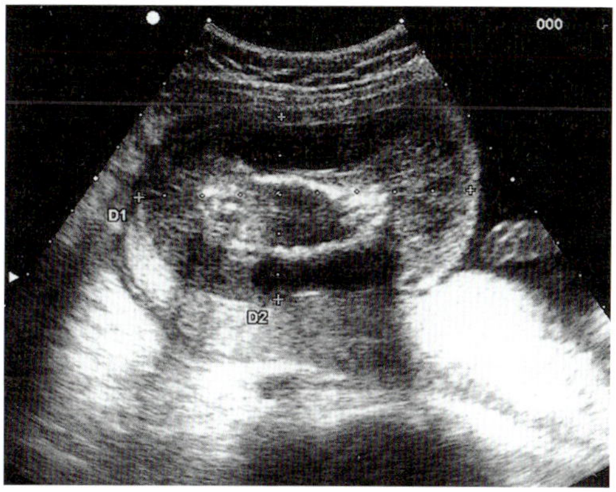

Abb. 50.**1** Hydropischer Anteil des Acardius acranius. Darstellung des Thorax mit Rippenanlage.

Pränataler Verlauf

Dem Ehepaar werden die Befunde und Risiken des Krankheitsbildes erklärt und weitere engmaschige Verlaufskontrollen vereinbart. Besonderes Augenmerk muss dabei auf den gesunden Zwilling gerichtet werden, der durch die erhöhte Pumpleistung von einer kardialen Insuffizienz bedroht ist.

Wiedervorstellung in der SSW 23 + 6. Weiterhin positive Durchblutung und deutliches Wachstum im Acardius acranius.

Das Ehepaar wird zudem zur möglichen intrauterinen Lasertherapie in einem Zentrum vorgestellt. Wegen der Größe des Acardius acranius und der ungünstigen Lage wird dort eher zu einem konservativen Vorgehen geraten.

In der SSW 28 + 5 dann erstmals auffällige fetale Dopplerbefunde des regelrecht angelegten Geminus mit Zeichen der Zentralisation (ACM: RI 61 %) und enddiastolischem Blockbild der A. umbilicalis. Die Gesamtgröße des Acardius acranius ist sonographisch nicht komplett erfassbar. Es erfolgen die stationäre Aufnahme, die Durchführung einer Lungenreifebehandlung und die Vorbereitung zur Sectio caesarea.

Peri- und postnataler Verlauf

Perinataler Verlauf

Die Sectio caesarea kann in der SSW 29 + 0 komplikationslos durchgeführt werden. Es wird ein Junge entwickelt (1220 g; APGAR: 5/8/9; NSpHa: 7,30). Der hydropische Acardius-acranius-Anteil wird durch Punktion reduziert und kann dann mühelos aus dem Uterus herausluxiert werden (Abb. 50.**4** bis Abb. 50.**6**).

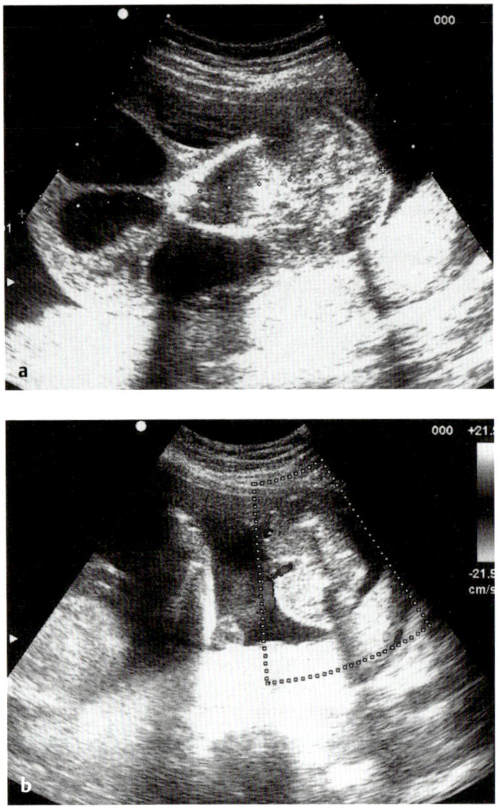

Abb. 50.**2 a, b**
a Darstellung des deutlich progredienten Acardius-acranius-Anteils (Länge: 11,8 cm).
b Darstellung des positiven Dopplersignals im Bereich des Nabelschnureintritts des Acardius acranius.

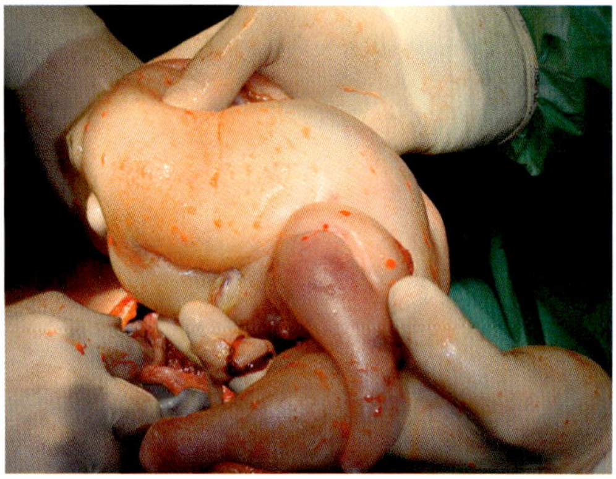

Abb. 50.**4** Acardius-acranius-Anteil am Operationstisch.

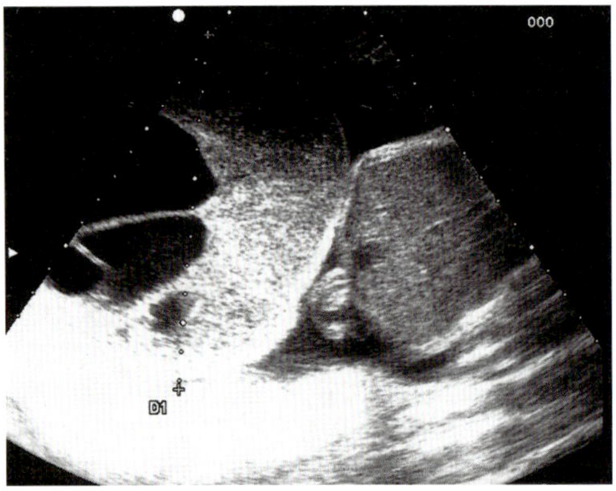

Abb. 50.**3** Größenverhältnis des Acardius acranius (rechts) zum Abdomen des „Pumpgeminus".

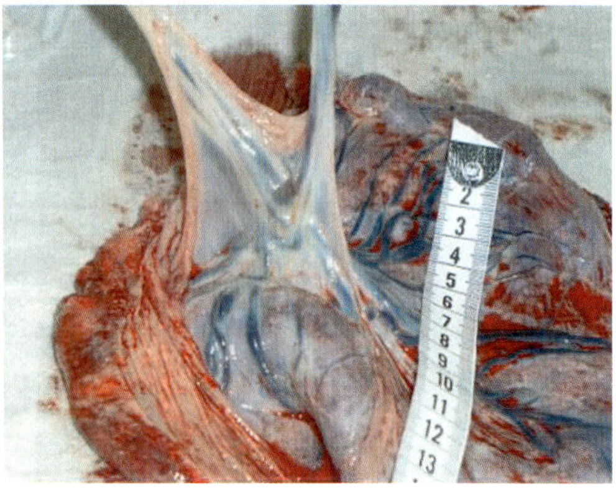

Abb. 50.**5** Die Plazenta zeigt makroskopisch die Gefäßanastomose, die typischerweise nahe des Nabelschnuransatzes liegt. Die Nabelschnur des Acardius acranius enthält nur 2 Gefäße. Es bestätigt sich auch die MC/DA-Situation.

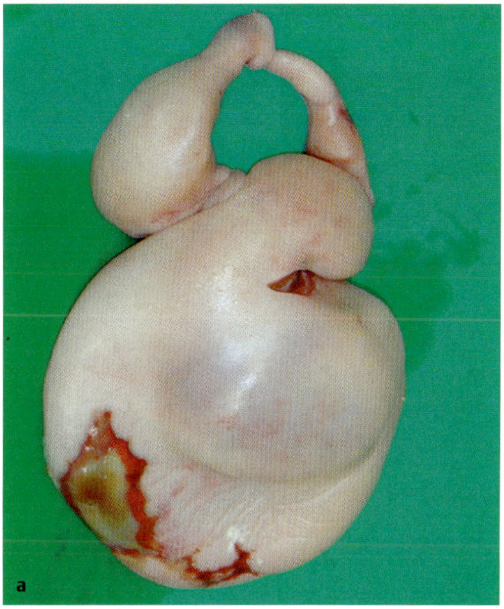

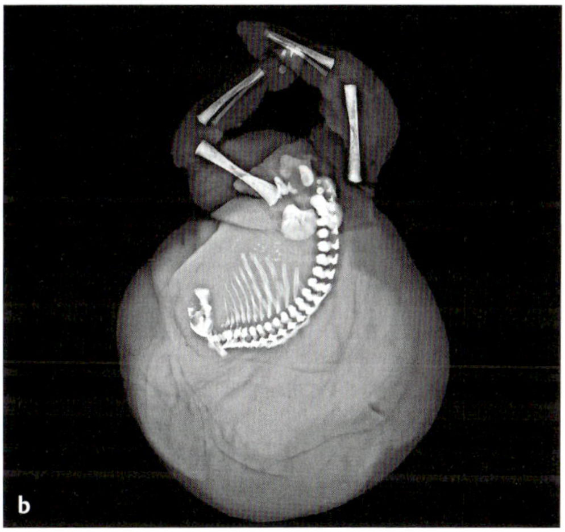

Abb. 50.**6 a, b**
a Präparat des Acardius acranius.
b Röntgenbild des Acardius acranius.

Postnataler Verlauf des gesunden Zwillings

Der frühgeborene Junge war nach der Geburt ateminsuffizient, erholte sich aber nach kurzfristiger Maskenbeatmung. Er zeigte keine Ödeme oder Ergüsse. Aufgrund eines radiologisch gesicherten Atemnotsyndroms Grad III musste er schließlich intubiert und für 3 Tage beatmet werden. Der Kreislauf des Kindes war in der gesamten Zeit stabil und die Nierenfunktion zufriedenstellend. Bei der Echokardiographie wurden keine Zeichen der intrauterinen Kreislaufbelastung festgestellt. Bei der Ultraschalluntersuchung des Gehirns zeigten sich keine Auffälligkeiten.

Lediglich der Nahrungsaufbau war etwas verzögert, sodass das Kind mit einem Gewicht von 2750 g (3. Perzentile) entlassen wurde.

Postnatale Diagnose

Frühgeborenes, Atemnotsyndrom (ANS), sonst unauffällig.

Prognose des Kindes

Bei der TRAP-Sequenz muss das gesunde Kind die Versorgung der akardialen Anlage mit übernehmen. Die Prognose des gesunden Zwillings hängt von vielen Faktoren ab, so von der Größe des Acardius-acranius-Zwillings, von der Menge des Fruchtwassers und damit von der Bedrohung durch Frühgeburt sowie von der hämodynamischen Belastung durch die vermehrte Pumpleistung. Die Gesamtmortalität beträgt ohne Intervention bis zu 45 – 50 %, nach Lasertherapie bis zu 20 %. Nach der Geburt ist das Kind auf Zeichen der kardialen Dysfunktion hin zu untersuchen.

Praxistipp

TRAP-Sequenz oder Acardius acranius

Die TRAP-Sequenz stellt eine sehr seltene Komplikation einer monochorialen Zwillingsschwangerschaft dar. Die Inzidenz liegt bei 1:35000. Die Ursache besteht in der Regel in der Ausbildung von arterioarteriellen Anastomosen. In ⅔ der Fälle finden sich nur 2 Gefäße in der Nabelschnur des Acardius acranius. Das Bild der Zwillingsschwangerschaft mit parasitärem Zwilling entsteht mutmaßlich durch eine druckbedingte Blutflussumkehr im fetalen Kreislauf. Schon in der frühen Embryonalperiode kommt es so zur mangelnden Ausbildung der oberen Extremität, des Herzen und des Kopfes, und es entsteht ein primitiver Kreislauf mit ausgeprägter Volumenbelastung des Pumpzwillings.

In 70 % der Fälle entwickelt sich ein Polyhydramnion. Pränatale Behandlungsstrategien umfassten früher zunächst die Behandlung der Herzinsuffizienz des „Pumpgeminus“ mit Digitalis. Es wurden auch

Versuche einer Chordokklusion des Acardius acranius beschrieben. Andere Formen der Okklusion, z. B. mit Injektion von Fibrin- oder Histoacrylkleber, haben sich nicht durchgesetzt.
Eine Therapie mit Laserkoagulation ist heutzutage diejenige Option, die dem Paar frühzeitig angeboten werden muss.

Fazit zum Fall

Der Fall zeigt das erfolgreiche Management einer Zwillingsschwangerschaft mit TRAP-Sequenz. Eine Lasertherapie war in diesem Fall nicht möglich, sodass der konservative Weg der möglichst langen Erhaltung der Schwangerschaft gewählt werden musste. Schließlich führte die drohende Kreislaufbelastung des gesunden Feten zur vorzeitigen Entbindung der Frau. Das Frühgeborene hatte postpartal wenige Probleme und konnte gesund entlassen werden.

Literatur

Hecher K, Diehl W, Zikulnig L, Vetter M, Hackelöer BJ. Endoscopic laser coagulation of placental anastomoses in 200 pregnancies with severe mid-trimester twin-to-twin transfusion syndrome. Eur J Obstet Gynecol Reprod Biol 2000; 92: 135 – 139

Hecher K, Lewi L, Gratacos E, Huber A, Ville Y, Deprest J. Twin reversed arterial perfusion: fetoscopic laser coagulation of placental anastomoses or the umbilical cord. Ultrasound Obstet Gynecol 2006; 28: 688 – 691

Lewi L, Jani J, Cannie M et al. Intertwin anastomoses in monochorionic placentas after fetoscopic laser coagulation for twin-to-twin transfusion syndrome: is there more than meets the eye? Am J Obstet Gynecol 2006; 194: 790 – 795

Quintero RA, Morales WJ, Allen MH, Bornick PW, Johnson PK, Kruger M. Staging of twin-twin transfusion syndrome. J Perinatol 1999; 19: 550 – 555

Sergi C, Grischke EM, Schnabel PA. Akardius oder "Twin-Reversed-Arterial-Perfusion"-Sequenz. Bericht über 4 Geminigraviditäten und Übersicht über den aktuellen Stand der therapeutischen Möglichkeiten. Pathologe 2000; 21: 308 – 314

Tan TYT, Sepulveda W. Acardiac twin: a systematic eview of minimally invasive treatment modalities. Ultrasound Obstet Gynecol 2003; 22: 409 – 419

Fall 51 Hydrozephalus mit Makrozephalie, unauffälliger zweiter Zwilling

Präsentation

Anamnese

26-jährige Patientin; Vorstellung in der SSW 22 + 0. Sie selbst war als Frühgeborenes und als Zwilling zur Welt gekommen. Die Schwester sei aufgrund der Frühgeburtlichkeit und einer Neugeborenen-infektion verstorben. Sie selbst habe aufgrund einer Infektion und einer intrazerebralen Blutung als Neugeborene einen Hydrozephalus entwickelt. Dieser war mit einem Shunt versorgt worden. Laut Patientin war im Erwachsenenalter ein Shunt-Wechsel erforderlich gewesen. Aktuell bestehen keine Beschwerden. Leere Familienanamnese.

Sonographischer Befund

- monochoriale, diamniote, zeitgerechte Geminigravidität
- Fetus 1 unauffällig

Besonderheiten bei Fetus 2

- ausgeprägter Hydrocephalus internus ohne Mittellinienverschiebung; Cisterna magna nicht darstellbar
- Fruchtwassermenge in der oberen Norm (AFI: 20)
- fetaler Rücken unauffällig
- Zerebellum in üblicher Form, aber hypoplastisch (17 mm)

Pränatale Diagnose

Geminigravidität, MC/DA, aktuell ohne Hinweis für ein fetofetales Transfusionssyndrom. Hydrocephalus internus bei Fetus 2 (Abb. 51.**1**).

Weitere Diagnostik

Nach ausführlicher Beratung wird eine Amniozentese zur fetalen Karyotypisierung durchgeführt. Sie zeigt unauffällige weibliche Karyotypen für beide Feten. Eine TORCH-Serologie fällt unauffällig aus.

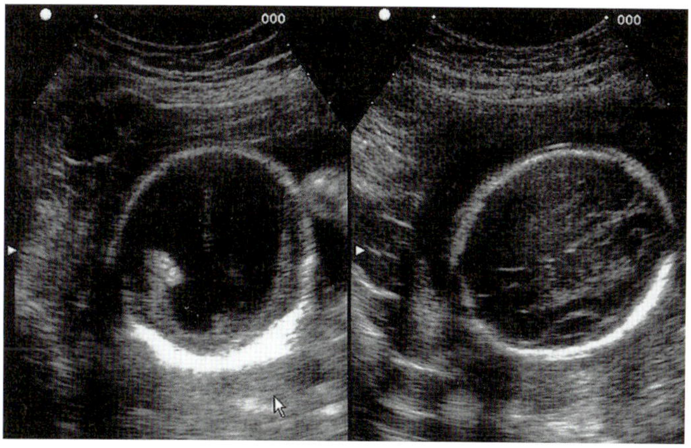

Abb. 51.**1** Fetus 2 im linken Bildanteil mit deutlich aufgeweitetem, echoleerem Ventrikelsystem und nur sehr dünnem Resthirnmantel. Fetus 1 im rechten Bildabschnitt mit unauffälligem sonographischem Schädel.

Pränataler Verlauf

In der SSW 22 + 2 erneute Vorstellung und langes Gespräch mit dem Ehepaar. Bei monochorialer Gravidität ist eine Beendigung der Schwangerschaft des Feten 2 mit Gefahren für den Feten 1 verbunden. Da bei monochorialen Plazentationen auch immer Gefäßanastomosen vorhanden sind, muss im Fall eines selektiven Fetozids oder eines spontanen intrauterinen Versterbens eines Zwillings mit einer Beeinträchtigung und Schädigung des zweiten Kindes gerechnet werden. Bei beiden Kindern ist die Fruchtwassermenge im Verlauf im oberen Normbereich (AFI: jeweils > 20). Sonographisch zeigen sich weiter keine Hinweise für das Vorliegen eines fetofetalen Transfusionssyndroms (s. Fall 53). Zum Ausschluss eines Gestationsdiabetes wird ein oGTT durchgeführt, der positiv ausfällt.

In der SSW 24 + 1 weiterhin ausgeprägter Hydrozephalus des Feten 2 darstellbar. Die Resthirnrinde misst 5,9 mm, und die laterale Ventrikelweite beträgt 17,3 mm. Das Zerebellum ist weiter hypotroph (Länge: 17,6 mm). Die Dopplerwerte sind unauffällig (ACM: RI 77 %; V_{max}: 40,3 cm/s). Das Wachstum der Feten ist bis auf die Makrozephalie des zweiten Feten konkordant.

Der Befund aus der SSW 29 + 1 ist in Abb. 51.**2** dargestellt.

In der SSW 31 + 2 weiter deutlich progredienter Hydrocephalus internus (BIP: 105 mm; KU: 346 mm); ACM mit erhöhtem RI von 82 %. Die Entbindung soll bei Makrozephalie des zweiten Feten per Sectio caesarea erfolgen. Bei sonographischem Verdacht auf Progress des Hydrozephalus ist eine pränatale prognostische Einschätzung schwer. Unter Berücksichtigung des unauffälligen zweiten Zwillings soll eine frühe Frühgeburtlichkeit vermieden werden. Eine weitere pränatale Bildgebung durch eine fetale MRT erfolgt bei fehlender klinischer Konsequenz nicht, wird aber für die postpartale Periode geplant.

Die Wachstumskurven sind in Abb. 51.**3** dargestellt.

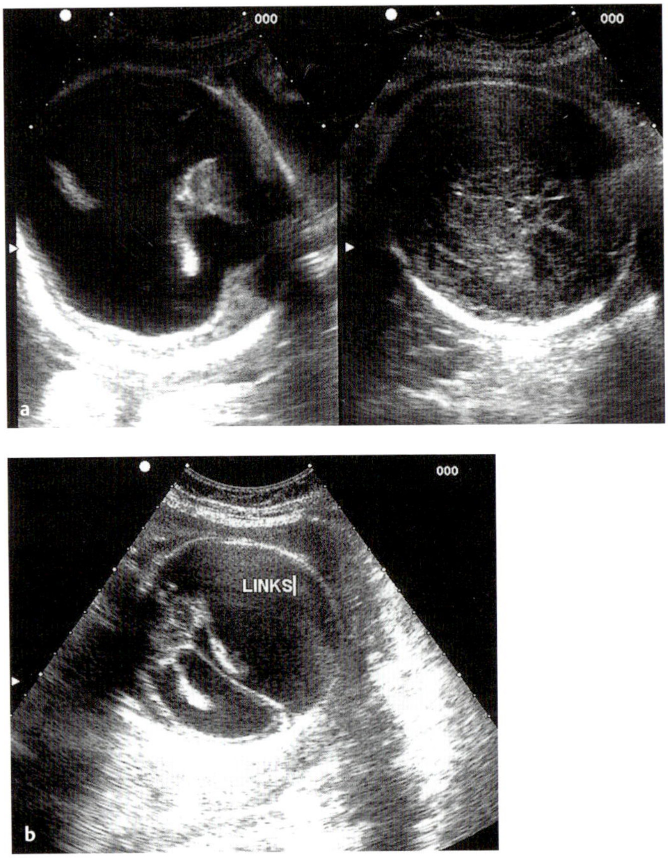

Abb. 51.**2 a, b** Sonographisches Bild in der SSW 29 + 1.
a Deutlicher Progress mit jetzt überproportionalem „Wachstum" des Kopfes des zweiten Feten (Fetus 2: linke Bildhälfte; Fetus 1 zum Vergleich im rechten Bildanteil).
b Hydrozephalus mit scheinbar linksseitig betonter Ausdehnung und entsprechender Mittellinienverlagerung.

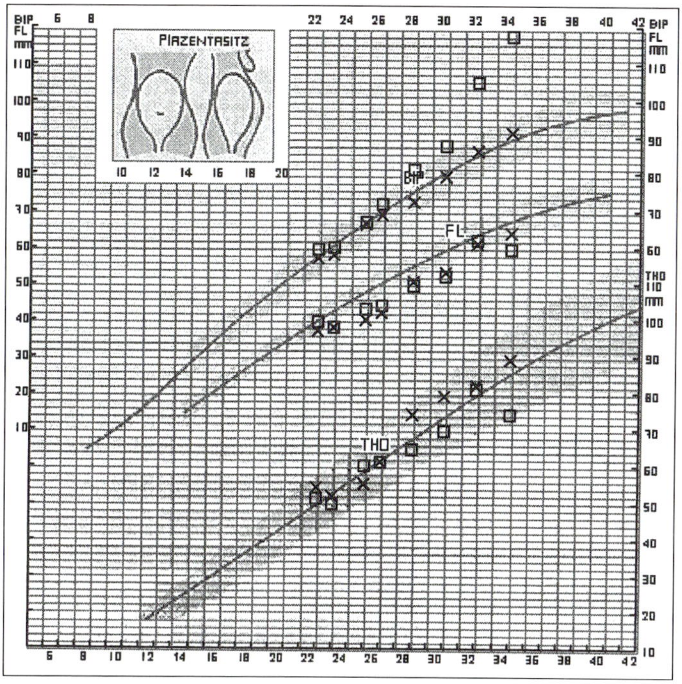

Abb. 51.**3** Wachstumskurven mit deutlich progredientem Kopfwachstum des Feten 2, sonst konkordantes Wachstum.

Peri- und postnataler Verlauf

Perinataler Verlauf

Nach Durchführung einer RDS-Prophylaxe wird in der SSW 34 + 0 eine elektive Sectio caesarea durchgeführt. Sonographisch zu diesem Zeitpunkt deutliche Makrozephalie mit einem KU von 40 cm (> 95. Perzentile) und einem BIP von 11,7 cm (> 95. Perzentile) des Feten 2.

Komplikationslose Geburt. Kind 1: Mädchen, 1975 g; APGAR: 8/9/9; pHa: 7,33. Kind 2: Mädchen, 2235 g; APGAR: 6/8/9; NSpHa: 7,34; Hydrozephalus.

Postnataler Verlauf

Gesundes Kind

Das Mädchen wurde mit einem Kopfumfang von 32 cm geboren (50. Perzentile)und zeigte eine gute primäre Adaptation. Auch in der Folge waren außer vereinzelten Bradykardien keine Besonderheiten zu verzeichnen, sodass es 4 Wochen später entlassen werden konnte.

Krankes Kind

Der Kopfumfang des Kindes betrug 39 cm, was deutlich über der 95. Perzentile liegt (Abb. 51.**4**). Aufgrund einer respiratorischen Störung musste das Kind primär beatmet werden. Als Ursache des massiven Hydrozephalus wurde eine Aquäduktstenose diagnostiziert. Am 2. Lebenstag wurde ein ventrikuloperitonealer Shunt angelegt. Um das Risiko von Hygromen zu vermeiden, wurde bei einem sehr ausgeprägten Hydrozephalus eine langsame Entlastung der Ventrikulomegalie angestrebt. Obwohl das Ventil in diesem Fall sehr hoch eingestellt war (das heißt das Ventil öffnet sich erst dann, wenn ein definierter Druck im Ventrikel überschritten wird), kam es im Verlauf zu einem Hygrom, das neurochirurgisch behandelt werden musste.

Postnatale Diagnose

Hydrocephalus internus bei Aquäduktstenose.

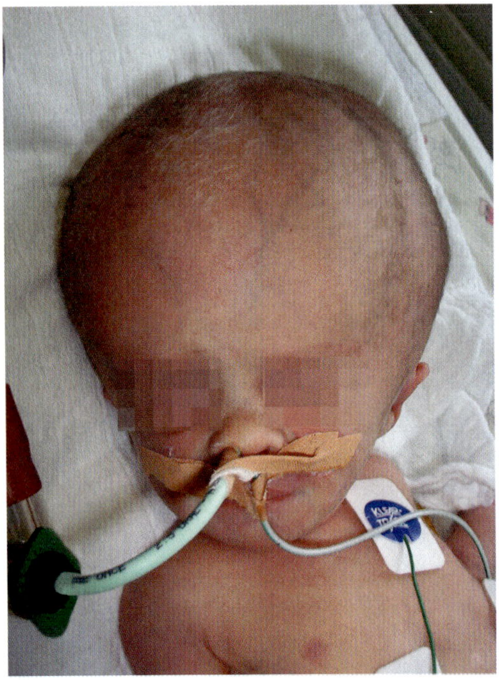

Abb. 51.**4** Deutlicher Hydrozephalus des zweiten Zwillings.

Fazit zum Fall

Abschließende Diagnose: Hydrocephalus internus bei Aquäduktstenose.

Die Mutter der Kinder hat selbst einen mit einem Shunt behandelten Hydrozephalus. Anamnestisch ist dieser als Residuum einer Infektion im Neugeborenenalter zu sehen. Dennoch gibt es auch familiäre Formen der Hydrozephalie. Bei X-chromosomalen Erbgängen sind Jungen die Hauptbetroffenen. In dem hier vorgestellten Fall handelt es sich deshalb eher um ein zufälliges Geschehen. Bei monochorialen Zwillingsschwangerschaften wird der selektive Fetozid eines Geminus in der Regel nicht durchgeführt.

Praxistipp

Vorgehen bei Hydrozephalus mit Makrozephalie
Siehe hierzu auch Fälle 1 und 6.
Die pränatale sonographische Diagnose einer Makrozephalie erfordert neben der Aufklärung der Eltern eine weiterführende Diagnostik (Karyotypisierung und Ausschluss einer Infektion). Eine intrauterine Behandlung mit Shunt-Anlage und/oder Punktion des Ventrikelsystems hat sich als Standard nicht durchsetzten können. Eine Makrozephalie erfordert aus geburtsmechanischer Sicht und zur schonenden Entwicklung des vunerablen Kopfes in der Regel die primäre Sectio caesarea.

Literatur

von Koch CS, Gupta N, Sutton LN, Sun PP. In utero surgery for hydrocephalus. Childs Nerv Syst 2003; 19: 574 – 586

Weller S, Gärtner J Genetic and clinical aspects of X-linked hydrocephalus (L 1 disease): Mutations in the L1CAM gene. Hum Mutat 2001; 18: 1 – 12

Fall 52 Fetaler Aszites eines Zwillings bei akuter Parvovirusinfektion, zweites Kind unauffällig

Präsentation

Anamnese

31-jährige Patientin; 2 G, 1 P. Vorstellung in der SSW 24 + 1. Ein Kind wurde spontan entbunden und die Diagnose eines Situs inversus (thoracalis et abdominalis) gestellt. Aktuell DC/DA-Geminischwangerschaft und Vorstellung zum erweiterten Fehlbildungsausschluss. Es handelt sich um eine konsanguine Ehe ohne nennenswerte Erkrankungen in der Familie.

Sonographischer Befund

- sonographisch sicher Dichorialität (Junge und Mädchen)
- beim männlichen Fetus unauffällige Sonoanatomie

Besonderheiten des weiblichen Fetus

- deutlicher Aszites
- beidseitige milde Pyelektasie
- ACM: V_{max} von 43,2 cm/s, damit erhöhte Flussgeschwindigkeit

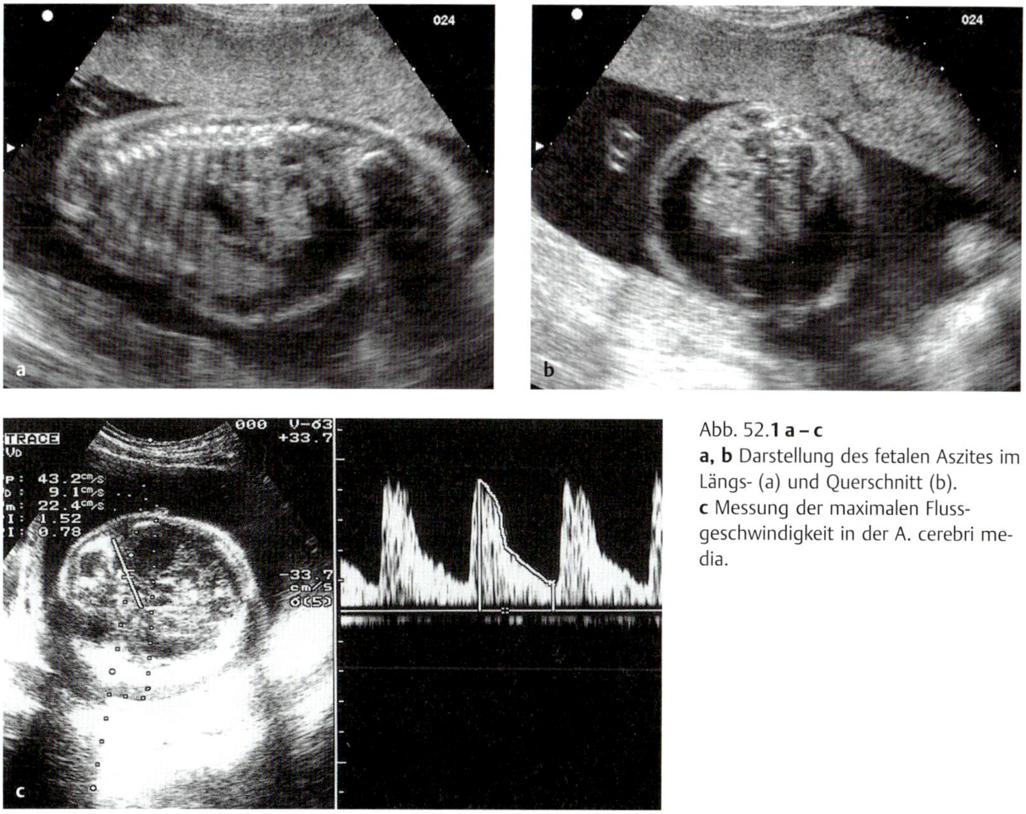

Abb. 52.**1 a – c**
a, b Darstellung des fetalen Aszites im Längs- (a) und Querschnitt (b).
c Messung der maximalen Flussgeschwindigkeit in der A. cerebri media.

Pränatale Diagnose

DC/DA-Gemini, weiblicher Fetus mit Aszites (Abb. 52.**1**). Weitere Abklärung erforderlich.

Weitere Diagnostik

Eine fetale Chordozentese zur Karyotypisierung und Hämoglobinspiegelbestimmung des Mädchens wird empfohlen. Eine TORCH-Serologie wird durchgeführt, und ergänzend soll eine Polymerasekettenreaktion (PCR) für Infektionen des TORCH-Kreises aus dem Fruchtwasser erfolgen.

Pränataler Verlauf

Nach Vorbereitung auch auf eine mögliche intrauterine Bluttransfusion wird am folgenden Tag in der SSW 24 + 2 komplikationslos eine Chordozentese (20-G-Nadel) beim Mädchen durchgeführt. Der fetale Hämoglobinwert liegt bei 7,1 g/dl (Median: 11,6 g/dl). Es erfolgt eine intrauterine Transfusion von 30 ml 0-negativem Blut. Die Kontrolle des Hämoglobinwertes post transfusionem ergibt einen Wert von 14,6 g/dl (Abb. 52.**2**). Eine Amniozentese beim Jungen zur Karyotypisierung erfolgt auf Wunsch der Eltern in üblicher Weise.

Die Ergebnisse der Karyotypisierungen sind unauffällig (46 XX und 46 XY).

Allerdings zeigt sich ein auffälliger Befund bei den Infektionsuntersuchungen: Für das Fruchtwasser des Mädchen fällt die PCR für Parvovirus B19 hochpositiv (> 87,5 Mio. Kopien/ml) aus. Auch die Untersuchung des mütterlichen Serums bestätigt die kürzliche Parvovirus-B19-Infektion (Immunglobulin G: 20 IU/ml; Parvovirus-Immunglobulin M: Index 3,6). Bei der nochmaligen ausführlichen Anamneseerhebung war der Schwangeren ein Kontakt mit Ringelröten nicht erinnerlich. Die Toxoplasmose und die CMV-Serologie fallen negativ aus.

Die zwischenzeitliche Diagnose lautet: frische Parvovirusinfektion des weiblichen Feten.

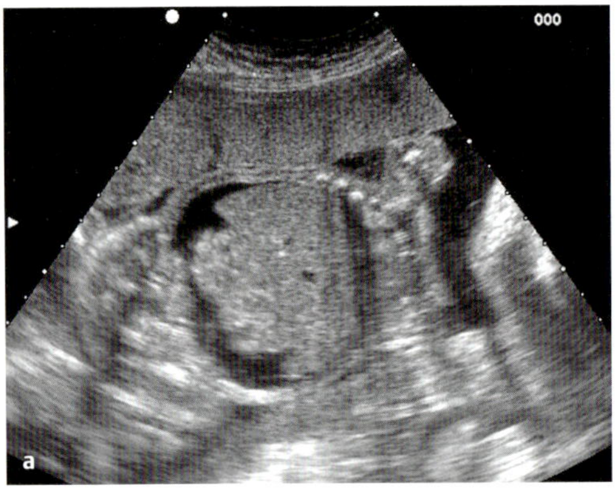

Dem Ehepaar werden die Diagnose und die Ursache für die fetale Anämie als Folge der intrauterinen Infektion mit dem Parvovirus erläutert. Engmaschige Verlaufskontrollen und je nach Befund auch Wiederholungen der intrauterinen Bluttransfusion werden vereinbart. In der SSW 25 + 2 bei der Verlaufskontrolle deutlich rückläufiger fetaler Aszites und V_{max} in der ACM von 31,5 cm/s. Der Junge zeigt keinerlei sonographische Auffälligkeiten. In der SSW 26 + 2 ist beim weiblichen Feten kein fetaler Aszites mehr nachweisbar (Abb. 52.**3**), und die V_{max} in der ACM beträgt 36,1 cm/s (Medi-

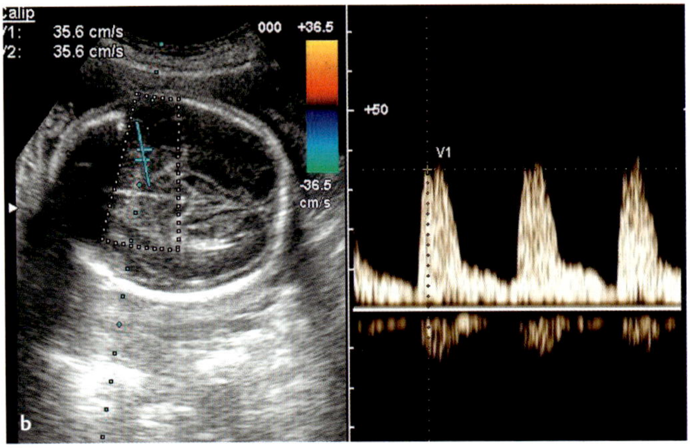

Abb. 52.**2 a, b** Verlaufskontrolle nach intrauteriner Transfusion in der SSW 24 + 4.
a Weiterhin Aszites darstellbar.
b Messung der maximalen Flussgeschwindigkeit in der A. cerebri media (35,6 cm/s).

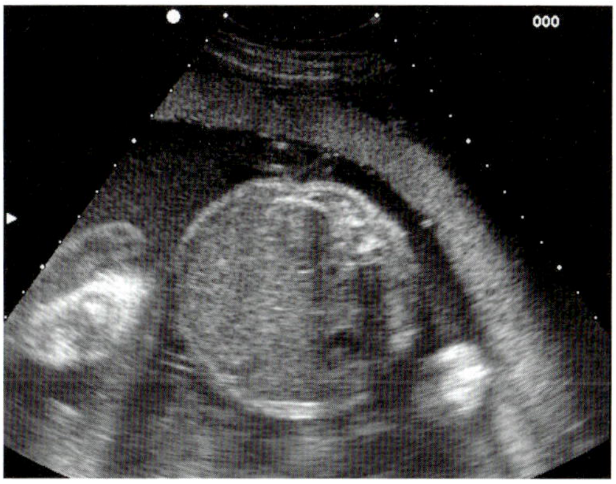

Abb. 52.**3** In der SSW 26 + 2 kein fetaler Aszites mehr nachweisbar.

an: 33,6 cm/s). Der Junge bleibt sonographisch unauffällig.

Es erfolgen wöchentliche Kontrollen zum Ausschluss einer möglicherweise noch folgenden Anämie des Jungen. Ab der SSW 34 + 3 Wachstumsrückstand des männlichen Feten bei unauffälligen fetalen Dopplerwerten (Abb. 52.**4**).

Peri- und postnataler Verlauf

Perinataler Verlauf

Bei weiterhin bestehender Wachstumsdiskrepanz schließlich Geburtseinleitung ab der SSW 37 + 5. Komplikationsloser Spontanpartus in der SSW 38 + 0 aus Schädellage. Mädchen, 3250 g; APGAR: 8/8/9; NSpHa: 7,24. Junge, 2130 g; APGAR: 7/8/10; NSpHa: 7,12.

Postnataler Verlauf

Gesunder, männlicher Zwilling

Das Kind war bezüglich der unmittelbaren Adaptation und des klinischen Untersuchungsbefundes völlig unauffällig, sodass es mit der Mutter zusammen auf der Station bleiben konnte. Auch der Junge wies postnatal im Nabelschnurblut eine positive PCR für Parvovirus B19 bei negativem Immunglobulin-M-Index (0,2; Norm: < 0,9) und erhöhtem Immunglobulin-G-Spiegel (> 50 U/ml; Norm: < 3 U/ml) auf. In der weiteren Entwicklung blieb der Junge unauffällig.

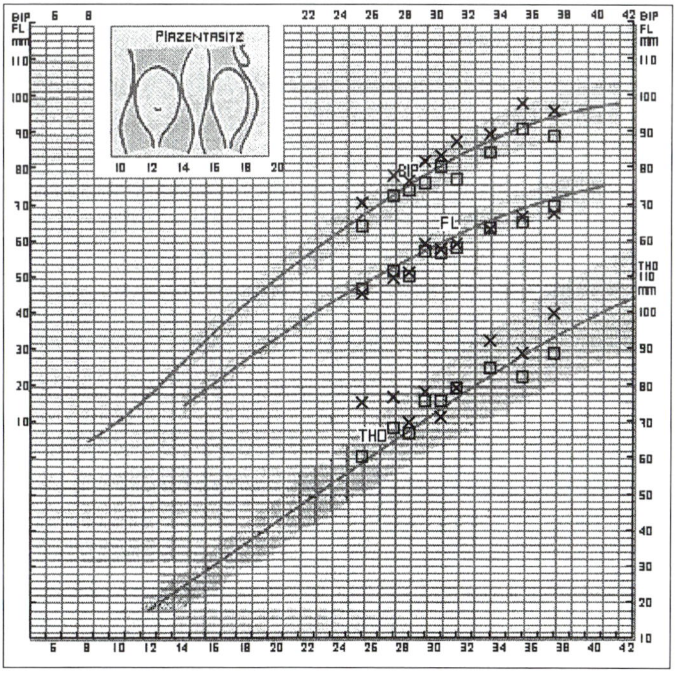

Abb. 52.**4** Ab der SSW 34 Wachstumsdiskordanz im Bereich des Abdomens.

Kranker, weiblicher Zwilling

Nach der Geburt brauchte das Kind über einige Stunden noch zusätzlichen Sauerstoff, konnte aber ausreichend spontan atmen. Der erste Hämoglobinwert betrug 15,4 mg/dl, und es kam im weiteren Verlauf nicht zu einer Anämisierung. Das Kind zeigte besonders im Vergleich zu seinem Zwillingsbruder einige Stigmata, so eine radiale Deviation ohne Radiusdysplasie, eng beieinander liegende Augen und zusätzlich eine grenzwertige Hydronephrose. Die Ultraschalluntersuchungen der inneren Organe einschließlich Herz und Gehirn waren unauffällig. Das klinische Bild konnte nicht sicher zu einem Syndrom oder zu der pränatal vorhandenen Erkrankung zugeordnet werden. Eine Chromosomenanalyse, die noch einmal wiederholt wurde, zeigte ebenfalls einen Normalbefund. Das postnatal aus dem peripheren Blut bestimmte Immunglobulin G für Parvovirus war positiv, das Immunglobulin M negativ, die PCR positiv.

Postnatale Diagnose

Parvovirus-B19-Infektion.

Prognose des Kindes

Eine pränatale Parvovirusinfektion führt vor allem zu den fetalen Komplikationen des nichtimmunologischen Hydrops oder zu einem intrauterinen Fruchttod, der nicht in jedem Fall mit einem Hydrops assoziiert sein muss. Ob das Virus neben seiner Wirkung auf die fetale Blutbildung und der daraus resultierenden Anämisierung auch die Myokardzellen selbst infizieren und so zu einer Dekompensation der fetalen Herzleistung beitragen kann, ist umstritten. Ebenso unsicher ist die Assoziation einer intrauterin überstandenen Parvovirusinfektion mit kongenitalen Malformationen. Assoziationen mit Hydrozephalus, Lippen-Kiefer-Gaumen-Spalte, Mikrognathie, Skelettanomalien, Hepatitis und Kalzifikationen sind beschrieben, aber nicht sicher belegt. Somit konnten auch die in unserem Fall beschriebenen Stigmata nicht sicher auf die Virusinfektion zurückgeführt werden.

Fazit zum Fall

Abschließende Diagnose: Parvovirus-B19-Infektion.

In diesem Fall zeigte sich eine intrauterine Infektion mit dem Parvovirus B19. Interessanterweise war sonographisch nur ein Fetus betroffen und erhielt eine einmalige intrauterine Therapie. Der sonographisch unauffällige Junge zeigte bis auf eine mäßige Wachstumsretardierung pränatal keine Auffälligkeiten.

Eine intrauterine Parvovirusinfektion nur eines Feten einer Zwillingsschwangerschaft ist in der Literatur beschrieben. Durch eine intrauterine Bluttransfusion bei einem Hydrops kann das Risiko des intrauterinen Fruchttods reduziert werden. Ob die pränatale Infektion auch zu postnatal erkennbaren Malformationen führen kann, ist nicht sicher belegt.

Praxistipp

Vorgehen bei pränataler Parvovirus-B19-Infektion

Bei einer Parvovirus-B19-Infektion kommt es temporär zu einer aplastischen Anämie des Feten. Fehlbildungen sind pränatal nicht beschrieben. Eine fetale Infektion ist besonders bis zur SSW 20 als kritisch anzusehen. Die fetale Infektion kann zu einem Hydrops oder zum Versterben des Feten führen. Nur bei 3 – 5 % aller infizierten Schwangeren entwickeln die Feten einen Hydrops fetalis. Das Risiko für eine fetale Erkrankung ist in frühen Schwangerschaftswochen deutlich größer als zum Ende der Schwangerschaft. Das Parvovirus befällt die fetalen Erythrozyten durch Bindung an das Erythrozytenantigen P1, besonders bei den Vorläuferzellen im Knochenmark, und führt dann zur Hämolyse. Auch Myokard- und Endothelzellen können direkt betroffen sein. Die fetalen Erythrozyten haben eine kurze Lebenszeit von etwa 70 – 80 Tagen.

Bei Kontakt der Schwangeren mit dem Parvovirus B19 sollte zunächst eine Serologie bei der Schwangeren durchgeführt werden. Falls sich hier ein unklares Bild zeigt, sollte eine serologische Verlaufskontrolle nach 1 – 2 Wochen erfolgen. Bei sicherer Serokonversion ist eine sonographische Überwachung der Schwangerschaft erforderlich. In der Regel erfolgt dies für die folgenden 10 – 12 Wochen. Mehr als 80 % der infizierten Feten zeigen schon innerhalb der ersten 4 Wochen nach dem Viruskontakt sonographische Auffälligkeiten.

Bei sonographischen Auffälligkeiten, in diesem Fall Aszites und erhöhte Flussgeschwindigkeit in der ACM (s. auch Fälle 58 und 59), sollte zur Bestimmung des fetalen Hämoglobinwerts eine Chordozentese durchgeführt werden. Das eingriffsbedingte Risiko kann bei zusätzlich beschriebener fetaler Thrombozytopenie erhöht sein und liegt auch bei erfahrenen Untersuchern bei 1 – 2 %. Neue Arbeiten berichten für ein Kollektiv von mit dem Parvovirus infizierten Feten eine Inzidenz von 30 – 60 % für begleitende Thrombozytopenien. Ein Eingriff bei Verdacht auf eine fetale Anämie sollte nur in Transfusionsbereitschaft erfolgen. Hierfür wird speziell aufbereitetes 0-negatives Blut verwendet (s. Fall 59). Die Bereitstellung von Thrombozyten ist in einigen Zentren Standard, die Gabe ist wissenschaftlich aber noch nicht belegt. Formeln zur Berechnung des benötigten fetalen Blutvolumens anhand des bestimmten Hämoglobinwerts sind bekannt. Im klinischen Alltag kann als Leithinweis zur Vermeidung einer Übertransfusion auch die während der Transfusion registrierte unauffällige fetale Herzfrequenz dienen. Die möglicherweise schon durch die Anämie bestehende fetale Herzinsuffizienz ist dabei zu berücksichtigen.

Eine Transfusion sollte allgemein bei einem fetalem Hämoglobinwert von < 8 g/dl erfolgen. Ein nach dem Gestationsalter adaptiertes Vorgehen mit Transfusion bei Hämoglobinwerten unterhalb der 5. Perzentile ist zu favorisieren (Tab. 52.**1**). Die Messung der Peak systolic Velocity (PSV) der ACM sollte in standardisierter Form mit dopplersonographischer Identifikation der ACM und Winkelkorrektur stattfinden. Bei einem sonographisch auffälligen Feten und einer PSV von > 1,5 MoM (Multiples of Median) (siehe auch Tabelle 52.**1**) besteht eine Indikation zur Chordozentese und zur intrauterinen Transfusion. Eine erneute Transfusion ist indiziert, wenn die PSV wieder ansteigt.

Literatur

Carbonne B, Castaigne-Meary V, Cynober E et al. Use of peak systolic velocity in the middle cerebral artery in the management of fetal anemia due to fetomaternal alloimmunization. J Gynecol Obstet Biol Reprod 2008; 37: 163 – 169

de Haan TR, Beersma MF, Oepkes D, de Jong EP, Kroes AC, Walther FJ. Parvovirus B19 infection in pregnancy: maternal and fetal viral load measurements related to clinical parameters. Prenat Diagn 2007; 27: 46 – 50

de Haan TR, van den Akker ES, Porcelijn L, Oepkes D, Kroes AC, Walther FJ. Thrombocytopenia in hydropic fetuses with parvovirus B19 infection: incidence, treatment and correlation with fetal B19 viral load. BJOG 2008; 115: 76 – 81

Forestier F, Daffos F, Catherine N, Renard M, Andreux JP. Developmental hematopoiesis in normal human fetal blood. Blood 1991; 77: 2360 – 2363

Foster RT, Allen SR. Differential transmission of parvoviris B19 in a twin gestation: a case report. Twin Res 2004; 7: 412 – 414

Mari G, Adrignolo A, Abuhamad AZ et al. Diagnosis of fetal anemia with Doppler ultrasound in the pregnancy complicated by maternal blood group immunization. Ultrasound Obstet Gynecol 1995; 5: 400 – 405.

Mari G, Deter RL, Carpenter RL et al. Noninvasive diagnosis by Doppler ultrasonography of fetal anemia

Tabelle 52.**1** Referenzwerte für die fetalen Hämoglobinwerte in Bezug zur SSW. Modifiziert nach Mari et al. (2000).

SSW	Fetaler Hämoglobinwert (g/dl)		
	5. Perzentile	**50. Perzentile**	**95. Perzentile**
18	8,9	10,6	12,3
20	9,3	11,1	12,9
22	9,7	11,6	13,4
24	10,1	12,0	13,9
26	10,3	12,3	14,3
28	10,6	12,6	14,6
30	10,8	12,8	14,8
32	10,9	13,1	15,2
34	11,2	13,3	15,4
36	11,3	13,5	15,6
38	11,4	13,6	15,8
40	11,6	13,8	16,0

due to maternal red-cell alloimmunization. Collaborative Group for Doppler Assessment of the Blood Velocity in Anemic Fetuses. N Engl J Med 2000; 342: 9 – 14

Mylonas I, Gutsche S, Anton G, Jeschke U, Weissenbacher ER, Friese K. Parvovirus-B-19-Infektion in der Schwangerschaft. Z Geburtsh Neonatol 2007; 211: 60 – 80

Oepkes D, Seaward PG, Vandenbussche FP et al.; DIAMOND Study Group. Doppler ultrasonography versus amniocentesis to predict fetal anemia. N Engl J Med 2006; 355: 156 – 164

Fall 53 Gemini, fetofetales Transfusionssyndrom

Präsentation

Anamnese

36-jährige Frau; 3 G, 2 P. Vorstellung in der SSW 10 + 1. Beim Frauenarzt war eine „eineiige“ Zwillingsschwangerschaft festgestellt worden. Anamnestisch hatte sie 2 unauffällige Vorschwangerschaften und wurde von 2 gesunden Kindern entbunden (Alter: 2 und 4 Jahre). Leere Familienanamnese.

Sonographischer Befund

- monochoriale, diamniote Zwillingsschwangerschaft
- Fetus 1:
  - SSL: 40,1 mm
  - Dicke der Nackenfalte: 1,4 mm
- Fetus 2:
  - SSL: 41,7 mm
  - Dicke der Nackenfalte: 2,3 mm

Pränataler Verlauf

Bei sonographisch sicher monochorialen Verhältnissen wird die Patientin auf das Risiko der Ausbildung eines fetofetalen Transfusionssyndroms (FFTS) hingewiesen. Das Ersttrimester-Screening soll in der SSW 11 – 14 (bzw. bei einer SSL von 45 – 80 mm), falls erwünscht, durchgeführt werden. Es erfolgt beim niedergelassenen Frauenarzt, der weiterhin eine Diskrepanz der Nackentransparenz bei den Feten feststellt. Das Ehepaar wünscht eine Karyotypisierung, und so wird in der SSW 15 eine Amniozentese durchgeführt. Es werden beide Fruchthöhlen punktiert. Der Karyotyp ist für beide Feten unauffällig und männlich.

Ein oGTT in der SSW 28 fällt unauffällig aus.

Zum Ausschluss eines FFTS werden engmaschige Verlaufskontrollen zwischen der 16. und 24. SSW durchgeführt. Es zeigt sich eine milde Fruchtwasserdiskrepanz (AFI des ersten Feten: 18; AFI des zweiten Feten: 9). Die fetale Magen- und Blasenfüllung ist ebenfalls unterschiedlich. Die Dopplerwerte sind unauffällig. Das fetale Wachstum beider Kinder ist positiv, wobei jedoch eine deutliche Diskordanz im Bereich des Abdomens zu erkennen ist.

Die Fruchtwasserdiskrepanz bleibt bestehen (Abb. 53.**1**), führt aber nicht zu weiteren Maßnahmen (wie z. B. Amnionreduktion), da die Befunde für ein FFTS mild sind.

Die Wachstumskurven sind in Abb. 53.**2** dargestellt.

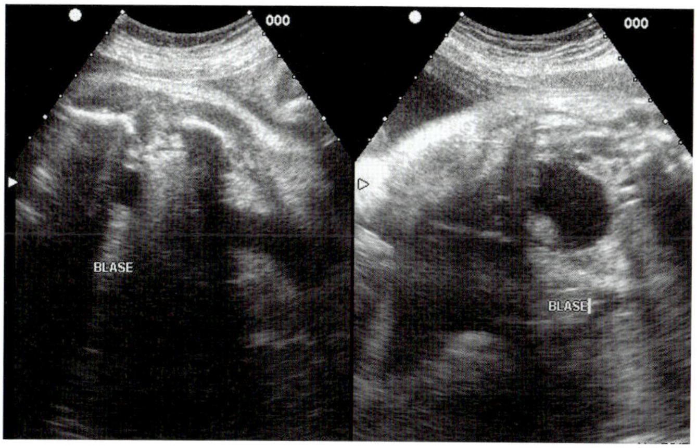

Abb. 53.**1** Darstellung der unterschiedlichen Harnblasenfüllung in der 32. SSW. Donor rechts, Akzeptor links.

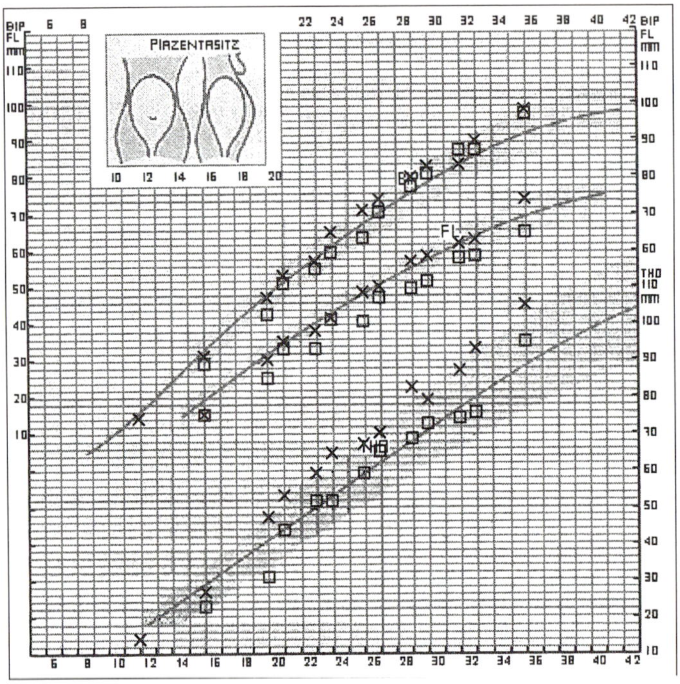

Abb. 53.**2** Milde Wachstumsdiskordanz der Feten im Verlauf, insbesondere im Bereich des Abdomens.

Peri- und postnataler Verlauf

Perinataler Verlauf

Die Patientin stellt sich schließlich mit vorzeitigem Blasensprung in der SSW 35 vor. Bei Beckenendlage des führenden Zwillings wird eine Sectio caesarea durchgeführt. Kind 1: Junge, 3140 g; APGAR: 9/9/10; NSpHa: 7,41. Kind 2: Junge, 2345 g; APGAR: 8/9/10; NSpHa: 7,35.

Plazentahistologie

Bestätigung der monochorialen, diamnioten Verhältnisse.

Postnataler Verlauf

Der erste Zwilling wog mit 3140 g genau 795 g und damit etwa 25 % mehr als sein Bruder. Sein Hämoglobinwert betrug 19,9 g/dl (Hämatokrit: 58 %), der seines Bruders 16,1 g/dl (Hämatokrit: 43 %), was einer Differenz von < 5 g/dl entspricht. Das größere Neugeborene entwickelte leichte respiratorische Anpassungsstörungen, die aber innerhalb von 4 Stunden wieder von selbst rückläufig waren. Eine Hyperviskosität des Blutes war retrospektiv nicht der Grund hierfür, und es gab auch keine weiteren Anzeichen für ein solches Symptom. Der kleinere Zwilling war die gesamte Zeit über klinisch unauffällig.

Bei beiden Kindern wurde eine sorgfältige Sonographie des Gehirns durchgeführt, die keine Auffälligkeiten zeigte. Auch die weitere Entwicklung der Kinder war unauffällig.

Postnatale Diagnose

FFTS.

Prognose des Kindes

Ein FFTS kann recht unterschiedlich verlaufen, je nach dem, wann es in der Schwangerschaft entsteht, welche strukturellen Gefäßanomalien vorliegen und ob es chronisch oder akut ist. Dazu kommt, welche Therapiestrategie beim FFTS eingeschlagen wird. Während das FFTS eine pränatale Diagnose ist und nach dem Vorschlag von Quintero in 5 Stadien eingeteilt werden kann (Tab. 53.**1**),

Tabelle 53.**1** Einteilung des schweren fetofetalen Transfusionssyndroms. Modifiziert nach Quintero et al. (1999).

Stadium	Sonographisches Bild
I	Blase des Donors sichtbar
II	Blase des Donors nicht sichtbar (über 60 Minuten des Untersuchungszeitraums; Nierenversagen)
III	pathologische Dopplerwerte (A. umbilicalis: absent oder reversed enddiastolischer Fluss; negative a-Welle im Ductus venosus)
IV	Hydrops eines oder beider Feten
V	Tod eines oder beider Feten

wird es in der Literatur auch gelegentlich nach klinischen postnatalen (neonatologischen) Kriterien diagnostiziert:

- Gewichtsdifferenz von > 15 % und
- Unterschied der Hämoglobinwerte von > 5 g/dl.

Hierunter fallen in der Regel nur leichte Fälle nach einem akuten Verlauf. Dementsprechend ist die Überlebenswahrscheinlichkeit hoch und auch das Risiko einer schlechten neurologischen Entwicklung gering.

Bei einem ausgeprägten chronischen FFTS beträgt die perinatale Mortalität der Zwillinge 80 – 90 %. Eine erfolgreiche Lasertherapie kann die Überlebenswahrscheinlichkeit für ein Kind um bis zu 80 % und für beide um bis zu 70 % erhöhen. Die Gefahr einer neurologischen Schädigung der überlebenden Kinder ist hoch. Insbesondere wenn ein Zwilling intrauterin verstirbt, ist das Risiko des überlebenden, eine neurologische Schädigung zu erleiden, unabhängig vom jeweiligen Schweregrad hoch.

Fazit zum Fall

Abschließende Diagnose: FFTS.

In diesem Fall handelte es sich um eine sehr milde Verlaufsform eines FFTS. Die postnatalen Befunde wiesen darauf hin, sodass es sich höchstwahrscheinlich nicht nur um eine einfache Wachstumsdiskrepanz von Zwillingen gehandelt hat. Die Unterscheidung ist deshalb wichtig, weil eine intrauterine Therapie in der frühen Schwangerschaft diskutiert werden muss und weil die Kinder nach ihrer Geburt sorgfältig untersucht werden sollten.

Eine künstlerische Darstellung eines FFTS findet sich in Abb. 53.**3**.

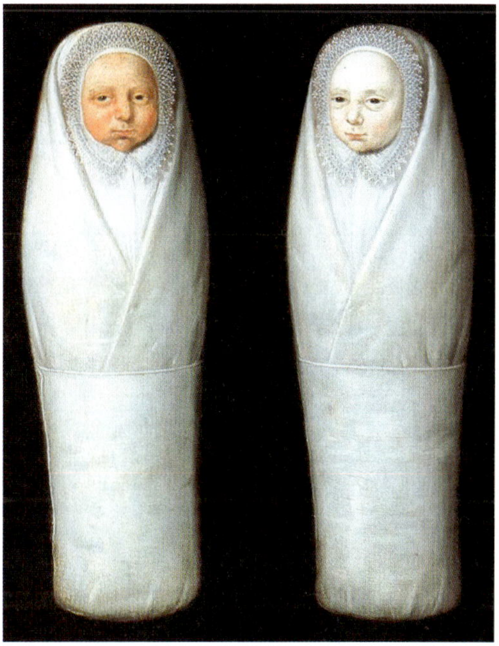

Abb. 53.**3** „De Wikkelkinderen“ (1617). Unbekannter Künstler, Rijksmuseum Amsterdam. Das Bild zeigt männliche Zwillinge mit deutlich unterschiedlicher Hautfarbe, die auf eine fetofetale Transfusion hindeutet. Beide Kinder verstarben am ersten Lebenstag. Nach Berger et al. (2000).

Praxistipp

Fetofetales Transfusionssyndrom (FFTS)

Das FFTS stellt eine schwere Komplikation der monochorialen Zwillingsschwangerschaft dar. Aufgrund von plazentaren Anastomosen kommt es in 20 – 30 % der Fälle zum FFTS mit Ungleichgewicht in der Versorgungssituation der Feten. Dieser Prozess ist dynamisch. Erstes Hinweiszeichen kann, wie auch in diesem Fall, die erhöhte Nackentransparenz nur eines Feten sein. Daneben ist eine frühe Wachstumsdiskordanz verdächtig auf ein Versorgungsungleichgewicht.

Zur frühzeitigen Diagnosestellung des FFTS sollten zwischen der SSW 16 und der SSW 24 bei monochorialen Geminischwangerschaften engmaschige (z. B. 10- bis 14-tägige) sonographische Kontrollen erfolgen.
Die Diagnose eines FFTS wird bei dem typischen Bild eines Polyhydramnions des einen und eines Oligohydramnions des anderen Kindes und zusätzlicher Wachstumsdiskrepanz der Zwillinge gestellt. Es zeigen sich folgende Auffälligkeiten:

- Akzeptor:
  - Polyhydramnion (Fruchtwasserdepot von > 8 cm)
  - deutlich gefüllter Magen und deutlich gefüllte Harnblase
  - „dicke“ Nabelschnur
  - Volumenbelastung
  - Hydrops fetalis bei Herzinsuffizienz
  - variabel: pathologische Dopplerwerte
- Donor:
  - Oligo- bis Anhydramnion (Fruchtwasserdepot von < 2 cm)
  - „Stuck Twin“
  - Blase und Magen wenig oder nicht gefüllt, da eine Anurie des Feten „zur Volumeneinsparung“ besteht
  - Wachstumsrestriktion (Intrauterine Growth Retardation, IUGR)
  - variabel: pathologische Dopplerwerte

In diesen Fällen sollte die Vorstellung in einem Zentrum mit der Möglichkeit der Lasertherapie erfolgen. Diese wird bis zur SSW 24 durchgeführt und sollte den Eltern bei Nachweis eines schweren FFTS angeboten werden.

Weiterführende Informationen

www.eurofoetus. org

Literatur

Berger HM, de Waard F, Molenaar Y. A case of twin-to-twin transfusion 1617. Lancet 2000; 356: 847 – 848

Chiswick M. Assessing ootcomes in twin-twin transfusion syndrome. Arch Dis Child 2000; 83: F165 – F167

Cicotta RB, Gray PH, Phythian G, Rogers YM, Chan FY. Long term outcome of twin-twin transfusion syndrome. Arch Dis Child 2000; 83: F171 – F176

Fox C, Kilby MD, Khan KS. Contemporary treatments for twin-twin transfusion syndrome. Obstet Gynecol 2005; 105: 1469 – 1477

Hecher K, Diehl W, Zikulnig L, Vetter M, Hackelöer BJ. Endoscopic laser coagulation of placental anastomoses in 200 pregnancies with severe mid-trimester twin-to-twin transfusion syndrome. Eur J Obstet Gynecol Reprod Biol 2000; 92:135 – 139

Lewi L, Jani J, Cannie M et al. Intertwin anastomoses in monochorionic placentas after fetoscopic laser coagulation for twin-to-twin transfusion syndrome: is there more than meets the eye? Am J Obstet Gynecol 2006; 194: 790 – 795

Quintero RA, Morales WJ, Allen MH, Bornick PW, Johnson PK, Kruger M. Staging of twin-twin transfusion syndrome. J Perinatol. 1999; 19: 550 – 555

Seng YC, Rajadurai VS. Twin-twin transfusion syndrome: a five year review. Arch Dis Child 2000; 83: F168 – F170

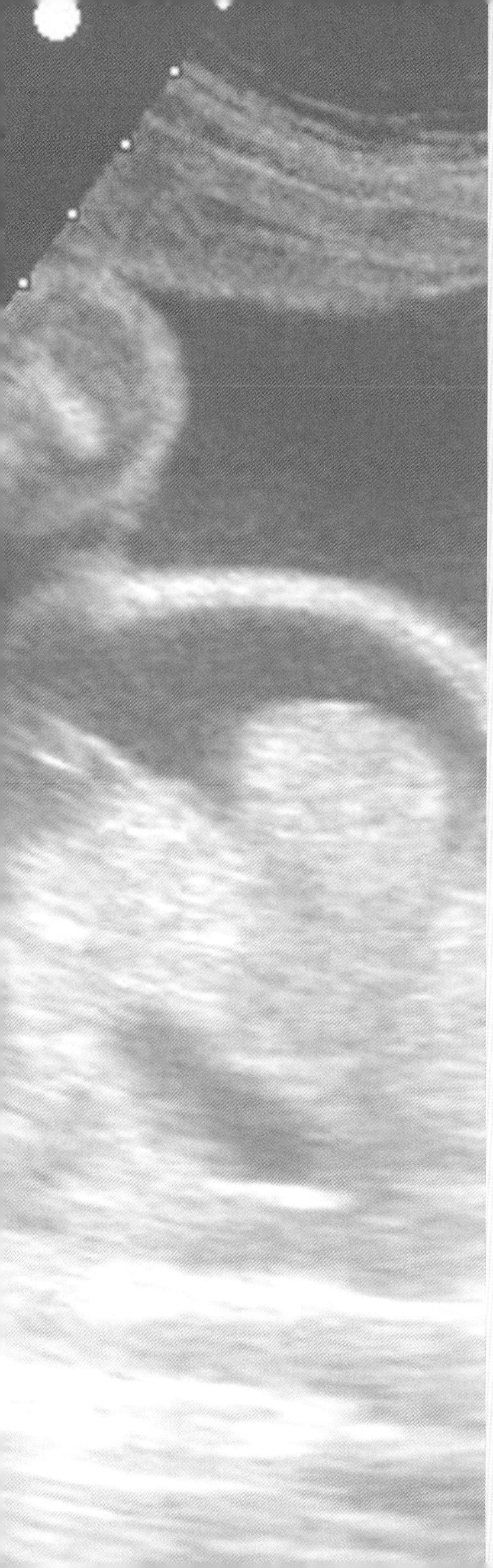

11 Hydrops fetalis

Fall 54 Pena-Shokeir-Syndrom

Präsentation

Anamnese

24-jährige Frau; 1 G, 0 P. Vorstellung zur Sonographie in der SSW 30 + 0. Beim Feten waren Flüssigkeitsansammlungen im Kopfbereich festgestellt worden. Es handelt sich um eine konsanguine Ehe ersten Grades ohne berichtenswerte Erkrankungen in der Familie. Die jetzige Schwangerschaft sei bis zum Zeitpunkt der Vorstellung unauffällig gewesen.

Sonographischer Befund

- Biometrie bis auf Röhrenknochen zeitgerecht
- unauffällige fetale Dopplersonographie (A. umbilicalis: RI von 62 %; ACM: V_{max} von 39,7 cm/s)

Besonderheiten

- Polyhydramnion
- lange Röhrenknochen verkürzt (< 5. Perzentile), aber in regelrechte Form
- Magen nicht darstellbar
- deutliche Doppelkontur an der gesamten Körperoberfläche und besonders am Kopf mit bis zu 9,5 mm breiter, echodichter Haut
- auffällige Fuß- und Handstellung
- fetales Profil mit Mikrognathie
- tiefer Nabelschnuransatz
- auffälliges biophysikalisches Profil mit Akinesie des Feten

Pränatale Diagnose

Verdacht auf syndromale Fehlbildung, z. B. Pena-Shokeir-Syndrom (Abb. 54.**1** und Abb. 54.**2**). Sonographisch keine Anämiezeichen (unauffällige V_{max} der ACM).

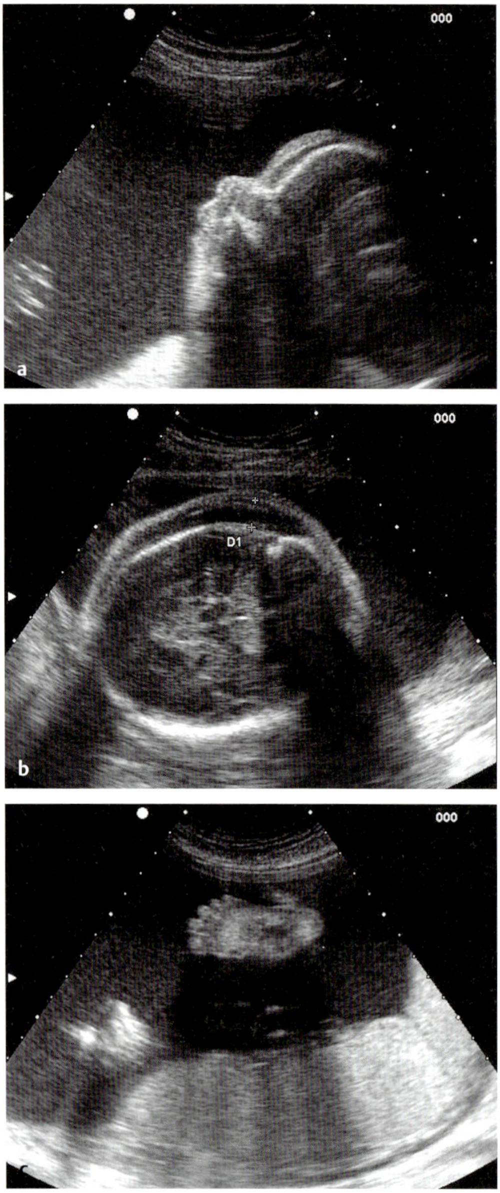

Abb. 54.**1 a – c**
a Profil mit Mikrognathie und Hautödem.
b Hautödem im Bereich des Kopfes.
c Typische „tatzenartige" Fußdarstellung.

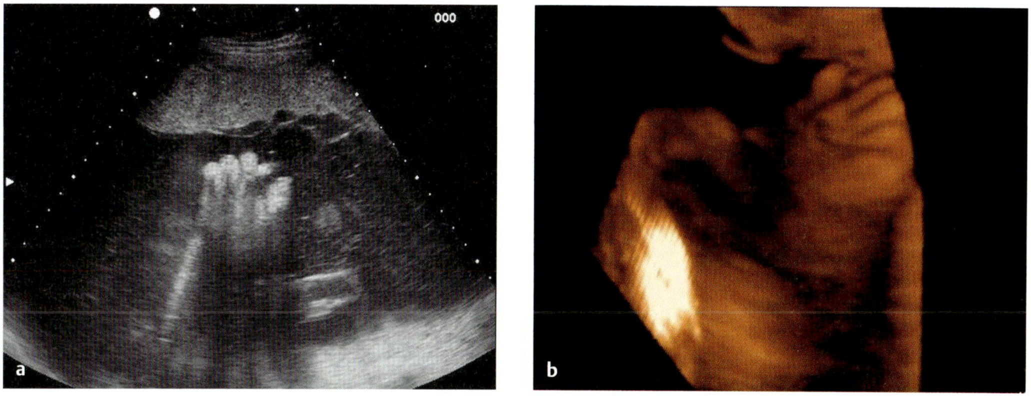

Abb. 54.**2 a, b** Handfehlhaltung in 2D- (a) und 3D-Darstellung (b). Überlappung des 2. und des 4. Fingers.

Weitere Diagnostik

Zur Karyotypisierung wird eine Amniozentese durchgeführt (unauffälliger weiblicher Karyotyp). Ebenso erfolgt eine TORCH-Serologie (ebenfalls unauffälliges Ergebnis). Ein durchgeführtes Antikörper-Screening fiel negativ aus. Die Blutgruppe der Mutter ist 0 positiv.

Pränataler Verlauf

Dem Ehepaar werden die sonographischen Auffälligkeiten erläutert, und nach Durchführung der invasiven Diagnostik werden Verlaufskontrollen vereinbart. In der SSW 31 + 0 erneute Vorstellung; progredientes Polyhydramnion, unauffällige fetale Dopplersonographie (A. umbilicalis: RI von 64 %). Der Fetus zeigt weiterhin während eines längeren Untersuchungsintervalls keine aktiven Bewegungen. In der SSW 32 + 0 wird die Patientin bei silentem CTG eingewiesen. Das CTG ist pathologisch mit fehlender Oszillation und ohne Akzelerationen (Abb. 54.**3**).

Abb. 54.**3** Pathologisches Kardiotokogramm in der SSW 32 + 0 (Kaum sichtbare Linie: mütterliche Herzfrequenz).

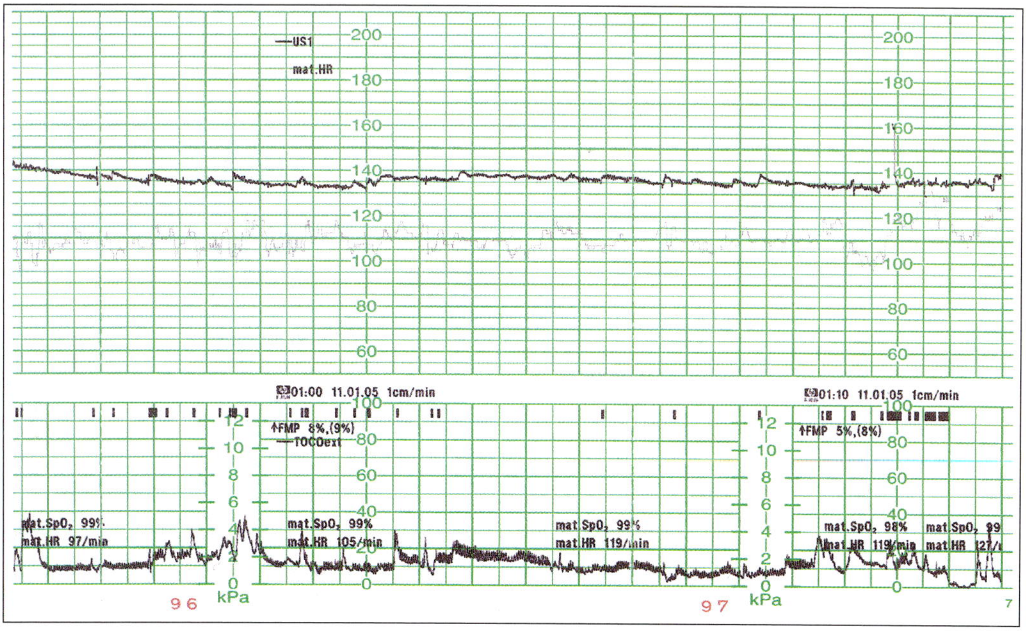

Die Doppleruntersuchung fällt weiterhin unauffällig aus (A. umbilicalis: RI von 55 %). Positives Wachstum bei gleichbleibenden fetalen Auffälligkeiten. Das Ehepaar lehnt eine stationäre Aufnahme zur Überwachung des Feten ab. Eine eingehende Risikoberatung findet statt. Das Ehepaar drückt deutlich den Wunsch aus, „das Schicksal so zu nehmen, wie es kommt". Auch weitere invasive Maßnahmen, z. B. eine Entlastungspunktion zur Reduktion des Polyhydramnions, werden von dem Ehepaar abgelehnt. In der SSW 32 + 4 erneute Kontrolle mit gleichbleibenden Befunden.

Peri- und postnataler Verlauf

Perinataler Verlauf

Wenige Tage später, in der SWW 33 + 1 stationäre Aufnahme mit vorzeitiger Wehentätigkeit. Es kommt zu einer sehr raschen Muttermunderöffnung und zum Spontanpartus; Mädchen, 1700 g, 41 cm; APGAR: 1/3/4; NSpHa: 7,34.

Postnataler Verlauf

Das weibliche Neugeborene zeigt ein auffälliges Profil (Abb. 54.**4**). Extremitäten in Fehlstellung fixiert und verdickte Haut, die den gesamten Körper wie ein Panzer umgibt. Bei auffällig kleinem Thorax ist es nicht möglich, das Kind postpartal zu stabilisieren. Aufgrund einer schweren Lungenhypoplasie verstirbt das Kind am selben Tag.

Postnatale Diagnose

Prognose des Kindes

In diesem Fall war die Akinesie des Feten der entscheidende Hinweis für das Vorliegen eines Pena-Shokeir-Syndroms und somit für die schlechte Prognose des Kindes. Deshalb wurde mit den Eltern schon vor der Geburt über die Option eines palliativen Vorgehens nach der Geburt gesprochen, wenn sich der Verdacht klinisch eindeutig bestätigen würde. Beim Pena-Shokeir-Syndrom ist vor allem die Lungenhypoplasie die lebensentscheidende Fehlbildung. Bezüglich des Vorliegens einer Arthrogryposis im Allgemeinen ist die Prognose schwerer zu beurteilen, da sie verschiedene Ursachen und ebenso verschiedene Ausprägungen hat.

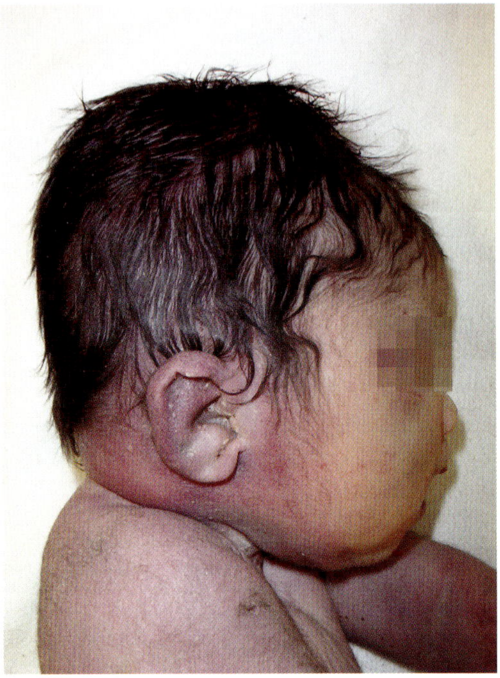

Abb. 54.**4** Postmortales Bild mit Hautödem und auffälligem Profil.

Fazit zum Fall

Abschließende Diagnose: Pena-Shokeir-Syndrom.

Im vorliegenden Fall zeigte sich ein pränatal eindrückliches Bild. Eine pränatale Therapie konnte nicht angeboten werden.

Bei pränatalem Verdacht auf eine letale Fehlbildung sind ausführliche Gespräche mit den Eltern von großer Bedeutung. Die pränatale Diagnosestellung kann helfen, das Paar auf das mögliche intrauterine oder auch postpartale Versterben des Kindes vorzubereiten.

Pena-Shokeir-Syndrom (Fetal Akinesia Deformation Syndrome, FADS)

Das Pena-Shokeir-Syndrom beschreibt eine Subform der Arthrogryposis multiplex congenita (AMC) mit Kamptodaktylie, Gesichtsanomalien und sekundärer Lungenhypoplasie. Das Syndrom ist sehr selten. Das Polyhydramnion kommt durch die fehlende Schluckbewegung des Feten zustande. Deshalb war in dem beschriebenen Fall der Magen nicht darstellbar. Die fehlende Schluckfähigkeit führt zur Lungenhypoplasie, die als Ursache für die infauste Prognose bei Pena-Shokeir-Syndrom gelten darf.

Die AMC ist eine Systemerkrankung des Bindegewebes und der Skelettmuskulatur. Es liegen verschiedene heterogene Formen vor. Die Inzidenz der AMC liegt bei 1:10000. Die Erkrankung tritt sporadisch auf (spontane Neumutation) und wird selten auch vererbt. Bei positiver Familienanamnese lässt sich oft ein Genlokus bestimmen, und neben der genetischen Beratung kann dann auch eine pränatale Diagnostik angeboten werden.

Es werden 3 verschiedene Typen der Arthrogryposis unterschieden:

- Typ 1: Befall der Extremitäten
- Typ 2: zusätzliche Fehlbildungen der inneren Organe
- Typ 3: zusätzliche neurologische Auffälligkeiten (besonders ausgeprägte Form)

Die Therapie der Arthrogryposis besteht postnatal in physio- und ergotherapeutischen Maßnahmen. Auch operative Korrekturen sind in der Regel angezeigt.

Praxistipp

Biophysikalisches Profil

Das bekannteste Score-System zur sonographischen intrauterinen Zustandsbeurteilung des Feten wurde von Manning und Mitarbeitern im Jahre 1980 eingeführt. In einem definierten Untersuchungszeitraum (maximal 30 Minuten) werden je 2 Punkte für fetale Bewegungen, fetalen Tonus, fetale Atembewegungen und Fruchtwassermenge verteilt. Die höchste Punktzahl ist somit 8. In den ursprünglichen Score ging auch das CTG mit ein.

In der klinischen Praxis werden Score-Systeme zur Evaluierung des Feten in modifizierter Form eingesetzt. Studien konnten keine Veränderung der perinatalen Morbidität und Mortalität durch Einbeziehung dieser Systeme in die pränatale Diagnostik zeigen.

Hilfe für Betroffenen

www.arthrogryposis. de

Literatur

Manning FA. Fetal biophysical profile: a critical appraisal. Clin Obstet Gynecol 2002; 45: 975 – 985

Pena SD, Shokeir MH. Syndrome of camptodactyly, multiple ankyloses, facial anomalies and pulmonary hypoplasia – further delineation and evidence for autosomal recessive inheritance. Birth Defects Orig Artic Ser 1976; 12: 201 – 208

Sohn C, Tercanli S, Holzgreve W. Ultraschall in Gynäkologie und Geburtshilfe, 2. Aufl. Stuttgart: Thieme; 2003

Fall 55 Hydrops fetalis

Präsentation

Anamnese

30-jährige Patientin; 2 G, 1 P. Vorstellung in der SSW 27 + 5. Beim niedergelassenen Frauenarzt waren ein fetaler Aszites und ein Hydrothorax gesehen worden. Eine Entlastungspunktion des Hydrothorax und eine Karyotypisierung waren außerhalb bereits erfolgt. Der fetale Karyotyp war unauffällig. Nun Vorstellung zur Einholung einer Zweitmeinung.

Sonographischer Befund

- Biometrie für Femur und Kopf zeitgerecht
- fetale Dopplersonographie unauffällig (A. umbilicalis: RI von 66 %; Ductus venosus mit unauffälliger positiver a-Welle)

Besonderheiten

- Abdomen wegen Aszites weit oberhalb der 95. Perzentile
- beidseitiger Hydrothorax
- Polyhydramnion

Pränatale Diagnose

Hydrops fetalis (Abb. 55.**1**).

Weitere Diagnostik

Die Diagnostik wurde bei bereits durchgeführter Amniozentese um eine TORCH-Serologie erweitert, die ein unauffälliges Ergebnis zeigte. Die Blutgruppe der Schwangeren war A positiv, ein Antikörper-Screening war unauffällig.

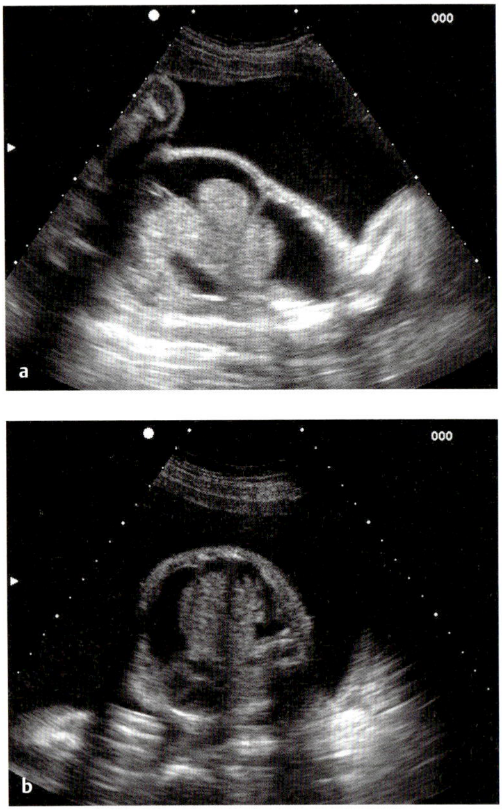

Abb. 55.**1 a, b** Darstellung des Hydrops fetalis mit Aszites und deutlichem Hydrothorax in der SSW 27 + 5.
a Längsschnitt.
b Querschnitt.

Pränataler Verlauf

Bei deutlichem Polyhydramnion (AFI: 30) wird in der SSW 27 + 5 eine Entlastungspunktion (2200 ml) durchgeführt. Eine Shunt-Einlage bei Hydrothorax erfolgt unter sonographischer Kontrolle und mit einer Analgosedierung unter prophylaktischer Tokolyse. Bei weiterhin ausgeprägtem Polyhydramnion wird eine erneute Entlastungspunktion in der SSW 28 + 1 durchgeführt

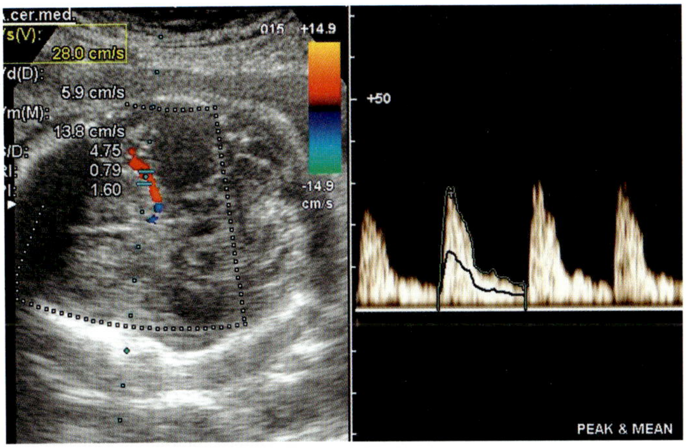

Abb. 55.**2** Unauffällige maximale Flussgeschwindigkeit in der A. cerebri media in der SSW 28 + 4.

(1500 ml). Die fetale Überwachung erfolgt intermittierend mittels CTG. Die fetale Herzfrequenz ist unauffällig; gute Oszillationen und Akzelerationen. Der Dopplersonographiebefund aus der SSW 28 + 4 ist in Abb. 55.**2** dargestellt.

Peri- und postnataler Verlauf

Perinataler Verlauf

In der SSW 29 + 1 Entwicklung von Wehentätigkeit und sehr rasche Muttermunderöffnung. Spontanpartus aus Schädellage; Junge, 1505 g; APGAR: 2/4/3; NSpHa: 7,39. Es zeigt sich ein echter Nabelschnurknoten.

Die pathologische Untersuchung der Plazenta ergibt eine ausgereifte Plazenta, der SSW 30 entsprechend.

Postnataler Verlauf

Das Kind wurde nach seiner Geburt sofort intubiert und maschinell beatmet. Noch im Kreißsaal wurden eine rechtsseitige Thoraxdrainage und ein Nabelvenenkatheter gelegt. Die periphere Sauerstoffsättigung lag nie über 70 %. Auch nach Drainage der anderen Thoraxseite, aus der sich ebenfalls mehrere Milliliter Flüssigkeit entleerten, konnte die Beatmungssituation nicht verbessert werden. Das Kind wurde bradykard und war trotz einer kardiopulmonalen Reanimation nicht zu retten.

Postnatale Diagnose

Die Eltern willigten nicht in eine Obduktion ein, sodass mit den vorhandenen Daten keine Diagnose gefunden werden konnte.

Prognose des Kindes

Besonders bezüglich der Prognose ist die Unterscheidung zwischen dem sogenannten immunologischen und dem nichtimmunologischen Hydrops fetalis sinnvoll. Unter Letzterem werden verschiedene Erkrankungen subsumiert, die zur Ausbildung von Flüssigkeitsansammlungen in den Körperhöhlen und der Haut des Feten führen, während beim immunologischen Hydrops die Ursache in einer Anämisierung des Feten durch Hämolyse im Rahmen einer Erythroblastose besteht, was durch intrauterine oder postnatale Transfusionen gut behandelbar ist.

Dem nichtimmunologischen Hydrops können genetische Erkrankungen, Stoffwechselstörungen sowie mechanische Behinderungen des Lymphabflusses oder der venösen Drainage zugrunde liegen, die jede für sich sehr unterschiedliche Prognosen haben. Eine nicht unerhebliche Anzahl von Fällen (30 – 60 %) kann nicht geklärt werden. Die Mortalitätsrate des idiopathischen Hydrops fetalis wird in manchen Fallserien mit bis zu 80 % angegeben.

Hydrops fetalis

Siehe hierzu auch Fall 18.

Ein Hydrops fetalis liegt laut Definition bei Flüssigkeitsansammlungen in mindestens 2 Körperhöhlen und bei einem Hautödem vor. Es können immunologische und nichtimmunologische Ursachen unterschieden werden. Das Verhältnis immunologischer zu nichtimmunologischen Ursachen beträgt 1:9. Die Inzidenz liegt bei 1:1500 bis 1:4000.

Schon im ersten Trimenon kann eine erhöhte Nackentransparenz bei unauffälligem Karyotyp und unauffälliger Herzsonoanatomie ein Hinweis auf einen späteren Hydrops sein. In dem beschriebenen Fall war kein Ersttrimester-Screening durchgeführt worden.

Ursachenspektrum des Hydrops fetalis

- fetale Erkrankung wie Anämie (α-Thalassämie etc.)
- Mediastinalkompression, z.B bei Zwerchfellhernie
- Stoffwechselerkrankung
- Infektionen
- chromosomale Anomalien
- Tumoren (Neuroblastome)
- gastrointestinale und urogenitale Fehlbildungen
- Skelettfehlbildungen
- Syndrome
- Gefäßfehlbildungen
- Plazentatumor (z. B. Chorangiom)

Praxistipp

Vorgehen bei Hydrops fetalis

Bei der pränatalen Diagnose eines Hydrops fetalis sollte, um die oben aufgeführten Ursachen auszuschließen, ein standardisiertes Vorgehen eingehalten werden. Neben der erweiterten sonographischen Untersuchung mit besonderem Augenmerk auf die fetale Echokardiographie werden zunächst Laboruntersuchungen zum Ausschluss einer immunologischen Ursache durchgeführt. Auch eine invasive Diagnostik mit Fruchtwasserpunktion und gegebenenfalls Chordozentese kann zur Diagnosefindung beitragen. Eine intrauterine Therapie ist dann gegebenenfalls einzuleiten.

Literatur

Ismail KM, Martin WL, Ghosh S, Whittle MJ, Kilby MD. Etiology and outcome of hydrops fetalis. J Matern Fetal Med 2001; 10: 175 – 181

Sosa ME. Nonimmune hydrops fetalis. J Perinat Neonatal Nurs 1999; 13: 33 – 44

Wafelman LS, Pollock BH, Kreutzer J, Richards DS, Hutchison AA. Nonimmune hydrops fetalis: fetal and neonatal outcome during 1983 – 1992. Biol Neonate 1999; 75: 73 – 81

Fall 56 Hydrothorax und im Verlauf Hydrops fetalis

Präsentation

Anamnese

31-jährige Patientin; 2 G, 0 P. Vorstellung in der SSW 19 + 2 bei fetalem Hydrothorax. Bis dahin unauffällige Schwangerschaft, Blutgruppe B positiv, Antikörpersuchtest negativ. Unauffällige Eigen- und Familienanamnese.

Sonographischer Befund

- zeitgerecht entwickelter Fetus
- normale V_{max} in der ACM (24,6 cm/s)

Besonderheiten

- fetaler Hydrothorax beidseits, rechts stärker ausgeprägt als links

Pränatale Diagnose

Fetaler Hydrothorax beidseits (Abb. 56.**1**).

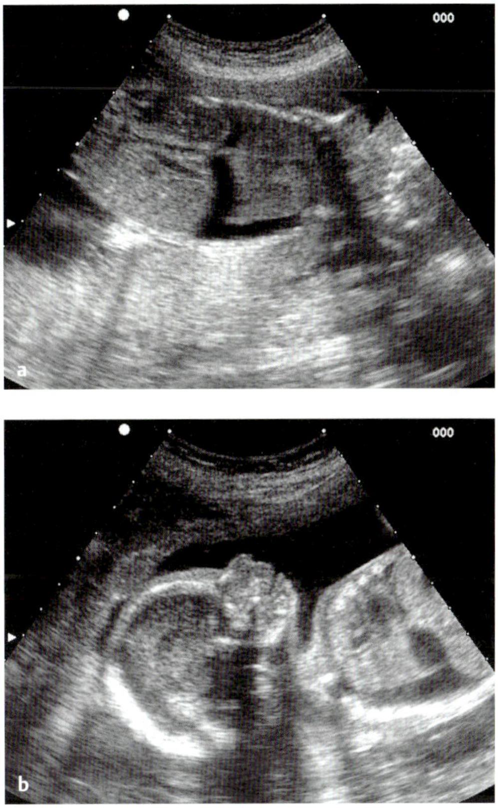

Abb. 56.**1 a, b** Darstellung des fetalen Hydrothorax beidseits in der SSW 19 + 2.
a Sagittalschnitt.
b Längsschnitt.

Weitere Diagnostik

Es wird eine Amniozentese und gleichzeitig eine Punktion des Hydrothorax rechts durchgeführt. Eine TORCH-Serologie und eine Untersuchung des Fruchtwassers auf Infektionen des TORCH-Kreises zeigen keine akuten Infektionen. Das Pleurasekret wird ebenfalls untersucht; 95 % der Zellen können als Lymphozyten differenziert werden. Aufgrund des hohen Anteils an Lymphozyten ergibt sich der Verdacht auf einen fetalen Chylothorax.

Pränataler Verlauf

Die Patientin wird im Verlauf engmaschig kontrolliert. In der SSW 20 + 4 ist der Pleuraerguss rückläufig und zu dieser Zeit nicht mehr nachweisbar. Die Fruchtwassermenge ist unauffällig (Abb. 56.**2**).

Bis zur SSW 29 + 6 wöchentliche Kontrollen, die zunächst keinen pathologischen Befund ergeben. Dann zeigt sich der rechtsseitige Hydrothorax erneut, wobei die fetalen Dopplersonographie un-

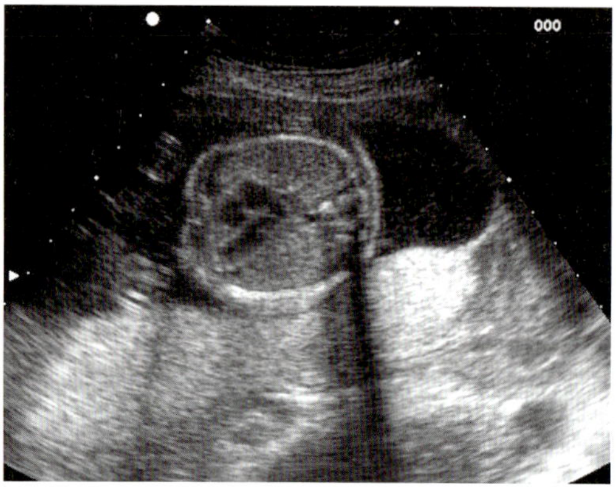

Abb. 56.**2** In der SSW 20 + 4 unauffälliger Befund ohne Hinweis für Hydrothorax, unauffälliger 4-Kammer-Blick, unauffälliges Fruchtwasser.

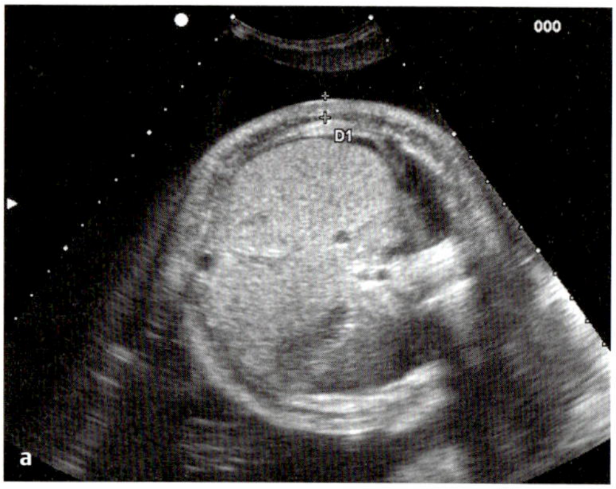

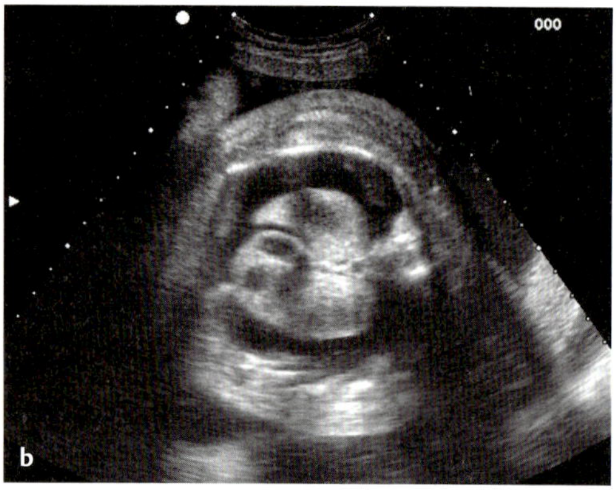

Abb. 56.**3 a, b** Befund in der SSW 31 + 6.
a Deutliches Hautödem.
b Beidseitiger Hydrothorax.

auffällig bleiben (V_{max} in der ACM: 40 cm/s) und der Fetus normal wächst.

Die TORCH-Serologie wird zur Verlaufskontrolle wiederholt und zeigt weiterhin keinen Hinweis auf eine Infektion. Bei einem nun nachweisbaren Polyhydramnion wird ein oGTT durchgeführt, der normal ausfällt.

In der SSW 31 + 6 deutlicher Progress mit Ausbildung eines Hydrops fetalis (beidseitiger Pleuraerguss, Hautödem, Aszites; Abb. 56.**3**) und zunehmendem Polyhydramnion. Die fetalen Dopplerwerte inklusive der V_{max} sind unauffällig. Die Patientin wird stationär aufgenommen. Zur weiteren Diagnostik wird eine Chordozentese durchgeführt. Auch der fetale Hämoglobinwert ist mit 14,2 g/dl normal. Das Differenzialblutbild ist unauffällig. Es erfolgt zusätzlich eine Fruchtwasserentnahme zur erweiterten Stoffwechseluntersuchung.

Peri- und postnataler Verlauf

Perinataler Verlauf

In der SSW 33 + 1 vorzeitiger Blasensprung und Wehentätigkeit. Es wird eine Sectio caesarea durchgeführt. Um die Bedingungen für die postnatale Adaptation des Kindes zu verbessern, war kurz vorher eine Pleuraseite des Feten durch Punktion entlastet worden. Geburt eines Mädchens, 2980 g; APGAR: 2/4/6; NSpHa: 7,33.

Postnataler Verlauf

Das Kind war ateminsuffizient und bradykard. Es wurde sogleich intubiert. Die Herzfrequenz stieg daraufhin spontan an. Nach einer orientierenden Sonographie wurde die pränatal nicht punktierte Pleurahöhle drainiert, und es entleerte sich klare Flüssigkeit. Aszites war kaum vorhanden und musste nicht abgeleitet werden. Die Haut war vor allem im oberen Bereich des Körpers verdickt, was jedoch nicht zu einer wesentlichen Einschränkung der Thoraxbeweglichkeit führte.

Auffällig waren 2 deutlich sichtbare Grübchen an der Unterlippe (Abb. 56.**4**). Nach der Primärversorgung kam es im weiteren Verlauf zu einem guten Gasaustausch, und die Beatmung konnte schon ab dem ersten Tag reduziert werden. Die Flüssigkeitsproduktion in der Pleurahöhle war erheblich und sistierte erst nach 2 Wochen. Es ge-

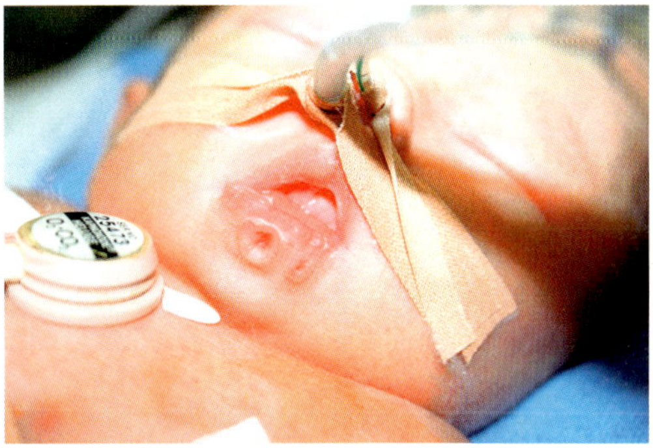

Abb. 56.**4** Foto vom 2. Lebenstag. Auffällige Vertiefung an der Unterlippe, Hautödem am Thorax deutlich sichtbar.

lang nicht, eine genaue Ursache des Hydrops zu definieren. Eine Obstruktion von Venen oder Lymphwegen durch einen mediastinalen Tumor konnten wir nicht feststellen. Wegen der Auffälligkeit an der Unterlippe wurde auch an ein Syndrom gedacht. Jedoch konnte das Bild auch mit Hilfe des klinischen Genetikers nicht eingeordnet werden, auch wenn das Duane-Syndrom (OMIM 126800) infrage gekommen wäre. Eine dazu gehörige Abduzensparese ließ sich jedoch nicht feststellen. Auch das van-der-Woude-Syndrom (OMIM 119300) war in der Gesamtsicht nicht wahrscheinlich.

In der weiteren Entwicklung bis zum 2. Lebensjahr war das Mädchen erfreulicherweise unauffällig. Die Grübchen an der Unterlippe wurden geschlossen. Pulmonale Erkrankungen waren nicht zu beklagen.

Postnatale Diagnose

Hydrothorax und Hydrops fetalis ungeklärter Ätiologie.

Prognose des Kindes

Die Prognose des nichtimmunologischen Hydrops fetalis ist je nach Ursache des Symptomenkomplexes unterschiedlich. In diesem Fall lag als Erklärung eine Einflussstauung des venösen Systems oder des Lymphflusses nahe. Eine entsprechende Raumforderung konnte jedoch nicht gefunden werden. Auch eine Fehlbildung des Ductus thoracicus war aufgrund des raschen Heilungsverlaufs eher unwahrscheinlich. Alle diese Erkrankungen haben bei der entsprechenden, unter Umständen chirurgischen Behandlung eine gute Prognose.

Fazit zum Fall

Abschließende Diagnose: Hydrothorax und Hydrops fetalis ungeklärter Ätiologie.

Dieser Fall zeigt den Wandel des pränatalen Bildes vom isolierten Hydrothorax, der zunächst spontan rückläufig war, über eine wochenlange unauffällige fetale Entwicklung zur „plötzlichen" Ausbildung eines Hydrops fetalis mit Polyhydramnion. Obwohl die Prognose beim nichtimmunologischen Hydrops fetalis unklarer Genese häufig zweifelhaft ist, kam es in diesem Fall letztendlich zu einem günstigen Verlauf.

11

Praxistipp

Vorgehen bei Hydrops fetalis
Siehe hierzu Praxistipp bei Fall 55.

Anwendung des Amniotic Fluid Index (AFI)
Zur objektiven Bestimmung der Fruchtwassermenge wird der AFI errechnet. Er ergibt sich aus der Addition der tiefsten vertikalen Fruchtwasserdepots in allen 4 Quadranten der Fruchthöhle. Die Messung erfolgt streng vertikal, und das dargestellte Fruchtwasserdepot sollte frei von fetalen Anteilen oder Nabelschnur sein.
Ein AFI von < 5 gilt als Oligohydramnion und ein AFI von > 25 als Polyhydramnion.
Im Verlauf der Schwangerschaft nimmt die Fruchtwassermenge physiologischerweise ab. Das Maximum der Fruchtwassermenge findet man bei unauffälligen Schwangerschaften etwa in den SSW 34 – 36.
Auch bei Mehrlingsschwangerschaften ist die Bestimmung der Fruchtwassermenge in der beschriebenen Form möglich.
Der AFI ist auch Bestandteil des Score-Systems des biophysikalischen Profils (vgl. Fall 54). Bei der vereinfachten Beurteilung der Fruchtwassermenge genügt es, am Punkt mit dem größten Fruchtwasserdepot eine Messung vorzunehmen, die bei einem Polyhydramnion einen Wert von > 10 cm ergibt.

Literatur

Siehe auch Fall 55.

Moore TR. Clinical assessment of amniotic fluid. Clin Obstet Gynecol 1997; 40: 303 – 313

Ott WJ. Reevaluation of the relationship between amniotic fluid volume and perinatal outcome. Am J Obstet Gynecol 2005; 192 :1803 – 1809

Watson WJ, Harlass FE, Menard MK, McCurdy CM, Brady K, Miller RC. Sonographic assessment of amniotic fluid in normal twin pregnancy. Am J Perinatol 1995; 12: 122 – 124

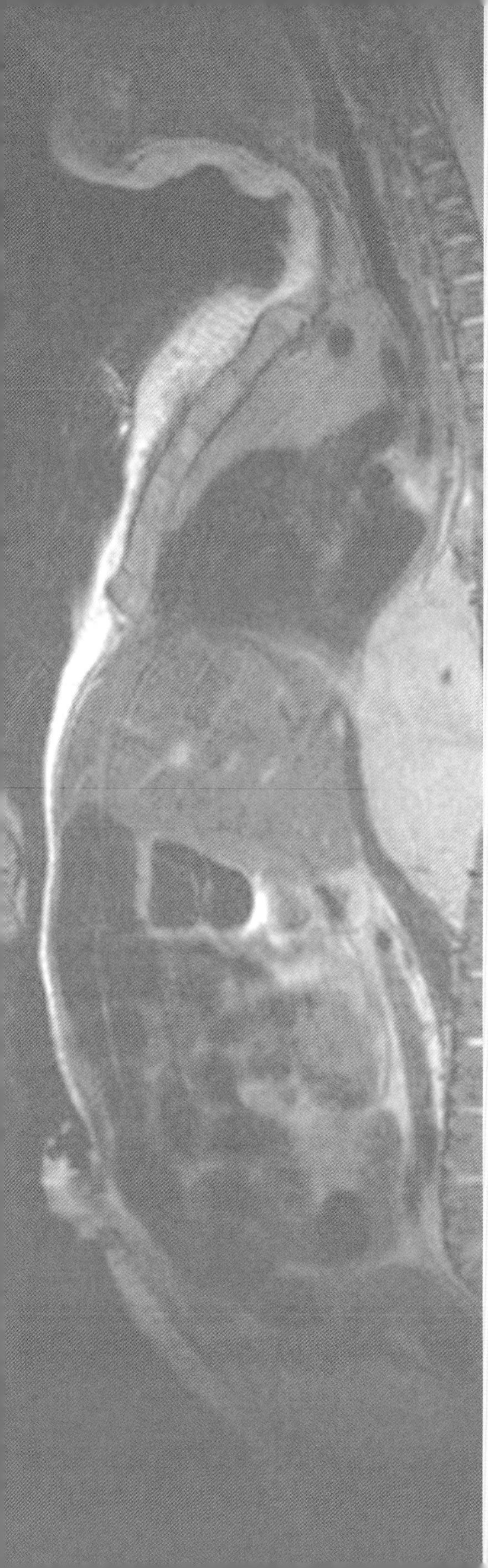

12 Varia

Fall 57 Raumforderung im Bereich der basalen Lunge und des Abdomens

Präsentation

Anamnese

40-jährige Frau; 2 G, 1 P. Vorstellung in der SSW 32 + 1 zur Einholung einer Zweitmeinung. In einem anderen Haus war der Verdacht auf einen Lungensequester mit der Differenzialdiagnose eines Lungenhamartoms geäußert worden. Eine Amniozentese war auf Wunsch der Patientin aus „Altersindikation“ durchgeführt worden und unauffällig ausgefallen.

Sonographischer Befund

- zeitgerechte Schwangerschaft
- unauffällige fetale Dopplerwerte

Besonderheiten

- im Bereich des rechten basalen Lungenanteils Darstellung eines echo- und gefäßreichen Areals (Metrik: 29,2 mm × 18,3 mm × 27,1 mm)
- sonographisch Darstellung eines zuführenden Gefäßes, das aus der Aorta entsprint

Pränatale Diagnose

Verdacht auf Sequester der Lunge rechts (Abb. 57.**1**). Differenzialdiagnosen: CCAML, Neuroblastom.

Weitere Diagnostik

Es wird keine spezifische weitere Diagnostik durchgeführt.

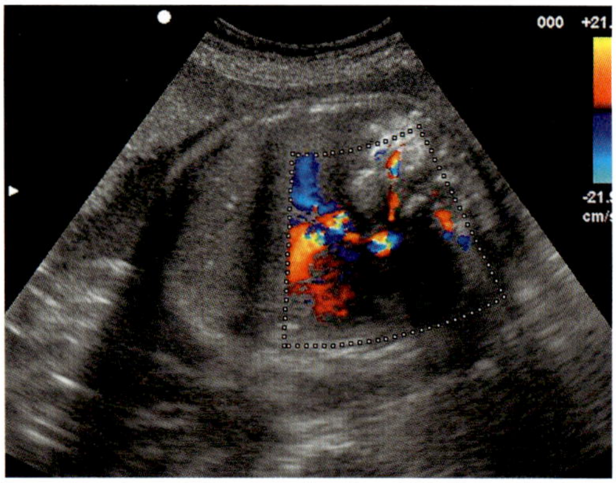

Abb. 57.**1** Darstellung des echoreichen Befundes mit deutlich positivem Dopplersignal. Das Gefäß scheint der Aorta zu entspringen.

Pränataler Verlauf

Der Patientin wird der Befund erläutert, und man empfiehlt 10- bis 14-tägige sonographische Verlaufskontrollen. Es werden keine medizinischen Bedenken gegen eine Spontangeburt ausgesprochen. Die Geburt sollte, um eine postpartale Diagnostik und gegebenenfalls auch eine operative Therapie zeitnah zu ermöglichen, in einem Perinatalzentrum erfolgen.

Wiedervorstellung in der SSW 33 + 5. Der Befund stellt sich leicht größenprogredient und jetzt mehr in Beziehung zur rechten Nebenniere dar (Metrik: 30,5 mm × 34,1 mm × 14,9 mm; Abb. 57.**2**).

Weitere Verlaufskontrollen ohne Änderungen der Befunde. Ab der SSW 38 + 1 jedoch stellt sich die Raumforderung größenprogredient dar und führt zur Vorwölbung der Haut im angrenzenden Bereich (Abb. 57.**3**). Metrik: mindestens 47,2 mm × 19,4 mm × 33,5 mm; weiterhin positiver Flow.

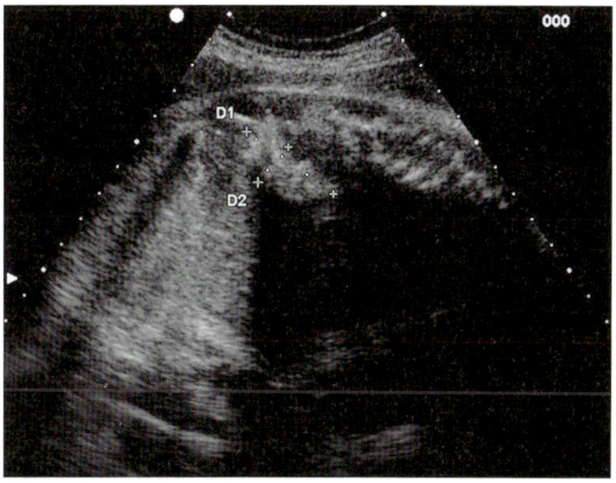

Abb. 57.**2** Verlaufskontrolle in der SSW 33 + 5. Metrik im Längsschnitt: 34,1 mm × 14,9 mm. Der Befund stellt sich jetzt kranial der fetalen Niere dar. Soweit einsehbar, liegt die Raumforderung unterhalb des Zwerchfells.

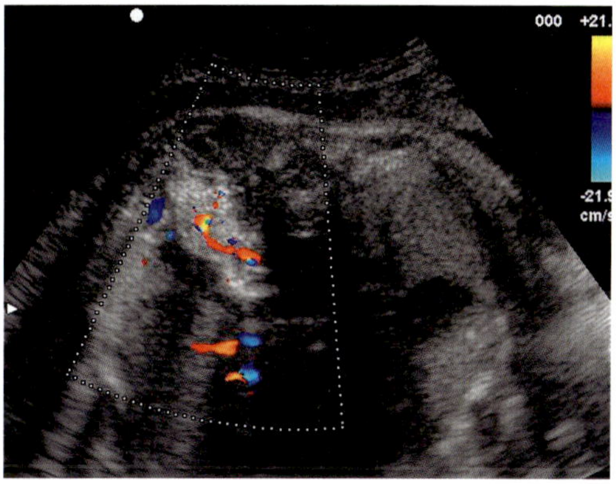

Abb. 57.**3** Darstellung in der SSW 38 + 1. Zentral liegendes Gefäß, Hautvorwölbung im Bereich der Wirbelsäule, fetale Nebenniere echoarm zwischen echoreichem Befund und Wirbelsäule darstellbar.

Peri- und postnataler Verlauf

Perinataler Verlauf

Die Aufnahme der Patientin erfolgt in der SSW 39 + 4 mit regelmäßiger Wehentätigkeit. Es folgt ein rascher und unkomplizierter Spontanpartus; Mädchen, 3450 g; APGAR: 9/9/10; NSpHa: 7,27.

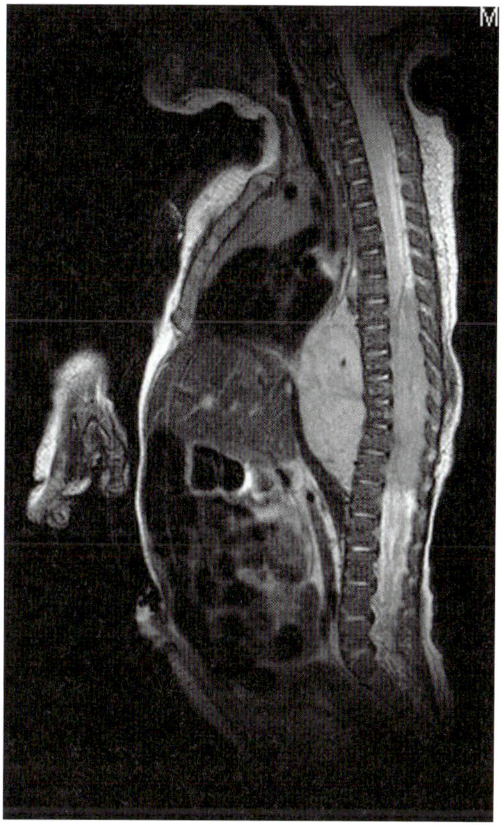

Abb. 57.**4** Magnetresonanztomogramm von Thorax und Abdomen. Umwachsen der Wirbelsäule und Einwachsen des Tumors in den Spinalkanal.

Postnataler Verlauf

Die primäre Adaptation des Kindes war zunächst unauffällig. Im Rahmen der Erstuntersuchung fiel jedoch bei der vorsichtigen Palpation eine etwa 3 cm × 3 cm große Vorwölbung dorsovetebral rechts auf, die konsistent und nicht verschieblich war. Das Kind wurde zunehmend tachykard und schwitzte. Es wurde deshalb auf die benachbarte Neugeborenenintensivstation aufgenommen. Eine Sonographie zeigte den bekannten Tumor, dessen Beziehung zur Wirbelsäule nicht klar darstellbar war. Im MRT von Throrax und Abdomen konnte eine 7 cm × 6 cm × 5 cm große Raumforderung gefunden werden, die von der rechten Nebenniere ausging und bis nach intraspinal gewachsen war (Abb. 57.**4**). Bei der Magnetresonanzmyelographie war zu erkennen, dass die Flüssigkeitssäule über eine Länge von 7 cm unterbrochen war (Abb. 57.**5**). Intrathorakal zog der Tumor bis zum rechten Lungenhilus. Er verdrängte die Aorta im thorakalen und oberen abdominalen Bereich nach links. Bei der neurologischen Untersuchung wurden keine Ausfälle festgestellt. Die aktive Beweglichkeit der unteren Extremitäten und der Tonus waren seitengleich und für das Alter normal.

Bei den biochemischen Analysen war die Ausscheidung von Homovanillinsäure und Vanillinmandelsäure stark erhöht, ebenso die Konzentrationen von NSE (neuronenspezifische Enolase) und LDH im Serum.

Nach dem Resultat der MRT wurde neurochirurgisch durch eine Laminektomie und eine teilweise Tumorteilresektion das Myelon dekomprimiert. Histopathologisch wurde der zuvor klinisch und radiologisch geäußerte Verdacht auf ein Neuroblastom (hier gering differenziertes Neuroblastom) bestätigt.

Die n-myc-Amplifikation war negativ.

Die MIBG-Szintigraphie (MIBG: Metajodbenzylguanidin) zeigte außer dem Befund keine weiteren Tumorherde.

Der Tumor wurde aufgrund seiner Ausdehnung als Stadium 3 klassifiziert. Aufgrund seiner Ausdehnung wurde postoperativ eine Chemotherapie durchgeführt.

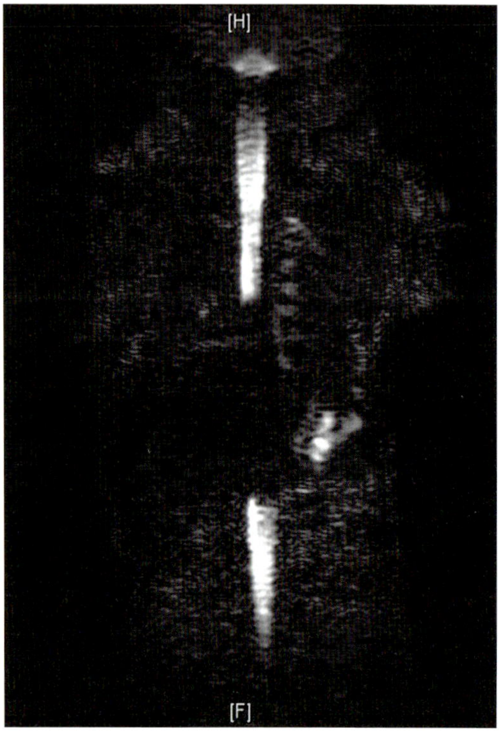

Abb. 57.**5** Magnetresonanzmyelographie. Über eine Distanz von 7 cm unterbrochene Liquorsäule.

Postnatale Diagnose

Gering differenziertes Neuroblastom, Stadium 3.

Prognose des Kindes

Wird pränatal der Verdacht auf ein Neuroblastom geäußert, so ist die Beratung der Eltern schwierig, da die Prognose sehr vom Staging, vom Grading durch die histologische Diagnostik und von molekulargenetischen Befunden (z. B. n-myc-Amplifikation) abhängt. Nur das Staging wäre pränatal möglicherweise durchführbar.

Lebenserwartung

Die 5-Jahres-Überlebensrate beträgt für alle Stadien 65 % (95 % bei Stadien 1 und 2, 30 – 40 % bei Stadium 4). Zwanzig Prozent aller Neuroblastome werden schon intrauterin oder in den ersten 3 Lebensmonaten festgestellt. Die meisten dieser Tumoren sind lokalisiert und können in das Stadium 1 mit guter Prognose eingeordnet werden.

Weiteres Vorgehen

In vielen Fällen kommt es zu einer spontanen Regression, sodass Neuroblastome zunächst lediglich beobachtet werden können und keiner spezifischen Therapie bedürfen. Auch Tumoren des Stadiums 4S (Neuroblastom im Säuglingsalter mit Metastasierung in Haut, Leber und Knochenmark) können sich von selbst zurückbilden.

Fazit zum Fall

Abschließende Diagnose: gering differenziertes Neuroblastom, Stadium 3.

Nicht immer lässt sich bereits pränatal eine eindeutige Zuordnung erhobener Befunde erreichen. Wenn eine Einbeziehung der Eltern in einen solchen Diagnosefindungsprozess frühzeitig und offen stattfindet, wird das Vertrauensverhältnis in der Regel eher gestärkt.

In diesem Fall zeigte sich eine vermeintliche Auffälligkeit an der fetalen Lunge. Verschiedene Differenzialdiagnosen wie z. B. CCAML oder Lungensequester wurden gestellt. Aufgrund der Nähe zur fetalen Wirbelsäule war auch pränatal schon an ein Neuroblastom gedacht worden, zunächst als Differenzialdiagnose.

Praxistipp

Neuroblastom

Das Neuroblastom ist in der Neonatalperiode der häufigste solide maligne Tumor und entstammt dem embryonalen Gewebe. In 80 – 85 % der Fälle ist der Ursprung der Grenzstrang des Sympathikus. Selten sind Neuroblastome Bestandteil von syndromalen Fehlbildungen, z. B. des Beckwith-Wiedemann-Syndroms (s. Fall 45). Selten führen sie über die erhöhten Katecholaminspiegel zu präeklampsieähnlichen maternalen Symptomen.

Literatur

AWMF-Leitlinie. Neuroblastom. www.uni-duesseldorf.de/awmf/ll-na/025-008; 2005

Chow EJ, Friedman DL, Mueller BA. Maternal and perinatal characteristics in relation to neuroblastoma. Cancer 2007; 109: 983 – 992

Curtis MR, Mooney DP, Vaccaro TJ et al. Prenatal ultrasound characterization of the suprarenal mass: distinction between neuroblastoma and subdiaphragmatic extralobar pulmonary sequestration. J Ultrasound Med 1997; 16: 75 – 83

de Luca JL, Rousseau T, Durand C, Sagot P, Sapin E. Diagnostic and therapeutic dilemma with large prenatally detected cystic adrenal masses. Fetal Diagn Ther 2002; 17: 11 – 16

Friedman GK, Castleberry RP. Changing trends of research and treatment in infant neuroblastoma. Pediatr Blood Cancer 2007; 49: 1060 – 1065

Heling KS, Chaoui R, Hartung J, Kirchmair F, Bollmann R. Prenatal diagnosis of congenital neuroblastoma. Analysis of 4 cases and review of the literature. Fetal Diagn Ther 1999; 14: 47 – 52

Weinstein JL, Katzenstein HM, Cohn SL. Advances in the diagnosis and treatment of neuroblastoma. Oncologist 2003; 8: 278 – 292

Tabelle 57.**1** Merkmale des Neuroblastoms.

Parameter	Merkmale
Inzidenz	1:7000 bis 1:10000 aller Lebendgeborenen
Vorkommen	Grenzstrang, Nebenniere, Thorax und Halsbereich
pränatales sonographisches Bild	in der Mehrzahl zystisch, gefolgt von echodichten Befunden, auch Mischformen möglich; selten zu einem Hydrops fetalis führend
pränataler Diagnosezeitpunkt	oft erst im 3. Trimenon
pränatale Differenzialdiagnosen	zystische Nieren- und Lungenerkrankungen, sehr selten Organeinblutungen
Metastasierung	pränatal auch plazentare Metastasen beschrieben; mögliche weitere Organe: Skelett, Haut, Leber, Knochenmark

Fall 58 Rhesus-Inkompatibilität

Präsentation

Anamnese

30-jährige Frau; 2 G, 1 P. Vorstellung in der SSW 33 + 1. Seit der frühen Schwangerschaft war sie – bei nachweisbaren Anti-D- und Anti-C-Antikörpern – in einem anderen Zentrum betreut worden. Aktuell erfolgt die Überweisung zur Chordozentese bei ansteigenden Titerwerten. In der geburtshilflichen Anamnese ist eine unkomplizierte erste Schwangerschaft mit Sectio caesarea erwähnenswert. Antikörper waren in der ersten Schwangerschaft nicht aufgefallen. Die Blutgruppe der Patientin ist A negativ. In der ersten Schwangerschaft wurden die üblichen Rhesus-Prophylaxen durchgeführt. Die weitere Anamnese ist bis auf einen diätetisch eingestellten Gestationsdiabetes unauffällig. Leere Familienanamnese.

Sonographischer Befund

- zeitgerecht entwickelter Fetus
- keine sonographischen Auffälligkeiten
- Fruchtwassermenge in der oberen Norm (AFI: 23)

Besonderheiten

- auffällige erhöhte V_{max} der ACM (84,8 cm/s)

Pränatale Diagnose

Verdacht auf fetale Anämie bei bekanntem Anti-D-Antikörper-Titer-Anstieg (Tab. 58.**1**).

Tabelle 58.**1** Antikörper-Titer-Verlauf mit zunächst nur um eine Stufe ansteigendem Titer und dann plötzlichem Anstieg um mehrere Titer-Stufen. Die Vorstellung in unserer Klinik erfolgte in der SSW 33.

SSW	Anti-D-Titer	Anti-C-Titer
9 + 2	1:8	1:32
13 + 4	1:8	1:32
17 + 1	1:4	1:64
20 + 4	1:16	1:64
22 + 6	1:32	1:64
24 + 4	1:64	1:128
26 + 6	1:128	1:128
28 + 3	1:128	1:128
30 + 3	1:128	1:128
32 + 0	1:512	1:128
33 + 1	1:4096	1:256

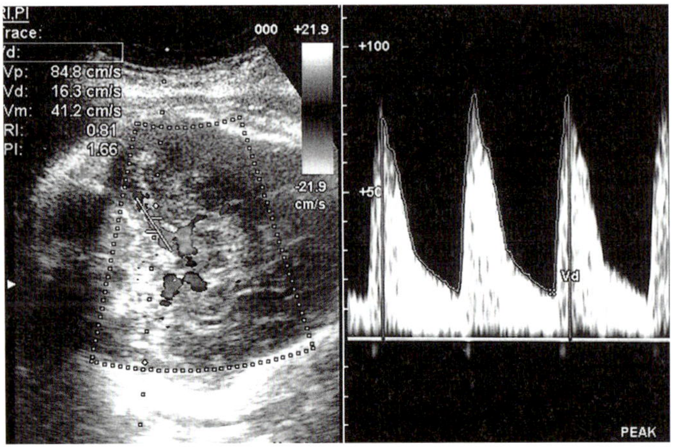

Abb. 58.**1** Messung der maximalen Flussgeschwindigkeit in der A. cerebri media. Deutlich erhöhter Wert von 84 cm/s.

Weitere Diagnostik

Eine Chordozentese zur Bestimmung des fetalen Hämoglobinwertes mit der Option einer intrauterinen Transfusion wird aufgrund des fortgeschrittenen Schwangerschaftsalters nicht mehr durchgeführt. Eine schon beim niedergelassenen Facharzt durchgeführte TORCH-Serologie war unauffällig.

Pränataler Verlauf

Das Ehepaar wird auf die mögliche vorzeitige Entbindung vorbereitet. Nachdem die Verlaufskontrolle der V_{max} 2 Tage später weiterhin eine Beschleunigung ergibt, wird eine RDS-Prophylaxe durchgeführt und im Anschluss daran eine Sectio caesarea geplant. Die fetale Überwachung durch CTG-Untersuchungen ist zu diesem Zeitpunkt unauffällig (Fischer-Score: 10).

Peri- und postnataler Verlauf

Perinataler Verlauf

Im Verlauf der Nacht bekommt die Patientin Wehen. Darunter wird das CTG pathologisch (Abb. 58.**2**), sodass bei vermuteter fetaler Anämie eine Sectio caesarea durchgeführt wird. Geburt eines Jungen, 2330 g; APGAR: 7/8/9; NSpHa: 7,36.

Postnataler Verlauf

Das Kind zeigte nach der Geburt eine etwas verzögerte primäre Adaptation mit einer respiratorischen Störung, die die Anlage eines Nasen-CPAP und die Gabe von Sauerstoff notwendig machte. Außer dem deutlich sichtbaren Ikterus konnten auch eindeutige Stigmata eines Down-Syndroms diagnostiziert werden. Eine Untersuchung des Chromsomensatzes bestätigte die Trisomie 21.

Das Kind wurde mit einem Hämoglobinwert von 7,1 g/dl und einer Gesamtbilirubinkonzentration von 12 mg/dl geboren. Die Zahl der Erythroblasten im peripheren Blut war stark erhöht. Sofort wurde Austauschblut bestellt und eine intensivierte Fototherapie begonnen. Darunter kam es zu einem weiteren Anstieg der Bilirubinkonzentration um mehr als 0,5 mg/dl pro Stunde, sodass die Indikation zu einer Austauschtransfusion gestellt wurde, die komplikationslos über einen Nabelvenenkatheter möglich war. Insgesamt musste die Austauschtransfusion wegen immer wieder schnell ansteigender Bilirubinwerte 2-mal wiederholt werden. Schließlich waren die Werte für Bilirubin und Hämoglobin stabil.

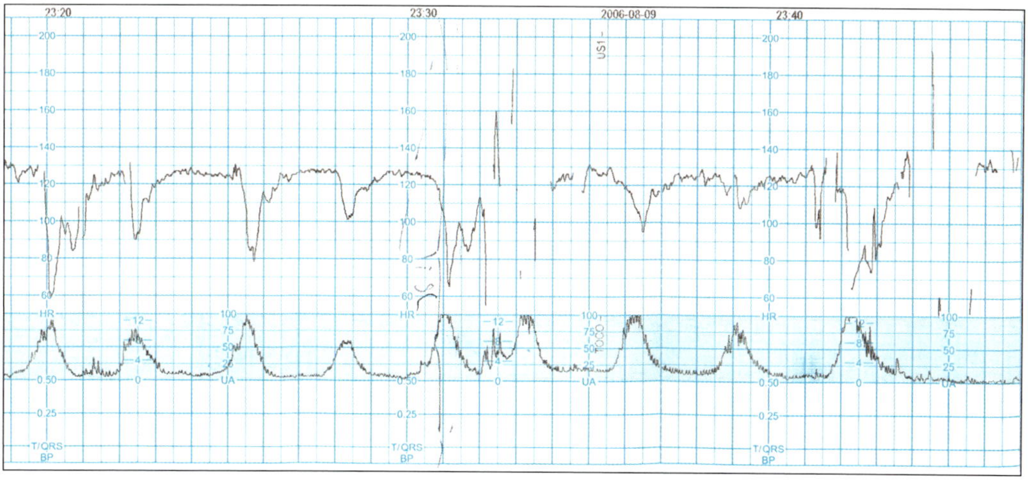

Abb. 58.**2** Pathologisches Kardiotokogramm in der SSW 33 + 2 in der frühen Eröffnungsperiode mit Dezelerationen.

Postnatale Diagnose

Morbus haemolyticus neonatorum.

Prognose des Kindes

Lebenserwartung
Die perinatale Sterblichkeit der Rhesus-Hämolyse ist unbehandelt sehr hoch. Sie konnte seit der Einführung der Austauschtransfusion beim Neugeborenen (1940er Jahre), der Gabe von Rhesus-Immunglobulin an die Mutter (1960er Jahre) und der intrauterinen Transfusion (1970er Jahre) drastisch reduziert werden. Die perinatale Mortalität liegt heutzutage bei etwa 15 %, wobei hier vor allem Kinder mit Hydrops betroffen sind.

Assoziierte Störungen
Die Rate von neurologischen Störungen bei Kindern, die mit einer Hämolyse geboren wurden, liegt im Allgemeinen nicht höher als in der Normalbevölkerung. Jedoch werden Hörstörungen 5- bis 10-mal häufiger festgestellt. Ein Kernikterus ist selten.

Fazit zum Fall

Abschließende Diagnose: Morbus haemolyticus neonatorum, Down-Syndrom.

Eine Rhesus-Immunisierung ist heute durch die Rhesus-Prophylaxe selten geworden. Dennoch gibt es, wie in diesem Fall, Sensibilisierungen ohne erklärende Ursache.

Angesichts der fortgeschrittenen Schwangerschaft wurde in diesem Fall auf eine intrauterine Transfusion verzichtet.

Praxistipp

Austauschtransfusion
Ab welchen Befunden die Indikation für eine Blutaustauschtransfusion beim Neugeborenen vorliegt, wird praktisch unterschiedlich eingeschätzt. Allgemein gelten eine bei Geburt vorliegende Anämie, ein Bilirubinwert im Nabelschnurblut von > 4 mg/dl und/oder ein Anstieg des Bilirubinwertes um > 0,5 mg/dl pro Stunde trotz einer schon begonnenen Fototherapie als Indikationen. Es ist wichtig zu bedenken, dass die Grenzen für Fototherapie oder Blutaustausch auf den gängigen Nomogrammen meist für den sogenannten physiologischen Ikterus gelten. Bei der Erythroblastose des Neugeborenen handelt es sich aber um eine schwerwiegende hämolytische Erkrankung. Durch alle Maßnahmen zur pränatalen und prophylaktischen Behandlung, durch eine effektive Fototherapie und durch die kritische Indikationsstellung ist die Blutaustauschtransfusion ein eher selteneres Ereignis auf neonatologischen Stationen geworden.

Rhesus-Erkrankung

Der Rhesus-Faktor ist ein Protein auf der Erythrozytenmembran. Er wird aus 2 Hauptvarianten gebildet, Rh-D-Protein und Rh-CE-Protein, gegen die jeweils eine Sensibilisierung stattfinden kann. Etwa 15 % der mitteleuropäischen Bevölkerung weisen dieses Protein nicht auf, sie sind Rhesus-negativ. Bei Rhesus-(D-)negativen Frauen kann es in der Schwangerschaft zur Sensibilisierung und Ausbildung von Anti-D-Antikörpern kommen. Die Immunglobulin-G-Antikörper sind plazentagängig und können beim Feten zu Hämolyse und Anämie führen. Es ist Bestandteil der Mutterschaftsvorsorge, neben der Bestimmung von Blut- und Rhesus-Gruppe auch ein Antikörper-Screening durchzuführen. Eine Rhesus-Prophylaxe wird mittels Gabe von Anti-D-Immunglobulin durchgeführt. Die Inzidenz der Rhesus-Unverträglichkeit ist durch diese Maßnahmen deutlich zurückgegangen. Sie liegt bei 1:500 bis 1:1000.

In dem beschriebenen Fall hatte die Patientin während und nach der ersten Schwangerschaft eine solche Prophylaxe erhalten. In der zweiten Schwangerschaft hatte sie zum Zeitpunkt der ersten Blutuntersuchung nicht erwartete Antikörper-Titer gebildet.

Kontrollen der Antikörper-Titer erfolgen in der Regel nach einem standardisierten Zeitplan. Zunächst sind 14-tägige Kontrollen zu empfehlen, bei stabilem Verlauf können dann 4-wöchige Kontrollen erfolgen. Ein relevanter Titer-Anstieg liegt dann vor, wenn Veränderungen um 2 Titer-Stufen nachweisbar sind. Eine sonographische Verlaufskontrolle sollte während der gesamten Zeit mittels Messung der V_{max} in der ACM erfolgen (vgl. Fälle 52 und 59).

Literatur

Bartha JL, Illanes S, Abdel-Fattah S, Hunter A, Denbow M, Soothill PW. Comparison of different reference values of fetal blood flow velocity in the middle cerebral artery for predicting fetal anemia. Ultrasound Obstet Gynecol 2005; 25: 335 – 340

Hudon L, Moise KJ, Hegemier SE et al. Long-term neurodevelopmental outcome after intrauterine transfusion for the treatment of fetal hemolytic disease. Am J Obstet Gynecol. 1998; 179: 858 – 863.

Mari G, Deter RL, Carpenter RL et al. Noninvasive diagnosis by Doppler ultrasonography of fetal anemia due to maternal red-cell alloimmunization. Collaborative Group for Doppler Assessment of the Blood Velocity in Anemic Fetuses. N Engl J Med 2000; 342: 9 – 14

Murray NA, Roberts IA. Haemolytic disease of the newborn. Arch Dis Child Fetal Neonatal Ed 2007; 92: F83 – F88

Nicolaides KH, Soothill PW, Clewell WH, Rodeck CH, Mibashan RS, Campbell S. Fetal haemoglobin measurement in the assessment of red cell isoimmunisation. Lancet 1988; 1: 1073 – 1075

Oepkes D, Seaward PG, Vandenbussche FP et al.; DIAMOND Study Group. Doppler ultrasonography versus amniocentesis to predict fetal anemia. N Engl J Med 2006; 355: 156 – 164

Fall 59 Fetaler Aszites, Rhesus-Inkompatibilität

Präsentation

Anamnese

41-jährige Patientin; 5 G, 3 P. Vorstellung in der SSW 22 + 0. Anamnestisch berichtenswert sind ein Schwangerschaftsabbruch, ein Spontanpartus und 2 komplikationslose Geburten durch Sectio caesarea. Auf Wunsch der Patientin war beim niedergelassenen Kollegen eine Amniozentese durchgeführt worden (unauffälliger fetaler Karyotyp). In dieser Schwangerschaft erstmals positives Antikörper-Screening (Anti-c-Titer von 1:32). Die Blutgruppe der Patientin ist A positiv (CCD.ee).

Sonographischer Befund

- zeitgerechte Gravidität
- V_{max} in der ACM: 38 cm/s
- keine fetalen Anämiezeichen

Pränatale Diagnose:

Anti-c-Antikörper ohne sonographische Auffälligkeit.

Weitere Diagnostik

Eine Amniozentese zur Karyotypisierung war durchgeführt worden und unauffällig ausgefallen. Bei positivem Antikörper-Screening erfolgt die Bestimmung der paternalen Blutgruppe. Der Ehemann hat die Blutgruppe 0 positiv (ccDEe).

Pränataler Verlauf

Aufgrund des Titers erfolgt eine Kontrolle in unserer Abteilung. Es zeigt sich hier ein Anti-c-Titer von 1:1024. Bei der Verlaufskontrolle nach 14 Tagen war der Titer in gleicher Höhe feststellbar. Es werden 4-wöchige Titer- und 14-tägige sonographische Kontrollen vereinbart. In der SSW 27 + 0 ist das Fruchtwasser vermehrt. Die V_{max} der ACM ist mit 50 cm/s noch normal. Es wird ein oGTT durchgeführt, der pathologisch ausfällt (90 – 199 – 148 mg/dl). Der Antikörper-Titer liegt weiterhin stabil bei 1:1024. Eine Chordozentese wird bei sonographisch unauffälligem Feten zunächst nicht durchgeführt. In der SSW 29 + 0 sind ein milder fetaler Aszites und das bekannte Polyhydramnion zu finden. Die V_{max} der ACM ist mit 93 cm/s jetzt deutlich erhöht (Abb. 59.1). Der Antikörper-Titer

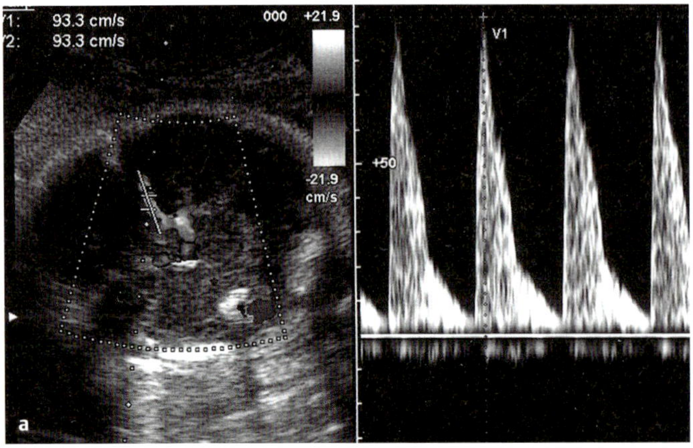

Abb. 59.**1 a, b** Befund in der SSW 29 + 0.
a Auffällige maximale Flussgeschwindigkeit in der A. cerebri media.
b Randsaum von Aszites.

Fortsetzung →

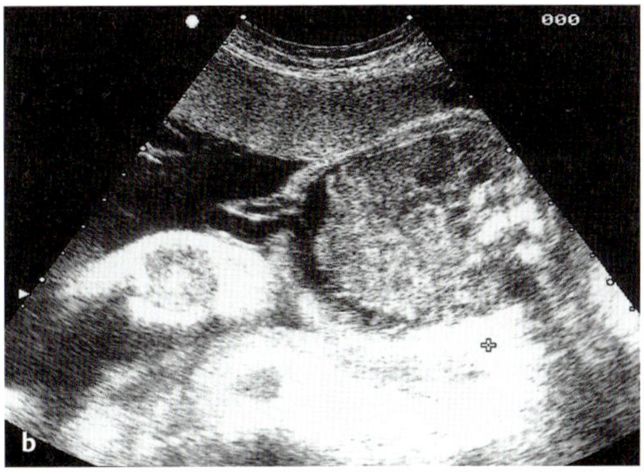

Abb. 59.**1** Fortsetzung

ist weiterhin stabil. Es wird Blut zur intrauterinen Transfusion bereitgestellt, das komplikationslos über die Nabelschnur appliziert werden kann. Der fetale Hämoglobinwert vor der Transfusion beträgt 4,8 g/dl, danach 16,3 g/dl.

Bei der stationären Überwachung der Patientin sind die CTG-Kontrollen unauffällig. In der SSW 30 + 0 stellt sich die V_{max} der ACM mit 65 cm/s weiter beschleunigt dar; kein Hinweis für Aszites. In der SSW 30 + 4 bei Anstieg der V_{max} der ACM auf 92 cm/s und einem fetalen Hämoglobinwert von 9,3 g/dl erneute Durchführung einer intrauterinen Bluttransfusion mit 50 ml 0-negativem Blut. Die intrauterine Bluttransfusion musste noch 2-mal wiederholt werden. Als Entscheidungskriterium diente jeweils eine pathologische Erhöhung der V_{max}.

Peri- und postnataler Verlauf

Perinataler Verlauf

In der SSW 36 + 3 wird bei Wehentätigkeit eine Re-Re-Sectio caesarea komplikationslos durchgeführt. Es wird ein Mädchen geboren, 3025 g; APGAR: 9/10/10; NspHa: 7,29.

Postnataler Verlauf

Die primäre Adaptation des Kindes war völlig problemlos. Es wurde nach einer kurzen Verweilzeit bei der Mutter auf die Neugeborenenstation aufgenommen. Der erste Hämoglobinwert betrug 11,7 mg/dl, die Bilirubinkonzentration 7,3 mg/dl. Das Neugeborene wurde deshalb einer intensivierten Fototherapie zugeführt, wobei man zusätzlich zur Lampe auch noch eine Lichtquelle am Rücken applizierte. Da der Hämoglobinwert bei der nächsten Kontrolle weiter abgesunken war, wurde ein Erythrozytenkonzentrat verabreicht. Außerdem erhielt das Kind Immunglobuline. Da der Bilirubinwert im Rahmen der zunächst 4-stündlichen Kontrollen konstant blieb, wurde keine Austauschtransfusion vorbereitet. Nach 72 Stunden begann der Wert leicht abzufallen.

Das Kind wurde nach 10 Tagen entlassen. Ambulant wurde der Hämoglobinwert in engen Zeitabständen kontrolliert. Dabei kam es zu einer leichten Anämisierung, die aber nicht für transfusionswürdig gehalten wurde.

Postnatale Diagnose

Morbus haemolyticus neonatorum.

Prognose des Kindes

Bezüglich der allgemeinen Prognose siehe Fall 58.

Mehrfache intrauterine Transfusionen können bei einer hämolytischen fetalen Anämie nicht nur den Zustand des Feten verbessern, sondern auch das Risiko eines postnatalen Ikterus gravis mit der Notwendigkeit einer Austauschtransfusion reduzieren. In Fall 58 war die Dynamik der Hyperbilirubinämie das ausschlaggebende Motiv, den Austausch durchzuführen. In diesem Fall gelang es, durch eine intensivierte Fototherapie die Bilirubinkonzentrationen zu kontrollieren. Naheliegend ist auch, dass die mehrfache intrauterine Transfusion der Grund dafür war, dass in diesem Fall die Hämolyse nicht mehr so überstürzt verlief. Die Anämie wurde durch eine postnatale Transfusion eines Erythrozytenkonzentrats behandelt.

Wichtig ist der Hinweis, dass eine Hämolyse noch über Wochen weiter verlaufen kann und deshalb die Hämoglobinwerte auch entsprechend lange kontrolliert werden sollten.

In diesem Fall wurden zusätzlich Immunglobuline verabreicht. Die Gabe von Immunglobulinen beim isoimmun-hämolytischem Ikterus wird zwar routinemäßig nicht empfohlen, da die Datenlage eine absolute Indikation nicht nahelegt, jedoch konnte in einigen Studien die Frequenz von Austauschtransfusionen reduziert werden.

Fazit zum Fall

Abschließende Diagnose: Morbus haemolyticus neonatorum.

Die Möglichkeit der intrauterinen Transfusion zur Behandlung der fetalen Anämie ist in diesem Fall bei Vorliegen von Anti-c-Antikörpern therapeutisch mehrmals notwendig gewesen. Die sonographische Verlaufskontrolle der fetalen Anämie (Messung der V_{max} der ACM) war wegweisend, auch wenn sie keine 100 %ige Sensitivität besitzt. Durch die schon intrauterin eingeleitete Therapie konnte die Schwangerschaft prolongiert und dadurch die postpartale Situation günstig beeinflusst werden.

Praxistipp

Dopplersonographische Kontrolle bei maternalen Antikörpern und fetaler Anämie

Siehe hierzu auch Fall 58.

Wenn, wie in diesem Fall, bei der Schwangerschaftsvorsorge ein Antikörper-Titer festgestellt wird, muss zunächst geklärt werden, ob der Fetus in Hinblick auf die Entwicklung einer hämolytischen Anämie gefährdet ist.

Eine sonographische Verlaufskontrolle sollte bei Verdacht auf fetale Anämie durch die Messung der V_{max} in der ACM erfolgen (Tab. 59.**1**; s. auch Fall 52). Diese nichtinvasive Verlaufskontrolle ist heute Standard. Die früher durchgeführten Fruchtwasserpunktionen mit Messung des Bilirubinspiegels sind nicht mehr indiziert. Wenn die V_{max} bei sonographisch unauffälligem Feten erhöht ist, sollte nach 2 – 3 Tagen eine Kontrolle erfolgen (s. auch Fall 58). Falls die Flussbeschleunigung persistiert, sollte man je nach Schwangerschaftswoche eine Chordozentese und gegebenenfalls eine intrauterine Bluttransfusion durchführen. Ab der SSW 32 kann alternativ eine vorzeitige Entbindung erwogen werden.

Möglicherweise spielt die Bestimmung der fetalen Blutgruppe aus maternalem Blut in Zukunft ebenfalls eine wichtige Rolle. Der ideale Zeitpunkt dafür scheint zwischen der SSW 11 und der SSW 16 zu liegen. In 0,01 – 0,1 % der Fälle persistieren fetale Zellen jedoch länger als ein Jahr.

Für eine intrauterine Transfusion wird ein Erythrozytenkonzentrat der Blutgruppe 0 negativ verwendet, das einen hohen Hämatokrit (> 80 %) haben, keine irregulären Antikörpern enthalten und außerdem CMV-negativ sein sollte. Es gibt verschiedene Vorschläge zur Volumenberechnung des notwendigen Blutvolumens. Eine für den klinischen Alltag sehr brauchbare Formel ist folgende:

Gestationsalter (in Wochen) – 20 × 10 ml

Tabelle 59.**1** Maximale Flussgeschwindigkeit in der A. cerebri media (cm/s) in Bezug zum Schwangerschaftsalter. Nach Mari et al. (1995).

SSW	– 2 MSEE	– 0,5 MSEE	0	+0,8 MSEE	+2 MSEE
15	14,2	18,5	20,2	23,2	28,6
16	14,9	19,4	21,1	24,3	30
17	15,6	20,3	22,1	25,5	31,4
18	16,4	21,3	23,2	26,7	32,9
19	17,1	22,3	24,3	27,9	34,5
20	17,9	23,3	25,5	29,3	36,1
21	18,8	24,4	26,7	30,7	37,8
22	19,7	25,6	27,9	32,1	39,6
23	20,6	26,8	29,3	33,6	41,5
24	21,2	28,1	30,6	35,2	43,5
25	22,6	29,4	32,1	36,9	45,5
26	23,7	30,8	33,6	38,7	47,7
27	24,8	32,3	35,2	40,5	50
28	26	33,8	36,9	42,4	52,3
29	27,2	35,4	38,9	44,5	54,8
30	28,5	37,1	40,5	46,6	57,4
31	29,9	38,9	42,4	48,8	60,2
32	31,3	40,7	44,4	51,1	63
33	32,8	42,6	46,5	53,5	66
34	34,4	44,7	48,7	56,1	69,1
35	36	46,8	51,1	58,7	72,4
36	37,7	49	53,5	61,5	75,9
37	39,5	51,3	56	64,4	79,5
38	41,4	53,8	58,7	67,5	83,2
39	43,3	56,3	61,5	70,7	87,2
40	45,4	59	64,4	74,1	91,3
41	47,5	61,8	67,4	78,6	95,7
42	49,8	64,7	70,7	81,3	100

MSEE: Multiples of the Standard Error of Estimation

Literatur

Alcock GS, Liley H. Immunoglobulin infusion for isoimmune haemolytic jaundice in neonates. Cochrane Database Syst Rev 2002; 3: CD 003313

Bald, R, Schneider KTM, Steiner H, Tutschek B. Diagnostische Verfahren in der Schweangerschaft. Facharzt Geburtsmedizin. München: Urban Fischer; 2006

Finning K, Martin P, Summers J, Daniels G. Fetal genotyping for the K (Kell) and RhC, c, and E blood groups on cell-free fetal DNA in maternal plasma. Transfusion 2007; 47: 2126 – 2133

Kumar S. Universal RHD genotyping in fetuses. BMJ 2008; 336: 783 – 784

Mari G, Adrignolo A, Abuhamad AZ et al. Diagnosis of fetal anemia with Doppler ultrasound in the pregnancy complicated by maternal blood group immunization. Ultrasound Obstet Gynecol 1995; 5: 400 – 405

Fall 60 Vierlinge

Präsentation

Anamnese

27-jährige Frau; 1 G, 0 P. Vorstellung in der SSW 9 + 4. Beim Frauenarzt war eine Vierlingsschwangerschaft festgestellt worden. Die Patientin war spontan ohne Kinderwunschbehandlung schwanger geworden. Anamnestisch Häufungen von Zwillingsschwangerschaften in beiden Familien. Unauffällige Eigenanamnese.

Sonographischer Befund

- zeitgerechte Vierlingsschwangerschaft, quadrochorial und quadroamnial

Besonderheiten

- Zervix bei der transvaginalen Sonographie nur 2 cm lang
- kleiner Trichter

Pränatale Diagnose

Vierlingsschwangerschaft (Abb. 60.**1**), milde Zervixinsuffizienz.

Pränataler Verlauf

In der SSW 14 + 3 wird bei einer Zervixlänge von 2 cm eine prophylaktische Cerclage angelegt (Abb. 60.**2**).

In der SSW 20 sonographischer Fehlbildungsausschluss. Es zeigen sich 2 männliche und 2 weibliche Feten. Einer der weiblichen Feten ist diskret diskordant zu den anderen 3 Kindern. Die Schwangerschaft wird engmaschig überwacht. Die Patientin entwickelt zunächst keinerlei Schwangerschaftskomplikationen. Die fetale Über-

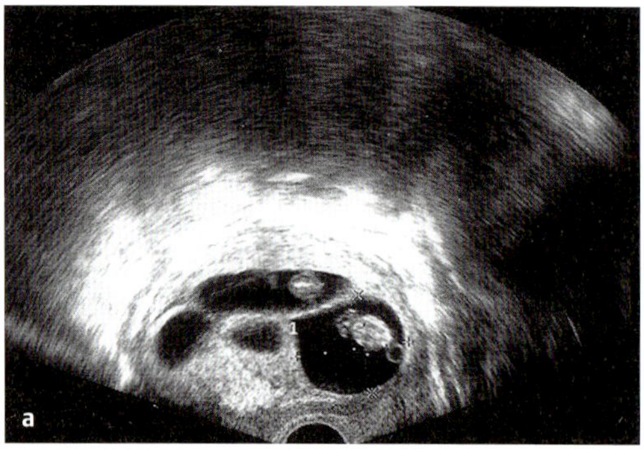

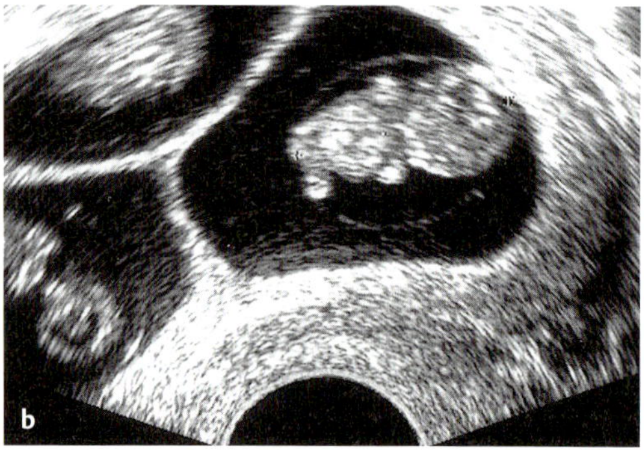

Abb. 60.**1 a, b** Sonographisches Bild in der SSW 9 + 4.
a Deutlich 4 getrennte Anlagen darstellbar.
b Darstellung der Amnion- und Chorionverhältnisse.

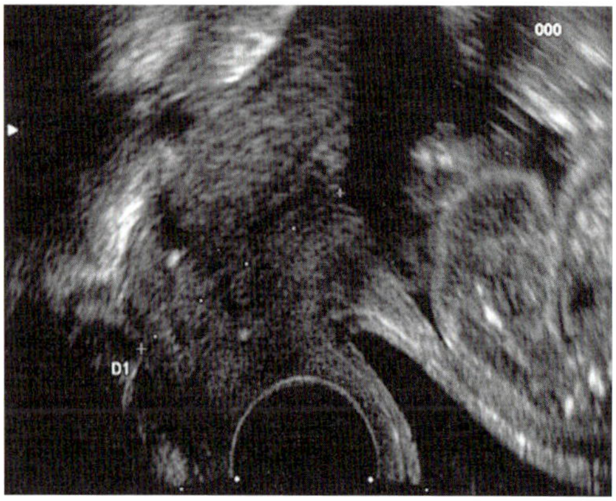

Abb. 60.**2** Postoperative sonographische Darstellung der Cerclage. Nun unauffällig formierte Zervix (4,3 cm).

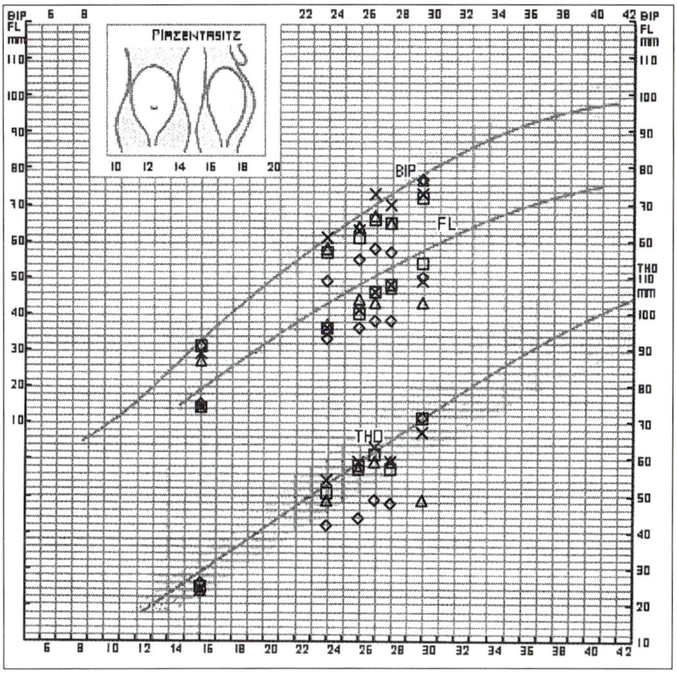

Abb. 60.**3** Wachstumskurve mit deutlichem Wachstumsrückstand eines Feten.

wachung erfolgt mittels regelmäßiger Dopplersonographie- und Wachstumskontrollen (Abb. 60.**3**). Ein oGTT ist unauffällig. Die Zervixlänge wird regelmäßig sonographisch kontrolliert und bleibt stabil. Weiterhin diskordantes Wachstum des einen weiblichen Feten. Zusätzlich finden sich bei diesem Kind in der SSW 25 + 5 ein Oligohydramnion und eine Widerstandserhöhung in der A. umbilicalis (RI: 80 %). Daher erfolgt die stationäre Aufnahme. CTG-Kontrollen fallen für alle 4 Feten unauffällig aus. Es wird eine RDS-Prophylaxe durchgeführt; darunter zunächst Stabilisierung der fetalen Dopplerwerte.

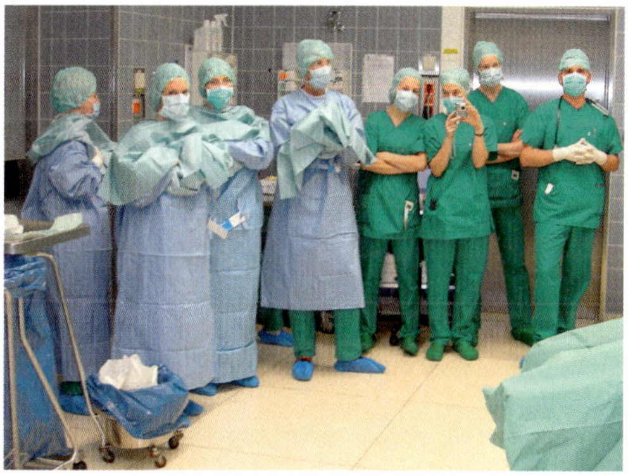

Abb. 60.**4** Die Versorgung von Vierlingen ist eine logistische Herausforderung. Pro Kind werden jeweils eine Person aus der Pflege und eine aus dem ärztlichen Bereich zur Verfügung gestellt.

Peri- und postnataler Verlauf

Perinataler Verlauf

Bei erneuter Verschlechterung wird in der SSW 28 + 3 eine primäre Sectio caesarea durchgeführt (Abb. 60.**4**). Es werden entbunden:

- Kind 1: Junge, 1100 g; APGAR: 8/9/9; NSpHa: 7,27
- Kind 2: Junge, 1000 g; APGAR: 8/8/9; NSpHa: 7,24
- Kind 3: Mädchen, 1030 g; APGAR: 8/9/9; NSpHa: 7,23
- Kind 4: Mädchen, 500 g; APGAR: 8/9/9; NSpHa: 7,15

Postnataler Verlauf

Kind 1

Zunächst war die primäre Adaptation des Kindes zufriedenstellend, und es konnte spontan atmend auf die Station aufgenommen werden. Im Laufe der folgenden 6 Stunden kam es jedoch zunehmend zu Atemnot und einem erhöhten Sauerstoffbedarf, sodass eine maschinelle Beatmung für 2 Tage und die Gabe von exogenem Surfactant notwendig waren. Zu Komplikationen kam es im Verlauf nicht.

Kind 2

Das Kind bekam sofort einen Nasen-CPAP, musste jedoch ebenfalls intubiert und beatmet werden. Es konnte erst nach 5-tägiger Beatmung wieder extubiert werden und war danach bis auf sporadische Bradykardien/Apnoen unauffällig. Vor Entlassung musste eine Leistenhernie operativ versorgt werden.

Kind 3

Die primäre Adaptation war zunächst zufriedenstellend. Es kam jedoch auch hier zu einer zunehmenden Atemnot, und das Kind musste beatmet werden. Es kam außergewöhnlicherweise erst am 5. Lebenstag zu einer Hirnblutung, die zunächst als Grad-2-, dann jedoch am Folgetag als Grad-3-Blutung klassifiziert werden musste. In der Folge entstand ein posthämorrhagischer Hydrozephalus, der zunächst mittels Serienlumbalpunktionen behandelt wurde. Da die Ventrikel immer größer wurden und auch klinische Zeichen (Zunahme des Kopfumfangs, prominente Fontanelle) hinzukamen, wurde beschlossen, ein Rickham-Reservoir zu implantieren, um darüber die notwenigen Liquormengen entnehmen zu können. Nach weiteren 5 Wochen konnten die zu punktierenden Liquormengen jedoch immer mehr reduziert werden, und es kam zu einem deutlichen Rückgang der Ventrikulomegalie, sodass die Anlage eines ventrikuloperitonealen Shunts nicht mehr erforderlich war. Auch nach der Entlassung blieb das Kind in enger ambulanter Betreuung. Es kam aber nie mehr zu einer Aufweitung der inneren Liquorräume. Das Rickham-Reservoir wurde belassen, da das Risiko einer Verletzung des Gehirns bei der Explantation höher eingeschätzt wurde als die Gefahr einer Fremdkörperinfektion.

Kind 4

Dieses Kind war das kleinste und lag mit einem Geburtsgewicht von 500 g weit unterhalb der 3. Perzentile. Als einziges Kind musste es zunächst nicht beatmet werden, sondern blieb spontan atmend am Nasen-CPAP. Aufgrund starker Schwankungen des Blutzuckerspiegels wurde ein zentraler Venenkatheter angelegt. Es kam jedoch am 11. Lebenstag zu einer nosokomialen Katheterinfektion, in deren Rahmen das Kind schließlich doch intubiert und beatmet werden musste. Der weitere Verlauf war durch die relativ mühsame Ernährbarkeit des Kindes geprägt, die zunächst ausschließlich über Muttermilch möglich war. Trotz der Substitution mit Kalzium und Phosphat sowie einer ausreichenden Versorgung mit Vitamin D kam es zu einer Osteopenie, die jedoch nicht zu Knochenbrüchen führte. Bei Entlassung aus der Klinik lag das Gewicht des Kindes mit 2010 g weiterhin unterhalb der 3. Perzentile und näherte sich dieser erst ab dem 3. Lebensjahr.

Alle Kinder zeigten im Laufe der Jahre insgesamt eine zufriedenstellende psychomotorische Entwicklung, wenn auch sowohl das Mädchen mit der posthämorrhagischen Ventrikulomegalie als auch das hypotrophe Kind in einigen Bereichen Defizite aufwiesen.

Postnatale Diagnose

Vierlingsschwangerschaft.

Prognose der Kinder

Höhergradige Mehrlinge (Drillinge, Vierlinge und mehr) sind nicht nur eine besondere Herausforderung für die Eltern, sondern auch für die pränatale und neonatale Medizin. Kinder aus diesen Schwangerschaften haben verschiedene Risiken, die die Versorgung in einem Perinatalzentrum erforderlich machen. In der Regel ist eine Geburt am Termin nicht möglich, und im Mittel kommen Drillinge um die SSW 33 und Vierlinge um die SSW 30 zur Welt. Ein niedriges Geburtsgewicht unter der 10. Perzentile liegt bei einem Viertel der Drillinge und bei mehr als einem Drittel der Vierlinge vor. Aus der häufigen Frühgeburtlichkeit folgen die neonatalen Komplikationen wie Atemnotsyndrom mit Notwendigkeit der maschinellen Beatmung und neurologische Komplikationen, die im Vergleich zum Frühgeborenen aus einer Einlingsschwangerschaft jedoch nicht signifikant häufiger sind. Dazu kommen jedoch die besonderen Risiken einer Monochorialität eines oder mehrerer Paare, welche das Risiko eines fetofetalen Transfusionssyndroms sowie von Fehlbildungen oder einer Wachstumsretardierung erhöht.

Nach der Entlassung aus der Klinik sind vor allem die psychosozialen Belastungen der Familien ein Problem. Die psychomotorische Entwicklung von Drillingen und Vierlingen ist im Vergleich mit dem Normkollektiv schlechter, wobei dies vor allem für diskordante Mehrlinge gilt.

Fazit zum Fall

Abschließende Diagnose: Vierlingsschwangerschaft.

Höhergradige Mehrlingsschwangerschaften haben eine Vielzahl von Schwangerschaftsrisiken. Neben den fetalen sollten auch die maternalen Komplikationen nicht unerwähnt bleiben. Der Entbindungsmodus bei höhergradigen Mehrlingen ist bis auf wenige Ausnahmen die geplante Kaiserschnittentbindung.

Epidemiologie der höhergradigen Mehrlingsschwangerschaften

Nach der Formel von Hellin (1895) beträgt die Wahrscheinlichkeit für eine Schwangerschaft mit Zwillingen 1:85, mit Drillingen $1{:}85^2$ und so weiter. Nach einem Rückgang von Mehrlingsschwangerschaften in den 1960er Jahren wurde nach zunehmender Praktizierung der assistierten Reproduktion zunächst eine Zunahme der Häufigkeit höhergradiger Mehrlinge festgestellt. Die meisten Mehrlingsschwangerschaften gehen auf hormonelle Stimulationsbehandlungen zurück, weniger auf die IVF oder die ICSI. Als weiterer Grund für die Häufigkeit, die höher ist als die nach der Hellin-Formel kalkulierte, wird neben der Reproduktionsmedizin auch das zunehmend höhere Alter der Erstgebärenden diskutiert. Die besondere hormonelle Situation der älteren Frau (Anstieg der FSH-Konzentration) könnte eine Zunahme von Mehrlingsschwangerschaften erklären.

Praxistipp

Wachstumsdiskordanz bei Mehrlingen

Pränatal kann bei 20 – 30 % der Mehrlingsschwangerschaften eine Wachstumsdiskrepanz der Feten festgestellt werden. Eine Ursache kann, bei monochorialen Verhältnissen, das fetofetale Transfusionssyndrom sein (s. Fälle 49, 50 und 53). Im Rahmen der pränatalen Betreuung zeigt der retardierte Fetus im Verlauf häufig pathologische Dopplerwerte und bedingt in der Regel bei Verschlechterung seiner Situation eine vorzeitige Entbindung aller Feten, wie auch in diesem Fall. Postpartal ist das hypotrophe Kind oft gar nicht mehr das „Sorgenkind“. Fallberichte zeigen auch eine mögliche erfolgreiche Tragzeitverlängerung bei zweizeitiger Entbindung.

Cerclage

Die Cerclage bei Mehrlingsgravidität wird als prophylaktische Maßnahme in der Literatur und in der klinischen Praxis kontrovers beurteilt. Unabhängig davon scheint die Notfall-Cerclage unter gewissen Umständen erfolgreich zur Prolongation der Schwangerschaft beizutragen.

12

Literatur

Arlettaz R, Paraskevopoulos E, Bucher HU. Triplets and quadruplets in Switzerland: comparison with singletons, and evolution over the last decade. J Perinat Med 2003; 31: 242 – 250

Cristinelli S, Fresson J, André M, Monnier-Barbarino P. Management of delayed-interval delivery in multiple gestations. Fetal Diagn Ther 2005; 20: 285 – 290

Fox NS, Chervenak FA. Cervical cerclage: a review of the evidence. Obstet Gynecol Surv 2008; 63: 58 – 65

Hellin D. Die Ursache der Multiparität der uniparen Tiere überhaupt und der Zwillingsschwangerschaft beim Menschen insbesondere. München: Seitz und Schauer; 1895

Luke B, Brown MB. Maternal morbidity and infant death in twin vs triplet and quadruplet pregnancies. Am J Obstet Gynecol 2008; 198: 401.e1 – 401.e10

Monteagudo A, Timor-Tritsch IE, Sharma S. Early and simple determination of chorionic and amniotic type in multifetal gestations in the first fourteen weeks by high-frequency transvaginal ultrasonography. Am J Obstet Gynecol 1994; 170: 824 – 829

Roberts CL, Raynes-Greenow CH, Algert CS, Peat B. Higher order multiple pregnancies in New South Wales 1990 – 1999. Aust N Z J Obstet Gynaecol 2002; 42: 51 – 54

Senat MV, Deprest J, Boulvain M, Paupe A, Winer N, Ville Y. Endoscopic laser surgery versus serial amnioreduction for severe twin-to-twin transfusion syndrome. N Engl J Med 2004; 351: 136 – 144

Strauss A, Paek BW, Genzel-Boroviczény O, Schulze A, Janssen U, Hepp H. Multifetal gestation – maternal and perinatal outcome of 112 pregnancies. Fetal Diagn Ther 2002; 17: 209 – 217

Zanconato G, Poggi S, Ruffo R, Gazzoni A, Padovani EM, Franchi M. Antepartum management and neonatal outcome of triplet pregnancies. Arch Gynecol Obstet 2005; 271: 320 – 324

III Ethik

13 Ethische Aspekte der Perinatal-Diagnostik

13 Ethische Aspekte der Perinatal-Diagnostik

Ethische Aspekte der Perinatal-Diagnostik

Volker von Loewenich

Das hybride Wort „perinatal" bedeutet „um die Geburt herum". Perinatale Diagnostik ist somit Diagnostik um die Geburt herum. Soweit es hier um die Überwachung des fetalen Wohlbefindens unter der Geburt oder kurz davor geht, entstehen so gut wie keine ethischen Probleme. Dies sieht anders aus, wenn wir uns der Pränatal-Diagnostik zuwenden, deren Ziel es ist, Fehlbildungen zu erkennen und Krankheiten, deren Auswirkungen das ganze Leben des vor seiner Geburt stehenden Kindes bestimmen werden. Es stellt sich dann regelmäßig die Frage, ob „die Schwangerschaft" weiter erhalten werden soll oder nicht. Konkret bedeutet dies aber: Soll das in utero heranwachsende Kind am Leben bleiben oder nicht. Ehrlicherweise muss man sagen, dass es um das Sein oder Nicht-Sein eines Kindes geht und nicht eigentlich um das Bestehenbleiben oder Enden eines Zustandes, der Schwangerschaft. Hier trifft sich die Pränatal-Medizin mit der Neonatal-Medizin: Auch im Bereich der Neonatologie (der Neugeborenen-Medizin) stellt sich nicht selten die Frage, ob das Leben eines schwer geschädigten Kindes mit den Mitteln der Intensivmedizin weiter erhalten werden soll, oder ob es im Sinne des Patienten besser sein mag, die Behandlung auf eine nur noch Leiden mindernde Therapie umzustellen.

Rechtliche und ethische Stellung des Neugeborenen und des Fetus

Rechtlich ist das Neugeborene jedem Erwachsenen gleichgestellt, was seine Grundrechte und den Schutz von Gesundheit und Leben durch Straf- und Zivilrecht angeht. Unterschiede zu Menschen höheren Lebensalters bestehen nur in der noch nicht vorhandenen Fähigkeit, gewisse Rechte selbst wahrzunehmen, z. B. das der Autonomie oder das der Geschäftsfähigkeit. Ethisch besteht zumindest in unserem Kulturkreis kein Dissens darüber, dass bereits das Neugeborene, auch das zu früh geborene Kind, menschliche Person ist, wenn man einmal von der Meinung verschwindend weniger und als Außenseiter empfundener Philosophen, wie z. B. Peter Singer, absieht.

Dies gilt nicht gleichermaßen für den Fetus. Es ist aus der Sicht eines Neonatologen allerdings schwer verständlich, warum ein Frühgeborenes von 28 Wochen p.m. auf der Intensivstation alle Rechte eines Menschen hat, nicht aber ein Fetus von 30 Wochen p.m. in utero. Dies ist übrigens nicht der einzige logische Bruch in unserer Gesetzgebung: So ist die totipotente Zelle im Glase des Reproduktionsmediziners durch unser Embryonen-Schutz-Gesetz (ESchG) strictissime geschützt, dagegen der bereits viel weiter ausdifferenzierte Embryo in utero bis zum Ende der 12. postkonzeptionellen Woche so gut wie überhaupt nicht (§ 218 a Abs. 1 StGB). Entscheidend für den gesetzlichen Lebensschutz oder sein Fehlen ist alleine der Aufenthaltsort: außerhalb oder innerhalb des Uterus. Diese Tatsache ist rechtsphilosophisch unbefriedigend und von einer ethischen Betrachtungsweise her fragwürdig und schwer zu begründen. Rechtspositivistisch gesehen kann man sich darauf zurückziehen, dass diese Gesetzgebung dem Willen des Souveräns, d. h. in einer Demokratie der Mehrheit des Volkes, entspricht und somit legitim ist.

Vom Ende der 14. postmenstruellen Woche an ist der Embryo zum Fetus herangewachsen und geniest jetzt einen geringfügig höheren Schutz (§ 218 a Abs. 2 StGB; der Gesetzestext spricht von der 12. postkonzeptionellen Woche.) Bei der sog. medizinischen Indikation darf der Fetus aber noch bis zum Ende der Schwangerschaft straffrei getötet werden. Sollte aber eben dieser Fetus inzwischen gerade geboren worden sein, dann wäre seine Tötung ein mit hohen Strafen belegtes Kapitalverbrechen (§§ 211 bzw. 212 oder auch § 216 StGB).

Wann treten ethische Konflikte auf?

Dies hängt von den perinatal gefundenen Diagnosen ab. Dieser auf den ersten Blick trivial erscheinenden Aussage sei im Folgenden nachgegangen.

Pränatale Diagnosen, die zu wirksamen Behandlungen veranlassen

Eine klassische Diagnose ist die der fetalen Anämie, z. B. bei Blutgruppen-Inkompatibilität oder bei Parvovirus-Infektion. Die sinnvolle und wirksame Therapie ist die Gabe von Erythrozyten-Konzentrat über die Nabelschnur-Vene. Hier gibt es kein ethisches Problem. Gleiches gilt für die Behandlung der fetofetalen Transfusion durch Koagulation der kommunizierenden Plazenta-Gefäße. Schwieriger zu beurteilen sind Behandlungen, die sich noch im Erprobungsstadium befinden, z. B. der operative Tracheaverschluss bei Lungenhypoplasie. Andererseits ist es durchaus richtig, neue Wege zu erproben, um den Fetus vor prä- wie postnatalen Gefahren zu bewahren. Solche Schritte sind zunächst Heilversuche, die berechtigt sind, wenn erhebliche Gefahren abgewendet werden sollen und andere bewährte Mittel nicht zur Verfügung stehen. Es ist allerdings unverzichtbar, dass neuartige Methoden der Behandlung des Fetus interdisziplinär geplant werden. Eine solche Behandlung ist schließlich als vorgezogene Pädiatrie, Kinderchirurgie oder Neurochirurgie zu verstehen. Ein Negativbeispiel sei erwähnt: In der Frühzeit der pränatalen Behandlung punktierten einige Pränatalmediziner aus Hydrozephali Liquor ab ohne dabei Erfolge zu haben, da Liquor sofort nachgebildet wird. Dafür setzten sie noch Sekundärschäden in Form von Punktions-Porus. Pädiater und Neurochirurgen hätten, wären sie denn gefragt worden, die Unsinnigkeit eines solchen Vorgehens rechtzeitig erklären können.

Pränatale Diagnosen, die eine infauste oder mindestens sehr schlechte Prognose beinhalten

Wird eine Fehlbildung gefunden, bei der ein Überleben des Neugeborenen nicht oder kaum zu erwarten ist, dann stellt sich die Frage, ob es der Schwangeren bzw. dem Paar zugemutet werden kann, das Kind bis zur Geburt auszutragen, steht doch als Ziel der Schwangerschaft der Tod des Kindes ins Haus. Es gibt Mütter bzw. Paare, die dieses Ziel in Kauf nehmen mit der Begründung, dass es dem Kind als Fetus ja noch gut gehe und ihm die Zeit des mutmaßlichen Wohlbefindens so lange wie möglich gewährt werden solle. Allerdings muss den Eltern eine immer wieder höchst besorgt geäußerte Angst genommen werden, nämlich die, dass bei dem neugeborenen Kind eine automatisch einsetzende und rigoros weitergeführte lebenserhaltende Behandlung um jeden Preis betrieben werde. Gerade hier ist die Einbeziehung des Neonatologen in die pränatale Beratung dringend geboten. Die Frage ist hier nicht so sehr, ob es einen Sinn mache, den Fetus weiter leben zu lassen oder ihn durch Abtreibung alsbald dem Tod anheim zu geben. Es ist vielmehr zu fragen, wie man im Interesse des Kindeswohls und, das ist problematischer, auch des Wohls der Eltern bzw. der Familie vorgehen und Schaden vermeiden soll. Noch schwieriger ist die Frage, was man im Interesse des Kindes unternehmen soll, wenn Krankheiten gefunden werden, die nicht in absehbarer Zeit zum Tode führen, sondern vielmehr ein langes Leiden erwarten lassen. Hier würde das Kind nach seiner Geburt weiterleben, aber mit einer schlechten und möglicherweise als unerträglich empfundenen Lebensqualität. Es soll hier nicht auf die heftig diskutierte und umstrittene Frage eingegangen werden, wie und von wem Lebensqualität definiert und gewertet werden kann, und ob sie als Kriterium für Entscheidungen der beschriebenen Art taugt.

Die hier vorgestellten Gesichtspunkte sind indessen rechtlich irrelevant, da es nach § 218 a Abs. 2 StGB ausschließlich darauf ankommt, ob die körperliche oder seelische Gesundheit der Schwangern durch das weitere Bestehen ihrer Schwangerschaft unter den oben geschilderten Gegebenheiten gefährdet werde oder nicht („medizinische Indikation“). Diese Beschränkung ausschließlich auf die mütterliche Befindlichkeit kam bei der Novellierung des Gesetzes 1995 auf den massiven Druck von Kirchen und Behindertenverbänden zustande. Die zuvor akzeptierte embryopathische Indikation wurde verworfen, was lediglich zu einer Verunklarung führte, denn was würde hier denn anderes als die schlechte kindliche Prognose die seelische Gesundheit der Mutter bedrohen?

Entscheidungsfindung

Gefährdung der Schwangeren

Die Annahme einer Gefährdung der körperlichen oder seelischen Gesundheit der Schwangeren ist *das* juristische Kriterium für die Anerkennung einer medizinischen Indikation zur Abtreibung (§ 218 a Abs. 2). In praxi geht es darum, ob die Schwangere bzw. ihr Partner oder ihre Familie glauben, das auf sie zukommende Schicksal meistern zu können oder nicht. Es geht nicht darum, was Außenstehende für verkraftbar halten und was nicht. Umgekehrt ist es wesentlich, dass die Betroffenen wirklich erfasst haben, was auf sie zukommt, und zwar im Langzeit-Verlauf. Eine realistische Beratung ist hier gefordert. Dazu gehört, dass zum beratenden Team unter anderem Personen gehören, die die zur Debatte stehenden Krankheiten und deren Verläufe aus eigener Tätigkeit kennen. Das heißt, dass immer pädiatrischer Sachverstand beigezogen werden soll, was in guten Zentren auch geschieht. In Frankreich ist dies übrigens vorgeschrieben, während es hierzulande keine entsprechende Regelung gibt. Eine Art von Beratungsregelung steht z. Zt. in der politischen Diskussion.

Diese nur auf die Gefährdung der Schwangeren, klar gesagt: auf die Zumutbarkeit für die Schwangere, ausgerichtete Gesetzgebung lässt die Belange des Kindes bzw. Fetus außen vor. Sie ist damit vergleichbar der sog. Beratungsregelung beim Schwangerschaftsabbruch in der Frühschwangerschaft (§ 218 a Abs. 1 StGB).

Eine unter den Prämissen des § 218 a Abs. 2 StGB durchgeführte Abtreibung, d. h. in aller Regel eine Spätabtreibung, bleibt straffrei. Ein Pränatal-Mediziner, der nicht auf die Möglichkeit einer Abtreibung hinweist, muss damit rechnen, eventuell mit hohen Schadensersatz-Forderungen konfrontiert zu werden. Niemand kann verpflichtet werden abzutreiben, rechtlich verpflichtend aber ist der Hinweis auf diese Option.

Kindeswohl

Es darf heute als sowohl juristisch als auch ethisch akzeptiert gelten, dass eine lebenserhaltende Therapie nicht in jedem Falle durchgehalten werden muss. Vielmehr ist eine Änderung des Behandlungszieles, weg von der Erhaltung des Lebens mit allen zu Gebote stehenden Mitteln, hin zu einer nur mehr leidensmindernden Therapie, berechtigt bzw. geboten, wenn dem Patienten mittels Intensivmedizin nicht mehr geholfen werden kann oder wenn das weitere Leben so sehr mit Leiden belastet ist, dass man den Patienten nicht in ein solches Leben zwingen soll (s. DAKJ 2007; weitere Literatur dort). Diese Entscheidungen orientieren sich an den nahezu universell akzeptierten Prinzipien, dem Wohle des Patienten zu dienen, ihm nicht zu schaden, seine Autonomie bzw. die stellvertretende Autonomie seiner Eltern zu achten, des Patienten Würde zu respektieren, Gerechtigkeit walten zu lassen und dem Patienten Fürsorge entgegen zu bringen. Andererseits ist man sich in der Mehrzahl der Länder unseres Kulturkreises darüber einig, dass eine aktive Beendigung menschlichen Lebens, wie sie u. a. in den Niederlanden akzeptiert wird, nicht zulässig ist (Begründung s. u. a. DAKJ 2007), und das aus vielen guten Gründen. Dass es auch seriös begründete andere Ansichten gibt, s. Niederlande, sei nicht verschwiegen (Vernhagen 2005).

Vergleich von Abtreibung und Sterbehilfe

Abtreibung als vorgezogene aktive Sterbehilfe?

Abtreibung bedeutet Tötung des Fetus – dies ist nicht zu bestreiten. Daher überzeugt es auch nicht, wenn man die oben gestellte Frage verneint oder ihr argumentativ auszuweichen versucht. Damit ist aber noch nicht beantwortet, ob diese Art der Lebensbeendigung einer am geborenen Kind praktizierten aktiven Sterbehilfe in jeder Hinsicht gleich zu setzen sei. Rechtlich ist dies definitiv nicht der Fall: Abtreibung unter gesetzlich festgelegten Voraussetzungen wird zwar nicht ausdrücklich gebilligt, sondern nur geduldet und bleibt daher straffrei. Tötung eines Neugeborenen wird dagegen als Totschlag (§ 212 StGB), eventuell sogar als Mord (§ 211 StGB), allenfalls als Tötung auf Verlangen (§ 216 StGB) gewertet und hart bestraft. Warum wird hier ein so eklatanter Unterschied gemacht? Dies soll weiter unten besprochen werden.

Fetozid bei Spätabtreibung?

Wird ein abgetriebener Fetus lebend geboren, so ist das eine Katastrophe. Überlebt dieses Kind, dann hat man zusätzliche, schwere Schädigungen zu erwarten. Für den Geburtshelfer ist dies eine albtraumhafte Belastung, für die Eltern ist es ein Unglück schwersten Ausmaßes. Sie erleben Schuldgefühle und sie wissen, dass sie ein schwerst geschädigtes Kind werden aufziehen müssen, ein Schicksal, das sie gerade hatten vermeiden wollen. Nicht selten schließen sich Schadensersatz-Prozesse an, mitunter sogar Strafverfahren. Selbst wenn das Kind nach der Abtreibung eindeutig moribund ist, so bedarf es mindestens einer palliativen Behandlung. Neonatologische Hilfe ist dafür erforderlich, denn eine solche Behandlung muss gekonnt sein. Ist das Kind nicht offensichtlich moribund, so ist eine neonatologische Behandlung zwingend geboten, will man sich nicht dem Vorwurf der Tötung durch Unterlassen aussetzen (§ 212 StGB, Totschlag, würde hier greifen. Wegen der Garantenpflicht von Geburtshelfer und Neonatologen ist der minder gravierende Vorwurf unterlassener Hilfeleistung gemäß § 323 c StGB hier nicht anwendbar!).

Durch dieses Wissen sind Geburtshelfer motiviert, der Abtreibung einen Fetozid voraus zu schicken. Andererseits ist es für Geburtshelfer eine erhebliche Belastung, einen derartig aggressiven Eingriff auszuführen. Ist der Fetozid in diesem Rahmen zu rechtfertigen? Nur damit, dass auf diese Weise noch Schlimmeres vermieden wird. Man kann argumentieren, dass die Einleitung einer Abtreibung bereits der Beginn der Tötung des Fetus ist, der ja im Allgemeinen diese Abtreibung nicht überleben wird. Daher muss die zusätzliche Gabe tötender Substanzen nicht zwingend als die eigentliche Tötung angesehen werden.

Wie lassen sich solche Unterschiede im Umgang mit Feten bzw. mit Neugeborenen erklären?

Auch wenn man über die Frage trefflich und offenbar ohne Aussicht auf eine Einigung streiten kann, ob bereits der (Prä-)Embryo menschliche Person sei oder nicht, so ist doch schwerlich etwas gegen das Menschsein eines Fetus einzuwenden, der im gleichen Alter auch bereits als Frühgeborenes auf der Neugeborenen-Intensivstation liegen könnte. Woher kommt dann diese Unterscheidung zwischen ungeborenem und geborenem Kind?

Die rechtlichen Unterschiede sind am ehesten aus historischer Sicht verständlich, aus Zeiten, in denen man den Lebensbeginn mit der Geburt gleichsetzte. Auch heute noch besteht vor der Geburt nur ein schwacher und überdies abgestufter (§ 218 a, Abs. 1 vs. Abs. 2) Lebensschutz, sieht man einmal vom deutschen Embryonenschutz-Gesetz ab, das hier eine sprunghafte Diskontinuität eingeführt hat.

Eine Stufung des Lebensschutzes wird von vielen, wenngleich nicht allen dem Autor bekannten philosophischen Ethikern sowie ganz besonders von den Kirchen abgelehnt. Trotzdem scheint es etwas wie ein kollektives Empfinden zu geben, im Sinne einer Abstufung des Lebensschutzes: Eine frühe Abtreibung belastet Schwangere und Ärzte offensichtlich weitaus weniger als eine Spätabtreibung. Wieso? Das noch nicht geborene Kind hat wenigstens teilweise eine abstrakte Dimension. Man weiß um es, man sieht es indirekt, man fühlt es später auch. Aber die volle emotionale Bindung an das Kind kommt erst nach der Geburt zustande. Das deutsche Wort „begreifen" sagt uns hier etwas von tiefem Sinn: Wir begreifen, wenn wir be - greifen, wir werden dann er - griffen, ergriffen vom Kind als konkretem menschlichen Gegenüber.

Der schottische Philosoph David Hume (1711 - 1776) postulierte, dass moralische Urteile von Emotionen bestimmt seien, ganz im Gegensatz zu Immanuel Kant (1724 - 1804), der einen rationalen Zugang forderte. Mittlerweile zeigten zahlreiche psychologische Experimente, dass in der Tat moralische oder ethische Urteilsbildungen keineswegs frei sondern erheblich bestimmt sind von emotionalen Komponenten, die ihrerseits durch äußere Umstände beeinflusst werden. Greg Miller (Miller 2008) hat das kürzlich sehr überzeugend referiert. Dies mag erklären, warum Feten und geborene Kinder so unterschiedlich empfunden und behandelt werden. Das heißt freilich nicht, dass die drastische Abstufung, wie wir sie zwischen der rechtlichen Wertung von Feten auf der einen und geborenen Kindern auf der anderen Seite praktizieren, moralisch gerechtfertigt sei. Können unsere Emotionen, unser „Bauchgefühl", den gleichen oder gar einen höheren Stellenwert haben als rationale Überlegungen, zu denen wir ja fähig sind?

Möglichkeiten eines Auswegs?

Rolf Schlößer hat kürzlich vorgeschlagen, die Entscheidung über das Erhalten des Lebens oder über die Akzeptanz des Versterbens auf die Zeit nach der Geburt und damit in den Bereich der Neonatologie zu verschieben (Schlößer 2008). Einerseits wird hierdurch die diagnostische Sicherheit erhöht. Manche Diagnostik ist erst am geborenen Kind einsetzbar. Andererseits muss allen Beteiligten klar sein, dass die Kondition des Kindes nicht tödlich sein muss, und zwar auch ohne Intensivtherapie. Es kann sein, dass das Kind mit seinem Leiden weiterlebt, mit dem Leiden, das ursprünglich durch die Abtreibung vermieden werden sollte und jetzt nicht mehr vermieden werden kann, es sei denn durch aktive Sterbehilfe (wie in den Niederlanden praktiziert, s. Vernhagen 2005). Aktive Sterbehilfe ist bei uns strikt verboten und wir billigen sie auch nicht. Es ist weiter zu hinterfragen, ob eine möglicherweise lange und kostspielige Behandlung im Sinne der Verteilungsgerechtigkeit ohne weiteres zu rechtfertigen sei, wenn das betroffene Kind keine Perspektiven für seine Gesundung oder wenigstens für eine anhaltende Minderung seines Leidens hat. Es kann hier keine Antwort erarbeitet werden, nur sei auch diese Frage gestellt.

Literatur

Deutsche Akademie für Kinder- und Jugendmedizin (DAKJ). Begrenzung lebenserhaltender Therapie im Kindes- und Jugendalter; 2007. PDF unter http://www.dakj.de

Miller G. The Roots of Morality. Science 2008; 320: 734-737

Schlößer R. Feticide versus Palliative Care of the Neonate – an Alternative? In: Merz E (Ed.) The Fetus as a Patient, 24th Int Congr Frankfurt a.M. 12th-14th June, 2008: 55-60. Bologna: Medimond International Proceedings Division

Verhagen E, Sauer PJJ. The Groningen Protocol – Euthanasia in Severely Ill Newborns. N Engl J Med 2005; 352: 959-962

Sachverzeichnis

D

E

F

I

J

K

L

M

N

O

P

Q

R

S

T

U

V

W

X

Z